この1冊でわかる！
麻酔科・ペインクリニック
実践ハンドブック

濱口眞輔

［著］

JN246694

南江堂

序　文

　手術患者の高齢化，高度な手術の増加や手術件数の増加など，近年では麻酔科医が必要とされる場面は確実に増えてきている．また，麻酔科医には集中治療，救急医療，緩和ケアやペインクリニックなどの領域で活躍できる機会もあり，特に「第5のバイタルサイン」である痛みの管理は国際認証取得の要件としても重要視されている．すなわち，麻酔科という診療部門はますます必要とされる分野である．

　当科は全国約80大学のなかで7番目の規模を誇る麻酔科学の講座であり，麻酔臨床とペインクリニックはもとより，緩和ケアや東洋医学，痛みの基礎研究にも取り組んでいるが，教育にも十分に力を注いでいる．そのなかでも，筆者は週3日以上手術室で麻酔を行いながら，医学生，研修医，レジデントを現場で指導し，医学生，研修医，専門医を目指す医局員向けにシラバスやマニュアルを15年以上も前から作成し教育を行ってきた．そして今回，これまでの臨床の実践と教育の成果を出版させていただく機会に恵まれた．

　本書は麻酔科領域とペインクリニック領域に焦点を絞り，研修医，後期レジデント，専門医を目指す麻酔科・ペインクリニック科若手医師にとって，実践的で，なおかつ麻酔科専門医，ペインクリニック認定医の資格試験を受けるうえで必要最低限となる事項についてまとめており，以下の点を特徴としている．

【本書の特徴】
1. 単一著者が執筆することで，統一性が生まれるように心がけた．
2. 記述は箇条書きを基本とし，簡潔に具体的な知識が得られるような記載とした．
3. 図（フローチャート）や写真，表を用いて，明快な内容となるよう配慮した．
4. 章を読み進めるごとに内容が深く，上級者向けになるように構成してある．
5. 研修医が麻酔を実践するうえで直ちに必要となる事項を，零章に「DOs and DON'Ts」の形式で一括して記載した．困ったときにすぐさま見ることのできるマニュアルのように使用していただきたい．

6. そのうえで，I〜Ⅷ章で麻酔入門編，基礎編，臨床編，ペインクリニック入門編，基礎編，臨床編を交互に読み進める形式とし，専門医に必要な知識に関しても簡潔にまとめたつもりである．

7. 各学会から提唱されているガイドラインなども参照しつつ，適宜引用させていただいた．

8. 麻酔領域でも産科麻酔，小児麻酔，心臓麻酔や区域麻酔，ペインクリニック領域でも数多くの疾患や手技に関する成書，緩和医療，東洋医学など，幅広い分野を限られた頁数で記述し尽くすことは不可能なので，ポイントのみの記述とした．詳細はお気に入りの成書でご確認いただきたい．

9. 以上を踏まえて，ポケットに入るコンパクトなサイズとすることで常に携帯でき，いつでも読みたいときに読めるハンドブックとしている．

10. 数冊の類書も参考にさせていただいた．
   ・ 讃岐美智義（著）．麻酔科研修チェックノート—書き込み式で研修到達目標が確実に身につく！，羊土社，2015
   ・ 山蔭道明，枝長充隆（編）．必携 麻酔科初期研修マニュアル，真興交易医書出版部，2014
   ・ 古家 仁（編）．臨床麻酔レジデントマニュアル，医学書院，2008

筆者が読者の裨益となることのみを願って執筆した本書である．是非とも手に取って内容をご覧いただき，日常の臨床と skill up に役立てていただきたい．

最後に，私を御指導下さった諸先生方のご厚情に感謝申し上げるとともに，私如きに成書を出版する機会を下さった南江堂出版部の方々の勇気に敬意を表し，感謝申し上げます．

2018 年 2 月

獨協医科大学医学部麻酔科学講座

濱口眞輔

目　次

零 トラブルシューティング

1 ● 麻酔中のトラブルシューティング (DOs and DON'Ts)

1 麻酔中のトラブルに遭う前に必ず行うこと(DOs)

①麻酔開始前に始業点検を行っておく

②電動式PEEP機能のない古い麻酔器では手動式PEEPバルブが「ON」になっているか,「外付け型簡易PEEPバルブが付けっ放し」になっていることがあるので注意(リークテストは普通にできるが,マスク換気ができない)(現在ではみかけることの少ない麻酔器ですが…)

③心電図のリズムを常に聴く(音楽を聴くように):リズムが変われば頻脈,徐脈,不整脈の判断を行う.筆者の経験上,心拍数が5bpm以上変化したら,何かしらのイベントが起きている

電気メスのノイズで音が乱れたときに「ビビる」くらいがちょうどよい

④心拍音の音色を常に聴く:ほとんどの麻酔モニター(生体監視装置)は,パルスオキシメータによって得られる動脈血酸素飽和度(SpO_2)の%数値が減少すると「トーン(音色)」が低くなるように設定されている(「同期音設定」を「SpO_2」か「AUTO」にしている場合)

2 換気の異常(麻酔器の換気アラームが鳴ったら)(解説も参照)

[DO]

- bagging(bagの手押し)をする
- カプノグラムが示す呼吸波形とSpO_2の確認をする
- 上級医不在のときは,直ちに応援を呼ぶ
- 筋弛緩薬の追加投与を検討する

[低圧アラームの原因]

- 回路の外れ,カフ漏れ,気管チューブの口腔内への逸脱(slip out),人工呼吸器の設定異常

[高圧アラームの原因]

- 気管チューブの屈曲,片肺換気,バッキング,吃逆,術中覚醒,人工呼吸器の設定異常,人工鼻の閉塞
- 特に,麻酔器によってはデフォルトでPEEPの設定がなされていることもありうるので,PEEPがかかっているか確認する

◎ 気管内でチューブ先端の斜面が気管膜様部に向いているときは高圧傾向になる

[DON'T]

◎ 原因を確認しないまま，アラームを「OFF」にする

◎ 換気量の設定を変更する

③ 換気の異常（SpO₂ 低下のアラームが鳴ったら）（解説も参照）

[DO]

◎ bagging（bag の手押し）をする

◎ カプノグラムが示す呼吸波形がみられるかを確認する

◎ 上級医不在のときは，直ちに応援を呼ぶ

◎ 指先のパルスオキシメータ装着が外れかけていないか確認する

[原因]

◎ 多くは，人工呼吸器を「手動⇒自動」に切り替えていない

◎ 指先のパルスオキシメータ装着が外れかけていることも多い

④ 徐脈（心拍数 ≦ 50bpm）

[DO]

◎ 心電図を確認する：洞性？　上室性？　心室性？
　⇒P 波の有無を確認しよう！

◎ 血圧測定：血圧の変化によって対応が異なる

◎ 心電図を記録する

◎ 応援を呼ぶ

[原因と対処]

◎ 徐脈＋血圧低下⇒迷走神経反射⇒硫酸アトロピン⇒エフェドリン 4〜8 mg 投与

　○ 硫酸アトロピン 0.3〜0.5 mg 投与（効果発現までに 20〜50 秒かかるので，早めに）

◎ 徐脈＋血圧上昇⇒血管の過剰収縮，脳圧亢進（Cushing 現象）

◎ P 波がみられない徐脈⇒ブロック，心室固有調律

[DON'T]

◎ 原因を確認しないまま，アラームを「OFF」にする

5 頻脈（心拍数≧120bpm）

[DO]

- 心電図を確認する：洞性？ 上室性？ 心室性？⇒P波の有無を確認しよう！
- 麻酔深度を確認する
- 血圧測定：血圧の変化によって対応が異なる
- 心電図を記録する
- 上級医不在のときは，直ちに応援を呼ぶ

[原因と対処]

- 麻酔が浅い⇒痛み刺激⇒吸入麻酔濃度を上げる or オピオイド鎮痛薬投与
  - 経験上，執刀してから HR が 5bpm 以上増加したら痛み刺激
- 循環血液量の減少
  - 血圧低下を伴う⇒出血，腸管牽引症候群，輸液不足⇒輸液，代用血漿投与，血液製剤投与
- 不整脈：洞性頻脈（ST），心房細動（Af，PAf），発作性心房性頻拍（PAT），発作性上室性頻拍（PSVT）など

[DON'T]

- 原因を確認しないまま，アラームを「OFF」にする
- β遮断薬を投与する

6 低血圧（収縮期血圧＜80mmHg（症例によっては 90～100mmHg 以下とする）） （☞Ⅵ章-2（p.220）も参照）

[DO]

- 触診で確認
- 橈骨動脈触知：80 mmHg 以上，大腿動脈触知：70 mmHg 以上，内頸動脈触知：60 mmHg 以上
- 上級医不在のときは，直ちに応援を呼ぶ

[原因と対処]

- 心臓への静脈還流量の減少（前負荷の減少）：循環血液量減少，下大静脈圧迫，胸腔内圧上昇，敗血症，アレルギー反応⇒前負荷減少の原因除去（輸液，圧迫介助，胸腔内圧低減など）
- 体血管抵抗の低下（後負荷の減少）：脊髄麻酔，腸管牽引症候群など⇒血管収縮薬の投与
- 心収縮力の低下（心拍出量（CO）＝1回拍出量（SV）×心拍数（HR）でSV

の減少）⇒交感神経刺激（β_1刺激）薬の投与

- 脈拍数減少（CO＝SV×HRでHRの減少）⇒アトロピン，交感神経刺激（β_1刺激）薬の投与
- 交感神経抑制または副交感神経優位（例：脊髄麻酔，硬膜外麻酔，迷走神経反射）⇒アトロピン投与

⇒**4** 徐脈，**5** 頻脈の項と併せて，上記の原因を推測して対処する（☞表1（p.6）参照）

[DON'T]

- 原因を確認しないまま，アラームを「OFF」にする
- 不用意に β 刺激薬を投与する（静脈還流がない状態でエフェドリンを投与すると徐脈⇒心停止にいたることがある）

ONE POINT LECTURE

- 多くの麻酔薬は用量依存性に心筋収縮力を抑制する
- 多くの麻酔薬は用量依存性に体血管抵抗を低下させる

7 高血圧（収縮期血圧＞180mmHg）（☞Ⅵ章-2（p.220）も参照）

[DO]

- 麻酔深度を確認する
- 上級医不在のときは，直ちに応援を呼ぶ

[原因と対処]

- 心臓への静脈還流量増加（前負荷の増大）：循環血液量増加，下大静脈圧迫解除，胸腔内圧低下⇒血管拡張薬の投与
- 体血管抵抗の上昇（後負荷の増大）：血管収縮薬の投与
- 心収縮力の増加（CO＝SV×HRでSVの増大）⇒昇圧薬の投与減量または中止，交感神経遮断薬投与
- 脈拍数増加（CO＝SV×HRでHRの増加）⇒麻酔深度を深める，交感神経遮断薬の投与
- 交感神経刺激（痛み刺激，交感神経刺激薬の投与）⇒麻酔深度を深める，交感神経遮断薬の投与

⇒**4** 徐脈，**5** 頻脈の項と併せて，上記の原因を推測して対処する

[DON'T]

- 原因を確認しないまま，アラームを「OFF」にする

8 全身麻酔覚醒時の注意点

[DO]

- 徒手換気（manual bagging）を適宜行う
- 麻酔覚醒時でオピオイド，吸入麻酔薬，筋弛緩薬が残存している状態では，$PetCO_2$ が 35〜45 mmHg で推移していたとしても安心しない

  ⇒manual bagging をすると 35〜45 mmHg であった $PetCO_2$ が一気に 60 mmHg 以上となることがある

  ⇒これは 1 回換気量が小さいことを示しており，この現象が呼吸回数 7〜10 回/min 以上の際にみられた場合は筋弛緩薬の効果残存のことが多い

  ⇒人工呼吸（pressure support ventilation：PSV）を行う

[DON'T]

- 早く自発呼吸を出そうとするあまりに呼吸回数を少なくし過ぎると，$PaCO_2$ 増加による血圧上昇，頻脈，心室期外収縮が生じる．心室頻拍を呈する場合もある．呼吸性アシドーシスによる意識障害も生じうる．したがって，高二酸化炭素血症の発症は極力避ける

9 その他のアドバイス

- 心拍数（HR）と血圧（BP）の組み合わせでおおよその病態が把握できる（表1：結構便利です）

表1　HRとBPの組み合わせで考える病態	
HR↓　BP↓：	副交感神経優位な状態 神経反射（迷走神経反射） 高度な低酸素血症，心不全，徐脈性不整脈 鎮静薬（過量）投与，麻薬投与
HR↑　BP↓：	出血，頻脈性不整脈，心不全 血管拡張薬投与（反射性頻脈）
HR↓　BP↑：	血管収縮薬投与（反射性徐脈），脳圧亢進
HR↑　BP↑：	交感神経緊張優位な状態，痛み 麻酔・鎮静からの覚醒 低酸素血症（初期），高二酸化炭素血症（初期）

◉患者生命の危険と思って応援を呼んで，「こんなことで呼ぶな！」と理不尽に怒られたら，相手が上級医であろうと教授であろうと，遠慮なく抗議しましょう！（筆者の信念）

解説：気道内圧計の警報が急に鳴ったときの対処

a）気道内圧計の高圧警報が急に鳴った場合

◉ガスを純酸素として用手換気でまったく吸気が送れないときに最も考えやすいのは呼吸回路や気管チューブの屈曲などによる閉塞なので，直ちに回路と気管チューブの確認を行って閉塞の原因を取り除く

◉たいていの場合，蛇管自体の重みや布の重み，術者による圧迫などで蛇管や気管チューブの屈曲が起きていることが多い

◉頭位の変換（特に頭を右側にねじったとき）で気管チューブ内腔が気管壁にくっつくことで気道内圧が急に上がることがあるので，術中に頭をねじった直後の気道内圧上昇時はこれを疑い，術者に頭位を戻してもらう必要がある

◉仰臥位から腹臥位に体位変換したときに体位ドレナージとなって喀痰が気管チューブ内に一気に入り込んで換気不能になった経験がある

◉バッキングをしていたら用手換気のバッグの動きですぐに診断ができるので，麻酔深度を上げるか，筋弛緩薬の投与を行う

◉以上を確認しても原因が見つからずに気道内圧が高いときは，気管支喘息や気管支痙攣の発症を疑ってエピネフリンなどを準備して治療にあたる

b）気道内圧が徐々に高くなる場合

◉気道分泌物が増えている場合が多く，気管吸引を試みる

◉一定の換気量で陽圧換気を行っていると，分泌物による肺胞の閉塞によって気道内圧が増大するので，定期的にやや高めの圧で吸気時間を長く加圧する（recruitment maneuvers）

◉人工鼻を長時間使用することで加湿に伴うフィルター抵抗が増加し，気道内圧が増加していく

◉人工鼻の通気孔にプラスチック膜が付いていた不良品の報告例がある⇒新品に交換する

c）気道内圧が最初から高い場合

◉PEEP が off になっていない（機器トラブル）

◉脊椎彎曲異常，肥満など患者自身の肺・胸郭コンプライアンスが低い場

合

d) 気道内圧計の低圧警報が鳴ったら！

- 低換気または無換気であることを意味するので，迅速かつ適切に対処しなければならない
- まずは人工呼吸器を off としてバッグを手で押す
- 用手換気でまったく吸気が送れないときは，ほとんどの場合が呼吸回路接続の外れなので，直ちに回路と気管チューブを含めた回路の接続確認を行う
- 換気中に気管チューブが気管から滑脱して口腔内に出ていることが原因となることもある
- 気管チューブのカフ圧が少ない場合も気道内圧は上昇しないので，カフ圧を確認して必要に応じてカフのエアを追加する

e) 人工呼吸器による換気を開始した直後に警報が鳴る場合

- 人工呼吸器の電源が入っていない（コンセントが抜けている）
- マニュアル換気から人工呼吸器による換気への切り替えが正しく行われていない
- 換気設定が最初から少ない

2 ● ペインクリニックでの診療トラブルシューティング (DOs and DON'Ts)

1 神経ブロック後のトラブルに共通した DOs
- ブロック前に救急セットが近くにあることを確認しておく
- 応援を呼ぶ
- 意識レベルの確認
- 酸素投与，モニターの準備，静脈ラインの作成を看護師に依頼
- 徐脈への対応⇒アトロピン
- 低血圧への対応⇒エフェドリン，フェニレフリン，下肢挙上
- 中枢神経症状への対応⇒ジアゼパム
- イントラリピッドが救急セットにあることを確認しておく
- 気管挿管の可能性を考慮

2 神経ブロック後のトラブルに共通した DON'Ts
- ブロック後の患者観察を怠る
- 声かけを怠る
- 起こりうる合併症の説明を怠る

3 神経ブロック実施直後の患者の意識レベル低下

[DO]
- 意識レベルの確認
- 顔色の確認⇒チアノーゼの有無
- 局所麻酔薬中毒への対応準備

[主な原因]
- 星状神経節ブロック時の局所麻酔薬の動脈内注入（椎骨動脈）
- 頸部硬膜外ブロックがくも膜下ブロックになった
- その他の神経ブロックでの局所麻酔薬の血管内注入

[DON'T]
- 決して寝ているだけとは思わないでください．寝ている場合でも声かけしましょう

4 神経ブロックを実施した患者の気分不快とふらつき

[DO]

- 酸素投与，モニターの準備，静脈ラインの作成を看護師に依頼

［主な原因］

- 腰部硬膜外ブロック時の偶発的硬膜穿刺⇒硬膜下ブロック，くも膜下ブロック⇒低血圧
- 末梢神経ブロック時に高濃度局所麻酔薬を比較的大量に投与した⇒0.75%ロピバカインや0.5%レボブピバカインを10 mL（1 A）投与した

[DON'T]

- ブロック後の患者観察，声かけを怠る

5 神経ブロックを実施した患者の呼吸困難

[DO]

- 酸素投与，モニターの準備，静脈ラインの作成を看護師に依頼
- 気管挿管の用意

［主な原因］

- 頸部硬膜外ブロックが硬膜下ブロックになり，胸部の知覚が低下した⇒徐脈，高血圧，低酸素血症，高二酸化炭素血症を伴う
- 肩部，背部のトリガーポイント注射で胸腔穿刺をして気胸となった
- 星状神経節ブロック後の頸部浮腫（ブロック後2〜3時間に生じる遅発性合併症）

[DON'T]

- 酸素投与，気道確保を大げさと思う（結構多い）
- 声かけを続ける（結構多い）⇒声をかけ続けても苦しいものは苦しい！
- 遅発性の呼吸困難の可能性と対処（すぐに連絡）を事前に説明をしない（結構多い）

6 神経ブロック後の血圧低下

[DO]

- 徐脈への対応⇒アトロピン
- 低血圧への対応⇒エフェドリン，フェニレフリン，下肢挙上

［主な原因］

- 腰部硬膜外ブロック時の偶発的硬膜穿刺⇒硬膜下ブロック，くも膜下ブロック⇒低血圧

- ブピバカインの血管内投与（近年では少ない）

[DON'T]

- 輸液のみ行う

参考図書

1) 濱口眞輔，北島敏光．気道内圧計．麻酔科診療プラクティス―モニタリングのすべて，稲田英一（編），文光堂，2004: p.182-183

ONE POINT LECTURE

【研修医と上級医の2人で麻酔をするのは「教習所の路上教習」？】

Q. 麻酔の初期研修期間や重症症例の麻酔管理で上級医と組んで麻酔をすることは，「教習所の路上教習期間」なのでしょうか？

A. 正解でもありますが，筆者はそれだけではなく，麻酔は「two man cell」または「three man cell」でのチーム作戦（医療）だと思っています（複数系の "men" ではなく，"man" で合っています）

解説

「two man cell」とはただ2人で行動するという意味ではなく，互いサポートしながら守りあうチームです．特殊部隊の行動などでは，1人が前進中に他方が後方から支援する，部屋に侵入するときに2人が左右を個々に確認する，などで死角を最小限にすることができます．相棒（バディ）とともに，敵（バイタルサインに異常を起こす病態）を目視，聴覚，モニターで常に確認することで敵（バイタルサインに異常を起こす病態）への対応を早めるのです．さらに，強固な敵には，"three man cell" で立ち向かいます

是非，チーム作戦（医療）の一翼を担うつもりで臨んで下さい

「two man cell」の好例：「バ○オ○ザード」の「S. ○.A.R. ○.アル○ァ チーム」
「three man cell」の好例：「機○戦○ガ○ダム」の「黒い○連○」

I

麻酔を実践しよう

1 ● 術前診察

1 麻酔の目的

- 麻酔は，手術を受ける患者の①痛みの除去，②不安の除去，③全身状態の安定化を目的に行われる

a）痛みの除去のためにすること

- 全身麻酔，脊髄くも膜下麻酔，硬膜外麻酔，硬膜外麻酔併用全身麻酔，伝達麻酔，局所麻酔，硬膜外麻酔併用腰椎麻酔

b）不安の除去のためにすること（入眠することも含む）

- 全身麻酔，硬膜外麻酔併用全身麻酔，各種局所麻酔に伴う術中鎮静

c）全身状態の安定化のためにすること

- 麻酔深度の調節，輸液・輸血，各種薬剤によるバイタルサインの調節

2 術前診察の目的

- 麻酔方法や術中管理の方針を立案するために患者の状態を把握
- 手術や麻酔に関する患者の不安の除去とインフォームドコンセント取得

3 術前診察の確認事項

- 麻酔の問診票などを活用して，以下の項目を診察前に確認しておく（獨協医科大学病院で使用している問診票を図1に示す）
  - ①既往歴と合併症，最近の予防接種の有無
  - ②家族歴，麻酔歴：特に悪性高熱症（MH）の既往歴と家族歴は必ず聴取する
  - ③薬物アレルギー，食物アレルギー：特に果物アレルギーを確認
  - ④検査データ（心電図・胸部X線検査・血液生化学検査など）
  - ⑤術前投与薬物（内服・点滴）
- 患者問診時には，上記の点を踏まえて，以下の点に関して確認する
  - ⑥日常生活動作（ADL）制限の有無
  - ⑦静脈ラインは確保できるか確認：血管脆弱性，シャントの有無
  - ⑧気道確保困難の可能性の確認：小顎，短頸，巨舌，開口制限の有無（Mallanpati分類（次項）で評価），グラグラの歯，差し歯，義歯の有無とその位置．首の可動域制限の有無（可動域制限がある場合は，担当医

【手術・麻酔に関する問診票】（注. 提出してください）

あなたに麻酔を安全に実施する際に必要な事柄を本紙面にてお尋ねします.
（患者さまご本人が答えられない場合はご家族・代理の方がお答えください.）

【呼吸器・肺の病気に関して】
1) 今までに「喘息、喘息気味」といわれたことはありますか？ （はい　いいえ）
2) 今まで「肺の病気」と診断されたことはありますか？ （はい　いいえ）
3) 病気の名前は何ですか？
4) 現在「喘息」や「肺の病気」の治療をしていますか？ （はい　いいえ）

【高血圧・心臓の病気に関して】
5) 今まで「高血圧」または「血圧が高め」といわれたことはありますか？ （はい　いいえ）
6) 今まで「狭心症」や「心筋梗塞」と診断されたことはありますか？ （はい　いいえ）
7) 現在、「高血圧」の治療をしていますか？ （はい　いいえ）
8) 現在、「狭心症」や「心筋梗塞」の治療をしていますか？ （はい　いいえ）

【糖尿病・アレルギーに関して】
9) 今まで「糖尿病」または「糖尿の気がある」といわれたことはありますか？ （はい　いいえ）
10) 現在「糖尿病」の治療をしていますか？ （はい　いいえ）
11) 今までに「薬、食べ物、果物、金属、ゴム製品などでのアレルギー」と診断されたことはありますか？
（はい　いいえ）
12) アレルギーの症状は？原因と考えられるもの？（原因：　　　　　　　　　　　　　　　　）
症状：　呼吸困難　蕁麻疹（体の発疹）　意識障害　その他（　　　　　　　　　　）

【その他の過去の病気に関して】
13) 以下の病気を指摘されたことはありますか？（該当する場所を〇で囲ってください）
（1. 甲状腺　2. 脳・脳血管　3. 神経　4. 肝臓　5. 腎臓　　）
約　　　年前：病気の名前：　　　　　　　　　　　　　　　　　　　　　　　　）
約　　　年前：病気の名前：　　　　　　　　　　　　　　　　　　　　　　　　）
約　　　年前：病気の名前：　　　　　　　　　　　　　　　　　　　　　　　　）
14) 最近1ヵ月以内に「予防接種」をしましたか？ （はい　いいえ）
15) それはどんな病気の「予防接種」ですか？
麻疹　風疹　日本脳炎　三種混合　百日咳　破傷風　インフルエンザ　その他
※1ヵ月以内に予防接種を受けている患者さんは、麻酔と手術を受けられない場合があるので、ご相談
ください.
16) 月経困難などの治療で経口避妊薬（ヤーズ®など）を飲んでいますか？ （はい　いいえ）
※1ヵ月以内に経口避妊薬を飲んでいる患者さんは、麻酔と手術を受けられない場合があるので、ご相
談ください.

【過去の手術に関して】
17) 手術をお受けになるのは今回が初めてですか？ （はい　いいえ）
18) 「いいえ」と答えた方は、過去の手術の内容を教えてください.
約　　　年前：（病気の名前：　　　　　　　　　）：（手術の名前：　　　　　　　）
約　　　年前：（病気の名前：　　　　　　　　　）：（手術の名前：　　　　　　　）
約　　　年前：（病気の名前：　　　　　　　　　）：（手術の名前：　　　　　　　）
19) 過去の血のつながったご家族（父母、祖父母、兄弟、実子）が全身麻酔で手術をうけましたか？
（はい　いいえ）
20) その時、「麻酔の薬によって高い熱を出したまたは　麻酔が原因で亡くなった」といわれたことがあり
ましたか？ （はい　いいえ）
ご回答ありがとうございました.

ご記入日　　　　　　　年　　　　　　　月　　　　　　　日

手術を受けられる
患者さまのお名前
ID：

図1　手術・麻酔に関する問診票

獨協医科大学病院で使用している問診票.

I　麻酔を実践しよう

　に確認する），気管を圧排するような障害物（腫瘍など）がないか？
⑨脊麻・硬麻の有無：意思疎通の可否，脊椎変形の有無
⑩経口避妊薬は術前4週間以内の内服は禁忌であり，必ず確認する

2 ● 術前評価

1 術前評価のポイント

a）虚血性心疾患（狭心症，心筋梗塞）
- 服薬内容（商品名だけでなく，亜硝酸薬，Ca拮抗薬，抗凝固薬というように処方内容も確認）
- 狭心症発作の程度と頻度，心筋梗塞の発症時期と部位，治療内容
- 心臓超音波検査，心カテーテル検査の結果

b）高血圧
- 服薬内容（商品名だけでなく，Ca拮抗薬，アンジオテンシンⅡ受容体拮抗薬（ARB），β遮断薬などの処方内容も確認）
- 家庭血圧は？：近年は入院日数短縮のため，温度板による情報収集が困難で，患者時から家庭血圧を聴取することが多い
- 心機能に問題がないか？：高血圧性心筋症（HCM）であることが多く，心臓超音波検査を施行されていることがある
- 虚血性心疾患合併の可能性（問診，胸部X線像で大動脈弓の石灰化があるか？）

c）呼吸機能異常，肺疾患
- 服薬内容（商品名だけでなく，気管支拡張薬，去痰薬というように処方内容も確認）
- 呼吸機能検査（％肺活量，1秒量，1秒率，％MVV，V50/V25，MMEFの値）（必須検査ではないが，呼吸器疾患がある場合は必要）
- 血液ガス分析値（必須検査ではないが，呼吸器疾患がある場合は必要）

d）喘息患者
- 聴診所見，治療内容，最近の発作時期，発作の程度
- 呼吸機能検査（％肺活量，1秒量，1秒率，％MVV，V50/V25，MMEFの値）
- 血液ガス分析値

e）感冒罹患患者
- 咳，痰の性状，発熱，咽頭発赤（麻酔可能か否かは上級医が決定する）

f）アレルギーの有無
- 特に，キウイ，メロン，桃，栗などのフルーツのアレルギーを有する患者はラテックスアレルギーを生じる（ラテックス・フルーツ症候群）

g) 肝機能障害のある患者
　　◎検査データの推移（改善傾向？　増悪傾向？），出血凝固系異常があるか？
h) 糖尿病患者
　　◎治療内容（食餌制限，経口糖尿病薬，インスリン使用の有無），HbA1c の値
i) 腎不全患者
　　◎透析をしているか？　透析スケジュールは？　循環器合併症があるか？
　　透析前後の体重
j) 年齢
　　◎Physical Status of American Society of Anesthesiologists（ASA-PS）による分類（後述）に必要
　　◎高齢者では予備能が低下しており，合併症を発症しやすい（☞Ⅲ章参照）
k) 肥満（BMI＝体重 kg÷身長 m^2＞30）
　　◎麻酔困難の可能性がある（BMI＞35 は麻酔困難症例として考える）
　　◎電子カルテの場合，計算できていることが多いので確認してください
l) RA など膠原病患者
　　◎ステロイド投与について（期間，量，中止時期）
　　◎頸部運動制限（環軸椎亜脱臼）の有無，開口障害の有無
m) 頸部脊椎病変のある患者
　　◎頸部運動制限の有無（神経外科医に通常喉頭展開が可能か否か質問する）
n) 脳血管障害の既往のある患者
　　◎麻痺の有無，意識レベル
　　◎服薬内容（商品名だけでなく，降圧薬（Ca 拮抗薬），抗凝固薬というように処方内容も確認）
o) ステロイド内服中の患者
　　◎ステロイド投与について（期間，量，中止時期）
p) 膀胱腫瘍（Bt）の患者
　　◎腫瘍の位置（外来カルテの膀胱鏡所見で確認：閉鎖神経ブロックをするか否かの判断基準）
q) 腫瘍切除術を受ける患者
　　◎腫瘍の大きさ，部位，浸潤や転移の可能性（ほとんどカルテに記載してある？）
r) その他，上級医に報告，相談が必要な疾患
　　◎重症筋無力症，聞いたことのないような「症候群」，神経筋疾患
s) 緊急患者
　　◎現在のバイタルサインを確認

- 十分な情報が得られない場合が多いが，以下の事項は可能な限りチェックする
- フルストマックの有無（最終経口摂取は？　どんなものをどれだけ摂取したか？）
- 妊婦，イレウス，腹膜炎，幽門狭窄は基本的にフルストマックとして扱う
- 外傷患者の場合，受傷時に消化管運動は停止したと考える

t）経口避妊薬
- 経口避妊薬は血液凝固能を亢進し，心血管系合併症の危険度が高くなる（発症報告例あり）
- 添付文書で「手術前4週以内，術後2週以内，産後4週以内及び長期間安静状態の患者」などは禁忌となっている

2 術前診察での挿管困難予測

a）挿管困難の予測因子
- 開口制限，上気道腫瘍性病変（口腔内腫瘍，気道部腫瘍），異物，肥満
- 頭頸部可動域（ROM）制限（リウマチ，頸椎固定術後，頸部放射線照射後），猪頸，Pierre-Robin症候群，Treacher-Collins症候群

b）Mallanpati分類（図1）
- 座ったまま正面を向き，患者さんに「口をできるだけ大きく開けて，舌をできるだけ前に突き出してください」と指示する（Ⅲ度以上は挿管困難の危険因子となる）

c）thyromental distance（TMD）（図2）
- 口を閉じて首を最大に後屈させた際のオトガイ部と甲状切痕の距離
- 60mm以下で陽性＝挿管困難の可能性

d）最大開口距離（上下門歯間距離（inter-insisor distance：IID）
- 頭部後屈しないように最大に開口してもらい，上下門歯間距離を測定
- 40mm（or 35mm）以下で陽性＝挿管困難の可能性

3 全患者に必要な検査

a）血液型
- 輸血の有無にかかわらず，ABO型とRh型は検査する
- 輸血を予定する症例では不規則抗体の検査も行う（type and screening：T&S）
- 歯科手術，耳科の小手術などでは，保険請求の取り決めで血液型検査を

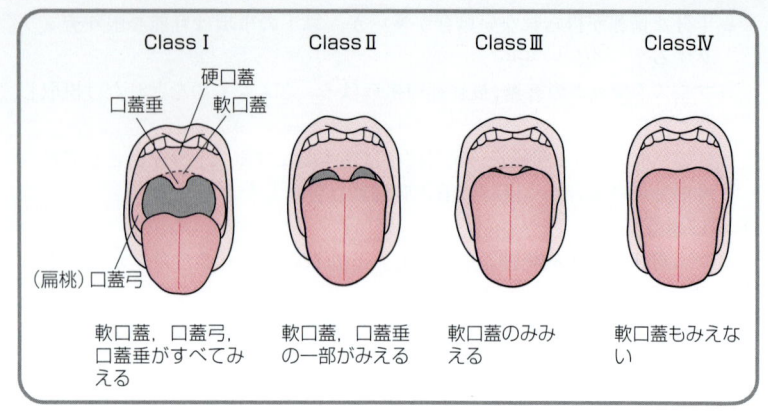

図 1　Mallanpati 分類
（参考図書 1，2 を参考に著者作成）

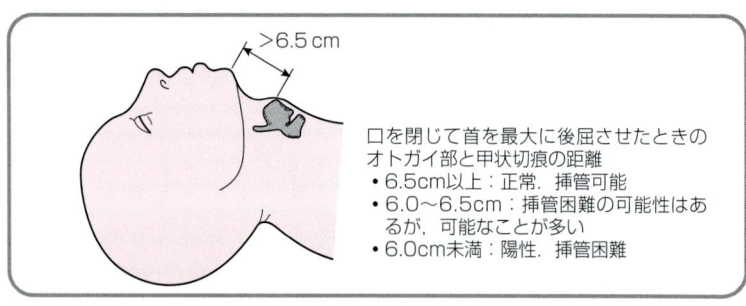

図 2　thyromental distance（TMD）
（参考図書 3，4 を参考に著者作成）

　保険で査定されることがある（検査を無理強いしないようにしましょう）

b）感染症
- 医療者への感染の防止，手術室の汚染を防ぐために実施する
- 梅毒血清反応，HBV，HCV は一般的に検査するが，特定の診療科では，患者の同意のもとに HIV の検査まで行う

c）血算・生化学検査
- 肝機能異常は術後の重篤な肝障害を惹起する可能性がある

- 腎機能異常は麻酔時の輸液製剤の選択，使用量，鎮痛薬の選択に関与する（eGFR<50 mL/min/1.73m² では NSAIDs の投与を控える）
- eGFR（mL/min/1.73m²）= $194 \times Cr^{-1.094} \times$ 年齢$^{-0.287}$ （男性）
- eGFR（mL/min/1.73m²）= $194 \times Cr^{-1.094} \times$ 年齢$^{-0.287} \times 0.739$ （女性）

4 必要に応じて行う検査

a）心電図検査

- 心疾患の既往歴，心疾患の可能性を示唆する臨床所見，電解質異常のある患者，心疾患を有する可能性のある全身疾患（糖尿病，高血圧）がある患者の大手術では実施する
- 異常所見がある場合は，病歴，身体所見などからの原因を推定し，専門医にコンサルトする

b）胸部 X 線像

- 心疾患，肺疾患を予測させる患者，気管に狭窄や偏位がある場合は心臓超音波検査（心エコー）や CT で精査する

c）呼吸機能検査

- ルーチンの検査としては行わないが，呼吸器疾患がある場合は検査を実施する
- %VC：80%以上が正常．低下は拘束性障害
- 1秒量（L/sec）：努力性肺活量のうちの最初の1秒間に吐き出された空気の量．1L/sec 以下では呼吸不全がほぼ必発（表1）

表1　1秒量による術前呼吸機能評価		
1秒量	評価	対応
1.5L 以上	正常	
1.5〜1.0L	注意を要する	術後肺合併症発症を回避する工夫
1.0〜0.7L	術後呼吸不全がほぼ必発	術後に呼吸管理が必要
0.7L 以下	周術期死亡の可能性大	周術期死亡の可能性の説明 extra-corporeal membrane oxygenation (ECMO) 導入を考慮

（参考図書6, 7を参考に著者作成）

- 1秒率：75%以上が正常．70%以下は軽度，60%以下で中等度，50%以下では高度の閉塞性障害
- 最大中間呼気流量（maximum mid-expiratory flow：MMEF）：正常値は

2.7〜3.5L/sec. 0.5L/sec 以下では，術後無気肺がほぼ必発

d）血液ガス分析

- 肺切除患者で PaO_2 が60mmHg 以下の場合は術後肺合併症の危険性が高い
- $PaCO_2 > 45$mmHg では術後肺合併症を起こす危険性が高い

e）出血凝固機能検査

- 出血傾向の病歴，抗凝固薬の使用，重症全身疾患の病歴，脊柱管内麻酔の予定，術後に抗凝固療法を計画している場合には血小板数と凝固機能検査（PT-INR と APTT）を行う
- 出血傾向の病歴や家族歴がある場合は，血小板凝集機能を検査する

5 循環器系の評価

- metabolic equivalent（MET）：運動強度で，4METs 以下では全身麻酔に耐えられない（表2）

表2　metabolic equivalent（MET）：活動性の評価	
1MET	身の回りの世話を自力でできる，食事，着替え，トイレ使用，室内の歩行，平地の歩行（4km/hr 程度）
4METs	掃除・皿洗いなどの軽作業，階段・丘を登る，平地の歩行（6.4km/hr 程度），短距離走，重労働（床掃除，重い家具の移動），レクリエーション活動（ゴルフ，ボーリング，ダンス　など）
10METs 以上	激しいスポーツ（水泳，テニス（シングルス），サッカー　など

(Ainsworth BE et al. 2011 Compendium of Physical Activities: A Second Update of Codes and MET Values. Med Sci Sports Exerc 2011; 43: 1575-1581：国立健康・栄養研究所．改訂版「身体活動のメッツ（METs）表」，2012　http://www0.nih.go.jp/eiken/programs/2011mets.pdf を参考に著者作成)

- ○4METs：2階まで階段をあがることができる，坂道を登れる，平地を急ぎ足で歩ける
- NYHA 分類や CCS 分類を用いる（☞後述参照）
- 非心臓手術患者の周術期心血管系評価に関しては，ガイドラインに基づいて評価する

6 凝固能の評価

- PT・PTT INR（正常値0.8〜1.2）
- 血小板数（小手術では5万以上，大手術では10万以上が望ましい）
- 深部血栓症や肺血栓塞栓症などに伴う抗凝固薬の処方中止の判断は担当

科と相談する

7 アレンテスト（Allen's test）

①橈骨動脈か尺骨動脈から動脈ライン挿入を予定している患者に行う

②橈骨動脈から指に行く血流は尺骨動脈からの血流で補える⇒だから，橈骨動脈穿刺ができる

③尺骨動脈の動脈硬化などで血流が落ちている場合には橈骨側に血流が届かない

④験者の手で被験者の橈骨動脈と尺骨動脈を圧迫⇒被験者に手の運動（開いたり握ったりを繰り返す）をしてもらい，最後に手を開いた状態にする

⑤手が蒼白の状態で「穿刺しない方」の圧迫を解除⇒5秒以内に血流再開は陰性，10秒以上は陽性⇒開存しているほうの動脈穿刺は避ける

8 全身状態の評価分類（Physical Status of American Society of Anesthesiologists：ASA-PS）(表3)

表3　ASA-PS分類
PS I	○健常成人 ○健康，喫煙しない，アルコールをほぼ飲まない
PS II	○軽度の全身性疾患を持つ患者（実質的に身体機能制限がない） ○喫煙，つきあいで飲酒，妊娠，肥満（30＜BMI＜40），管理された糖尿病や高血圧，軽度肺疾患
PS III	○重度の全身性疾患を持つ患者（実質的な機能制限：ひとつ以上の重度の疾患がある） ○管理不良の糖尿病や高血圧，COPD，高度肥満（BMI≧40），活動性肝炎，アルコール依存，ペースメーカー挿入患者，中等度EF低下，透析中の腎不全，60週未満の早産児，3ヵ月以上経過した心筋梗塞，脳血管障害，冠動脈疾患／ステント留置
PS IV	○生命を脅かすほどの全身性疾患を持つ患者 ○3ヵ月未満の心筋梗塞，脳血管障害，冠動脈疾患／ステント留置，進行性の心虚血，重度弁膜症，重度EF低下，敗血症，DIC，透析されていない急性腎疾患や末期腎不全
PS V	○手術なしでは生存不可能な瀕死状態の患者 ○破裂腹部／胸部動脈瘤，重症外傷，圧迫所見がある頭蓋内出血，重大な心疾患，多臓器不全の腸閉塞
PS VI	○臓器摘出時の脳死患者

(https://www.asahq.org/resources/clinical-information/asa-physical-status-classification-system)

9 Hugh-Jones の分類 (表4)

表4　Hugh-Jones の分類		
I度	正常	
II度	軽度の息切れ	平地はOKだが，階段で息切れ
III度	中等度	平地でも息切れ，自分のペースなら可
IV度	高度	休み休みでないと50mも歩けない
V度	極めて高度	日常生活で息切れ

（参考図書3より引用）

10 NYHA (NewYork Heart Association) の分類 (表5)

表5　NYHA (NewYork Heart Association) の分類	
I度	○心疾患はあるが身体活動に制限はない ○日常的な身体活動では疲労，動悸，呼吸困難，狭心痛を生じない
II度	○軽度の身体活動の制限がある ○安静時には無症状 ○日常的な身体活動で疲労，動悸，呼吸困難，狭心痛を生じる
IIs度	○身体活動に軽度制限のある場合
IIm度	○身体活動に中等度制限のある場合
III度	○高度な身体活動の制限がある ○安静時には無症状 ○日常的身体活動以下の労作で疲労，動悸，呼吸困難，狭心痛を生じる
IV度	○心疾患のためいかなる身体活動も制限される ○心不全症状や狭心痛が安静時にも存在する ○わずかな労作でこれらの症状は増悪する

（参考図書14より引用）

11 CCS の狭心症重症度分類 （表6）

表6　カナダ心臓血管協会（CCS）の狭心症の重症度分類	
Ⅰ度	○歩行，階段を昇るなどの日常身体活動では狭心症が起こらない ○激しく，長時間にわたる仕事やレクリエーションでは狭心症が起こる
Ⅱ度	○日常生活にわずかな制限のある ○早足歩行や急いで階段を昇る，登坂，食後や寒冷時，ストレス下，起床後数時間以内の歩行時に狭心症が起こる
Ⅲ度	○日常生活に明らかに制限のある ○50～100mの平地歩行や自分のペースで階段を昇っても狭心症が起こる
Ⅳ度	○不快感なしに日常生活ができず，安静時にも狭心症状がある

（参考図書15より引用）

参考図書

1) Mallampati SR et al. Can Anaesth Soc J 1985; **32**: 429-434
2) Samsoon G et al. Anaesthesia 1987; **42**: 487-490
3) Bellhouse CP et al. Anaesth Intensive Care 1988; **16**: 329-337
4) Frerk CM. Anaesthesia 1991; **46**: 1005-1008
5) Khan ZH et al. Anesth Analg 2009; **109**: 822-824
6) Nakahara K et al. Ann Thorac Surg 1988; **46**: 549-552
7) Licker M et al. Ann Thorac Surg 2006; **81**: 1830-1838
8) Crapo RO. N Engl J Med 1994; **331**: 25
9) Fleisher LA et al. Circulation 2007; **116**: e418-e499
10) Ainsworth BE et al. Med Sci Sports Exerc 2000; **32**: S498-S516
11) Vacanti CJ et al. Anesth Analg 1970; **49**: 564-566
12) ACC/AHA Guideline Update on Perioperative Cardiovascular Evaluation for Noncardiac Surgery. J Am Coll Cardiol 2007; **50**: e159-e241
13) Fletcher CM. Proc R Soc Med 1952; **45**: 577-584
14) The criteria committee of the New York Heart Association. Nomenclature and criteria for diagnosis of diseases of the heart and great vessels. 9th Ed, Mass: Little, Brown & Co, 1994: p.253-256
15) Lucien C. Circulation 1976; **54**: 522-523

Ⅰ 麻酔を実践しよう

3 ● 麻酔計画とインフォームドコンセント・術前指示

1 麻酔計画（手術部位から選択）（表1）

表1　麻酔計画	
頭部・頸部	全身麻酔（全麻）
上肢	全麻，全麻＋神経ブロック，神経ブロックのみ（最近はあまりないが，硬膜外麻酔併用も可能）
胸部	全麻，全麻＋硬膜外麻酔，全麻＋神経ブロック（傍脊椎神経ブロックなど）
上腹部	全麻，全麻＋硬膜外麻酔，全麻＋神経ブロック
下腹部	全麻，全麻＋硬膜外麻酔，全麻＋神経ブロック，硬膜外併用脊椎くも膜下麻酔，脊椎くも膜下麻酔
下肢	全麻，全麻＋硬膜外麻酔，硬膜外併用脊椎くも膜下麻酔，脊椎くも膜下麻酔
会陰部	全麻，全麻＋硬膜外麻酔，硬膜外併用脊椎くも膜下麻酔，脊椎くも膜下麻酔

2 麻酔計画（for the individual）

- リスクに応じて麻酔法を選択（ハイリスクでは麻酔不可の場合もある）
- 硬膜外麻酔，脊椎くも膜下麻酔，硬膜外併用脊椎くも膜下麻酔，伝達麻酔，局所麻酔では鎮静を行うことがある
- 抗血小板薬・抗凝固薬を内服している患者の神経ブロックをしてよいか？
  ⇒三学会合同発行の『抗血栓療法中の区域麻酔・神経ブロックガイドライン2016』参照

3 インフォームドコンセントの必須事項

- 基本的に医学的知識のない患者や家族の理解力，認識力，判断力，年齢などを考慮する
- 患者や家族の精神状態を踏まえる
- わかりやすい説明を心がける（理解度をチェックしながら図や写真を使用する）
- 必要最小限のことが記載されているパンフレットが配布されることが望

ましい

◉以下の点を説明する

①問診・診察からの評価：カルテ，診察，検査成績から得た情報の補足と再確認

②麻酔に関してどのようなことを行うかを具体的に説明する：気管挿管による全身麻酔，脊髄くも膜下麻酔，硬膜外麻酔，神経ブロック，ライン確保に関して

③麻酔の危険性（日本麻酔科学会の偶発症例調査と院内の統計）

④起こりうる合併症と非常にまれだが重篤な合併症

参考：医師の説明義務が生ずる理由

①患者の身体的侵襲を伴い，その違法性を阻却する必要性から患者自身の承諾を受けることが要請されるため

②人は自らの生き方を自ら決定する権利（自己決定権）と知る権利を有しており，その権利に寄与するため

③転医判断に関する情報提供および患者に対する適切な療養の指導の必要性を理解してもらうため

④悪しき結果が発生した場合に患者の納得を得るため

4 術前指示

◉指示書に以下の項目をもれることなく記載する

①麻酔科術前診察（プレラウンド）が終了したこと

②禁食の指示

　○術前の絶飲食時間を短縮することは，点滴と同様に安全であるばかりでなく，脱水予防，飢餓状態の回避，口渇感・空腹感の減少など患者のQOLを向上させる

　○清澄水（水，ジュース（果肉を含まない），経口補水液，炭水化物飲料など）：手術2〜3時間前まで

　○母乳：麻酔導入4時間前まで

　○人工乳・牛乳：麻酔導入6時間前まで

　○固形食：軽食（トースト＋清澄水）は麻酔導入まで6時間以上あける

　○固形食：揚げ物，脂質を多く含む食物，肉の場合は8時間以上あける

③手術当日朝に継続している薬（降圧薬（Ca拮抗薬，β遮断薬），冠拡張薬，気管支拡張薬，抗不整脈薬のみ）を少量の水で内服させる

　○虚血性心疾患がある場合は冠拡張薬貼付剤を継続しておく

○経口血糖降下薬は禁食による低血糖状態にあるため絶対に中止する

○アンジオテンシンⅡ受容体拮抗薬（ARB），アンジオテンシン変換酵素阻害薬（ACEI）は手術当日朝の服用を中止する（術中の高度低血圧が生じるため）

○抗うつ薬は離脱症候群を生じうるため，内服は当日も継続する．ただし，選択的セロトニン再取り込み阻害薬（SSRI）は出血のリスクを高める可能性がある

○薬の名称（例：アダラート，ニトロールなど）を正確に記載する

④麻酔前投薬

○前投薬は必ず必要なものではなく，「なし」の場合が多い

○多くの麻酔科学教科書に「術前の説明に勝る鎮静薬はない」と書かれている

参考：過去に当院で行っていた前投薬

○出棟 30 分前に硫酸アトロピン 0.5 mg，アタラックス P 50 mg を筋注

○産科帝王切開患者は硫酸アトロピン 0.5 mg のみを筋注

○70 歳以上の患者，てんかん患者はアタラックス P 使用せずに硫酸アトロピンのみを筋注

○心疾患を有する患者は硫酸アトロピン 0.25 mg に減量して筋注

⑤出棟時刻を記載

参考図書

1) 日本ペインクリニック学会・日本麻酔科学会・日本区域麻酔学会抗血栓療法中の区域麻酔・神経ブロックガイドライン作成ワーキンググループ（編）．抗血栓療法中の区域麻酔・神経ブロックガイドライン 2016　www.anesth.or.jp/guide/pdf/guideline_kouketsusen.pdf ［最終アクセス 2017 年 11 月 21 日］

2) 白石義人ほか．日本臨床麻酔学会誌 2005; **25**: 588-594

3) 日本麻酔科学会術前絶飲食ガイドライン　http://www.anesth.or.jp/guide/pdf/kangae2.pdf ［最終アクセス 2017 年 11 月 21 日］

4) 讃岐美智義．術前内服薬はどうするのか．やさしくわかる！麻酔科研修，学研メディカル秀潤社，2015: p.243-244

5) Dullenkopf A et al. Acta Anaesthesiol Scand 2005; **49**: 232-237

6) Blanc VF et al. Anesth Analg 1974; **53**: 202-213

7) McGovern FH et al. Ann Otol 1971; **80**: 556-564

4 ● 麻酔準備

❶ カンファレンスでの術前症例提示（プレゼンテーション）

- 問題点を整理して，以下の項目を手際よくプレゼンテーションする
  - ①症例：年齢，性別，身長，体重，（血液型と輸血準備量）
  - ②術前診断，予定術式，予定時間，手術体位
  - ③当該疾患に関すること：主治医から申し送られたこと，腫瘍であれば，大きさ・他臓器浸潤・術式変更の可能性などについて
  - ④既往歴，合併症：麻酔管理上問題になる点のみを簡潔に提示する
  - ⑤当日朝の内服薬について
  - ⑥麻酔管理上の問題点：挿管困難，区域麻酔困難など

❷ 患者入室までに手術室で確認すること

①疾患と手術部位，手術時の体位，術式の確認と感染症の有無，輸血準備量の確認

②術者，助手，麻酔科医，器械台の位置，ベッドなど室内配置の確認

③患者入室時間の確認

④麻酔法の確認

⑤麻酔器具の確認

- ○気管挿管の準備（挿管チューブ（開封しない），喉頭鏡，バイトブロック）は局所麻酔や腰椎麻酔予定でも，術中に患者の容態が急変した場合にも迅速に対処できるように用意する
- ○使用頻度の高い薬品（麻酔車の上に乗っている薬品入れ）の内容が全部揃っていることを確認する
  - ⇒術中に患者の容態が急変した場合にも迅速に対処できるために
- ○麻酔器の確認を必ず行う（リークテストで麻酔器の動作を確認するのは麻酔科医の基本です）
  - ⇒吸入麻酔薬は「満タン」か？　リークテストはOKか？

❸ 麻酔に使用する薬の準備 （☞Ⅳ章–6（p.159），Ⅳ章–7（p.175）参照）

- 薬液を調合したあとは，必ずシリンジに薬液名や希釈濃度を記す（シールもある）

a) **全身麻酔時（指導医と相談して必要な薬物を準備）**（☞p.160～181 参照）

- レミフェンタニル（麻薬性鎮痛薬：生理食塩水（NS）で希釈して，100μg/mL（0.1mg/mL）に調合
- プロポフォール（静脈麻酔薬）：原液のまま使用（10mg/mL）
- チアミラール（静脈麻酔薬）：1A（500mg）を専用「注射用水20mL」で溶解（25mg/mL）
- ロクロニウム（非脱分極性筋弛緩薬）：10mg/mL で使用（持続投与の場合は上級医の指示で希釈）
- スガマデクス（非脱分極性筋弛緩薬拮抗薬）：200mg/mL）．麻酔終了時に用意
- フェンタニル：麻薬性鎮痛薬：原液のまま使用することが多い
- 硫酸アトロピン（0.5mg/A）：NS で 0.1mg/mL または 0.05mg/mL に希釈する
  - 1A 0.1mg を NS 4mL で溶かすと 0.1mg/mL になる（総量 5mL）
  - 小児麻酔のときは 1A を NS 9mL で希釈して 0.05mg/mL とする（総量 10mL）
- 塩酸エフェドリン（β刺激薬）：α作用 20%，β作用 80% といわれている
  - β_1 作用による昇圧薬として 1A（40mg）を NS 9mL で希釈（4mg/mL，総量 10mL）
- フェニレフリン（ネオシネジン®）（α_1 刺激薬）：NS で希釈して，100μg/mL とする（総量 10mL）

（筆者はいまだに以下の組み合わせも好き）

- ベクロニウム（マスキュレート®）（非脱分極性筋弛緩薬）：NS で 0.5～1mg/mL に希釈
- アトワゴリバース：硫酸アトロピン 2A とワゴスチグミン 4A が計 6mL ですでに吸ってあるシリンジ製剤

b) **脊髄麻酔，硬膜外麻酔のときに用意する薬**（☞p.175～181 参照）

- 硫酸アトロピン（0.5mg/A）：0.1mg/mL または 0.05mg/mL に希釈する
  - 1A 0.1mg を NS 4mL で溶かすと 0.1mg/mL になる（総量 5mL）
- 塩酸エフェドリン（β刺激薬）：α作用 20%，β作用 80% といわれている
  - β_1 作用による昇圧薬として 1A（40mg）を NS 9mL で希釈（4mg/mL，総量 10mL）
- フェニレフリン（ネオシネジン®）（α_1 刺激薬）：NS 9mL で希釈して，100μg/mL とする（総量 10mL）

c) その他：使用することがある主な薬 （☞p.175〜181 参照）

- 塩酸ドパミン：下記①の希釈方法でシリンジポンプに用意する（1 mL/hr＝1 γ）
- 塩酸ドブタミン：下記①の希釈方法でシリンジポンプに用意する（1 mL/hr＝1 γ）
- ホスホジエステラーゼ III（PD III）阻害薬：下記②の希釈方法でシリンジポンプに用意する（1 mL/hr＝0.1 γ）
- ノルアドレナリン：下記③の希釈方法でシリンジポンプに用意する（1 mL/hr＝0.01 γ）
- アドレナリン：下記③の希釈方法でシリンジポンプに用意する（1 mL/hr＝0.01 γ）
- 硝酸イソソルビド（25 mg/50 mL）：プレフィルドシリンジのまま用意
- ニコランジル：NS で 1〜2 mg/mL に希釈してシリンジポンプに用意する

[持続投与薬液の希釈方法]

① 「体重（kg）×3」mg を NS または 5％糖液で希釈して計 50 mL とする
　⇒1 mL/hr＝1 μg/kg/min （＝1 γ）

② 「体重（kg）×0.3」mg を NS たは 5％糖液で希釈して計 50 mL とする
　⇒1 mL/hr＝0.1 μg/kg/min （＝0.1 γ）

③ 「体重（kg）×0.03」mg を NS たは 5％糖液で希釈して計 50 mL とする
　⇒1 mL/hr＝0.01 μg/kg/min （＝0.01 γ）

※基本となる計算式

$$投与量（mL/hr）＝\frac{投与（\gamma＝\mu g/kg/min）×体重（kg）×60（min/hr）}{1,000（\mu g/mL＝薬液の濃度）}$$

4 気管挿管 （☞IV章-3（p.127）参照）

- 目的：確実に気道を開通させる．気道を口腔，鼻腔，消化管腔（食道）から隔離する
- 適応：全身麻酔時の気道確保，気道内分泌，出血の吸引
- 短所：挿管に伴う機械的損傷の危険，歯牙，口腔粘膜，気管粘膜の損傷，挿管操作による有害反射，喉頭痙攣，気管支痙攣，嘔吐，誤嚥，徐脈，頻脈，血圧上昇　など
- チューブの種類
- 気管内チューブ（カフ付き，カフ無し）：一般の手術時に使用

- スパイラルチューブ（螺旋入りフレキシブルチューブ）：頭頸部，伏臥位の手術時に使用
- RAE（レイ）チューブ：扁桃摘出，上顎部の手術時に使用
- MLTチューブ（Micro Laryngeal Tube：MLT）：喉頭微細手術時に使用
- ダブルルーメンチューブ（Double Lumen Tube：DLT）：分離換気を必要とするときに使用
- ラリンゲルマスクエアウェイ（laryngeal mask airway：LMA）

5 麻酔器の始業点検・定期点検指針 （日本麻酔科学会ホームページより引用，抜粋）

- 全身麻酔器使用時は「日本麻酔学会作成の始業点検指針」に従って始業点検を実施すること

a) 補助ボンベ内容量と流量計

① 補助ボンベ（酸素）を開き，圧（5 MPa 以上あること）を確認する
② 亜酸化窒素ボンベがある場合は，残量をチェックする
③ ノブの動き，ガス流の表示（または浮子）を確認する
④ 酸素が 5 L/min 流れることを確認する
⑤ 低酸素防止装置付き流量計（純亜酸化窒素供給防止装置付き流量計）が装着されている場合は，この機構が正しく作動することを確認する

b) 補助ボンベによる酸素供給圧低下時の亜酸化窒素遮断機構およびアラームの点検

① 酸素および亜酸化窒素の流量を 5 L/min にセットする
② 酸素ボンベを閉じて，アラームが鳴り，亜酸化窒素が遮断されることを確認する（一部の機種ではアラームが装備されていない）
③ 酸素の流量を再び 5 L/min にすると，亜酸化窒素の流量が 5 L/min に自動的に回復することを確認する
④ 亜酸化窒素の流量計のノブを閉じる
⑤ 酸素の流量計のノブを閉じる
⑥ 酸素と亜酸化窒素のボンベを閉じ，メーターが 0 に戻っていることを確認する
⑦ 酸素と笑気を流し，酸素ボンベのみ閉じるとアラームが鳴って笑気が遮断されることを確認する（一部の機種ではアラームが装備されていない）

c) 医療ガス配管設備によるガス供給

① ホースアセンブリー（酸素，笑気，圧縮空気など）を接続する際，目視点

　検を行い，また，漏れのないことも確認する

②各アセンブリーを正しく接続する

③ノブおよび浮子の動きを点検する

④低酸素防止装置付き流量計（純笑気供給防止装置付き流量計）ではこの機構が作動することを確認する

⑤酸素と笑気を流したあと，酸素のホースアセンブリーを外すとアラームが鳴って笑気が遮断されることを確認する（一部の機種ではアラームが装備されていない）

⑥医療ガス配管設備のない施設では，主ボンベについて補助ボンベと同じ要領で圧，内容量の点検を行ったあと使用する

d）気化器

①内容量を確認する

②注入栓をしっかり閉める

③OFFのまま酸素を流し，匂いのないことを確認する

④校正ができない場合には気化器をONにして酸素を10L/minで5分間流したのち，OFFにして吸入麻酔薬の匂いのないことを確認する

⑤ダイヤルが円滑に作動するか確認する

⑥接続が確実かどうか目視で確認する

e）酸素濃度計

①電池が十分であることを確認する

②センサを空気で校正する

③アラームを設定する

f）炭酸ガス吸収装置

①炭酸ガス吸収剤の色，量，一様に詰まっているかを確認する

②水抜き装置がある場合には，水抜きを行ったあとも閉鎖する

g）患者呼吸回路

①患者呼吸回路先端（Yピース）を閉塞し，APL（ポップオフ）弁を閉じ，酸素を5L/min流して30cmH₂Oの圧まで呼吸バッグを膨らまして呼吸バッグを押し，圧を40〜50cmH₂Oにする

②大きなリークがある場合には圧の維持が難しく，接合がゆるい場合には接合が外れて発見できることがある

③呼吸バッグより手を離し，圧を30cmH₂Oに戻す

④酸素を止め，ガス供給のない状態で30秒維持して圧低下が5cmH₂O以下であることを確認する

⑤酸素フラッシュが作動し，十分な流量があること（35〜75 L/min）を確認
する（閉鎖回路につけた 5 L バッグが約 5 秒間で 20 cmH$_2$O の内圧で膨ら
む）

h）人工呼吸器とアラーム

①人工呼吸器のスイッチを入れてアラームも作動状態にする
②テスト肺の動きを確認する
③テスト肺を外して，低圧アラームが作動することを確認する
④高圧アラームが装備されている機種では，高圧アラームの作動を確認す
る

i）麻酔ガス排除装置

①回路の接続が正しいことを確認する
②吸引量を目視確認する
③呼吸回路内からガスが異常に吸引されないことを確認する

参考図書

1）日本麻酔科学会．麻酔器の始業点検　www.anesth.or.jp/guide/pdf/
guideline_checkout201603_6.pdf［最終アクセス 2017 年 11 月 21 日］

5 ○ 手術室入室とモニタリング（総論）

1 患者入室から麻酔導入まで
- 処置をするときは患者に必ず何をするのか説明しながら行う
- 点滴の落ち方をチェックする
- 同時に入っている留置針のゲージ数も把握しておく

2 タイムアウト
- 患者氏名，血液型を確認：患者取り違えがないかを確認，手術を承諾しているかを確認
- 術式，麻酔法の確認
- 前処置，食事制限，前投薬を確認
- 輸血の用意の確認

3 モニタリングの優先順位 （図1）（☞Ⅳ章-5（p.143）参照）

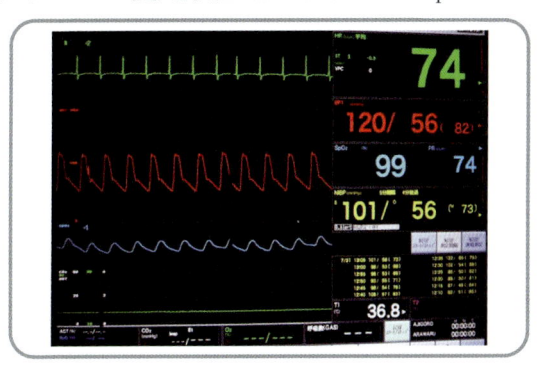

図1　術中モニタリング画面の一例（フクダ電子社製）

a）最低限必要なモニター
- 心電図
- 血圧計：非観血的血圧計（non-invasive blood pressure：NIBP）
- パルスオキシメータ，プレスチモグラフ（指尖脈波）
- カプノメータ

　　◉体温モニター（直腸温，食道温，鼓膜温のいずれか）
b）装着が望ましいモニター
　　◉Bispectral index（BIS モニター）（日本光電，コヴィディエンジャパン）：麻
　　　酔深度モニター
　　◉筋弛緩モニター
c）必要に応じて装着するモニター
　　◉観血的動脈圧ラインによる血圧測定（A-line）
　　◉1 回拍出量変化（stroke volume variation：SVV）モニター
　　◉中心静脈圧（central venous pressure：CVP）
　　◉S-G カテーテル：肺動脈圧（pulmonary arterial pressure：PAP），楔入圧
　　　（pulmonary capitally wedge pressure：PCWP）
　　◉無侵襲混合血酸素飽和度監視（INVOS）（日本光電，コヴィディエンジャパ
　　　ン）

4　麻酔中のモニター指針（日本麻酔科学会（2014/7 月改定版より引用）[8]）

①麻酔を担当する医師が現場で絶え間なく看視する
②酸素化のチェック：皮膚，粘膜，血液の色などの看視，パルスオキシメー
　タの装着
③換気のチェック：胸郭や呼吸バッグの動きの監視，呼吸音を確認，カプ
　ノメータの装着，換気量モニターを適宜使用
④循環のチェック：心音，動脈の触診，動脈波形や脈波のいずれかひとつ
　を監視，心電図モニターを用いる，血圧測定（原則として 5 分間隔で測定
　し，必要ならば頻回に測定），観血式血圧測定を必要に応じて行う
⑤体温のチェック：体温の測定
⑥筋弛緩のチェック：筋弛緩モニターを必要に応じて装着
⑦脳波モニターの装着：脳波モニターを必要に応じて装着

5　心電図（図 2）（☞IV 章-5-1（p.143）参照）

　◉以下の項目を測定する
　　①リズム：徐脈，頻脈，不整脈
　　②脈拍数：5 マスで 1 秒．300÷マスの数＝心拍数．100 bpm 以上は頻脈，
　　　50 bpm 以下は徐脈
　　③P 波：心房収縮の異常を評価．洞調律以外の調律，心房細動で消失する
　　④QRS 波：狭い⇒上室性心室収縮，広い⇒心室期外収縮

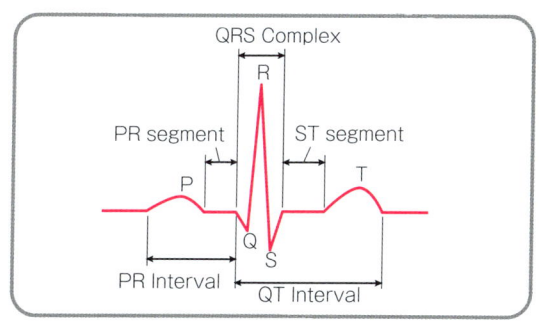

図2　心電図波形

⑤P-QRS 間隔：0.12 秒未満で短縮⇒WPW 症候群など（δ波），0.2 秒以上で延長⇒Ⅰ度房室ブロック

⑥T 波（ST 部分）：心筋虚血

⑦QT 間隔：0.35 秒未満で短縮⇒電解質異常，薬剤性

　○0.45 秒以上で延長⇒電解質異常，薬剤性，甲状腺疾患

6 血圧測定（非観血的血圧計：NIBP）（☞Ⅳ章–5–**2**（p.144）参照）

● 上腕動脈の側圧を測定する．自動血圧計は内蔵マイクで血管の音の変化を読み取る

● 自動血圧計よりも人の手による測定のほうが正確である（一般に自動血圧計はカフ圧をかなり高く上げてしまう）

7 パルスオキシメータ （☞Ⅳ章–5–**5**（p.146）参照）

● 指先の脈波形（指尖脈波）を検出し，赤外線の吸光度の違いでヘモグロビン酸素飽和度（SpO_2）を測定する

[パルスオキシメータと Hb 酸素解離曲線]

● パルスオキシメータで示される SpO_2 の値を Hb 酸素解離曲線に代入することで，動脈血酸素分圧（PaO_2）を推定できる（表1）

表1　SaO_2 と PaO_2 の関係					
正常値 SaO_2（%）	98	95	90	87	50
PaO_2（760mmHg）	100	80	60	55	27

Ⅰ 麻酔を実践しよう

8 カプノメータ （☞Ⅳ章-5-**6**（p.148）参照）

- 複数の元素からなる化合物は赤外線の吸収波長帯が各々で異なることを応用し，呼気に含まれる二酸化炭素や麻酔ガスの濃度を同時に測定する機器
- カプノグラム：縦軸に二酸化炭素濃度，横軸に測定時間をとったグラフ

9 気道内圧計 （図3）（☞Ⅳ章-5（p.143）参照）

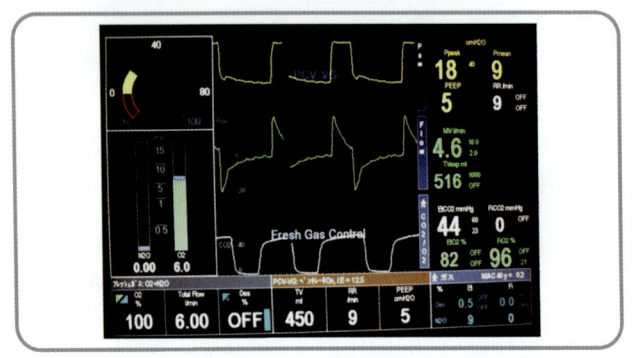

図3　麻酔器 Aisys（GE ヘルスケア）に表示される呼吸モニター画面
気道内圧計（上段），換気量（中段），カプノグラフ（下段）が表示されている．

10 その他の頻用されるモニター

a) 観血的動脈圧ラインによる血圧測定（A-line）（☞Ⅳ章-5-**3**（p.145）参照）
- 動脈にカテーテルを留置し，動脈圧を電気的信号に変えて測定する
- 連続測定が可能である
- 採血して動脈血液ガス分析も行える
- カテーテル挿入部位は橈骨動脈が選択されることが多いが，足背動脈や大腿動脈が選択されることもある

b) 脳脊髄モニタリング（麻酔深度モニター）（☞Ⅳ章-5-**9**（p.151）参照）
- Bispectral index（BIS モニター）：麻酔深度モニターで，鎮静の程度を0〜100 の数値で表示する

c) 筋弛緩モニター （☞Ⅳ章-5-**10**（p.153）参照）
- 四連刺激（train of four：TOF）：2 Hz，0.5 秒間隔の連続4回の刺激を行い，1回目と4回目の反応の差（比）で効果を判定する

🈁 特別なモニター（症例に応じて選択する）

a) 1回拍出量変化（stroke volume variation：SVV）モニター（図4）
（☞Ⅳ章–5–**4**（p.145）参照）

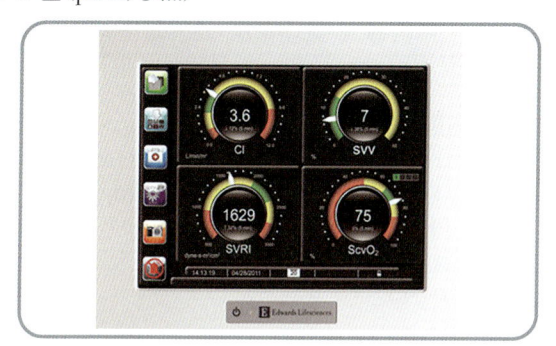

図4 循環動態モニター
EV1000 クリニカルプラットフォーム（提供：エドワーズライフサイエンス）

- 動脈圧ラインに1回拍出量変化（stroke volume variation：SVV）モニターを接続する
- 心拍出量（cardiac output：CO），心係数（cardiac index：CI）なども測定できる

b) 中心静脈圧（CVP）（☞Ⅳ章–5–**7**（p.149）参照）

c) Swan-Ganz カテーテルでの測定項目（肺動脈圧，肺動脈楔入圧，心係数）
（☞Ⅳ章–5–**8**（p.150）参照）

d) 経食道心臓超音波検査（経食道エコー：TEE）（☞Ⅳ章–5–**11**（p.156）参照）

参考図書
1) 讃岐美智義．ナースのための手術室モニタリング攻略ガイド．メディカ出版．2009: p.26-33, p.38-49
2) 富 勝治．OPE NURSING 2006; **65-67**: 114-115
3) 日本麻酔科学会・周術期管理チームプロジェクト．周術期管理チームテキスト，第2版，日本麻酔科学会．2011: p.232-247, p.254-262
4) 本田 完．LiSA 2007; **14**: 780-781
5) 瀬尾勝弘．麻酔 2009; **58**: 838-847
6) Barker SJ et al. Anesthesiology 1989; **70**: 112-117
7) Wright RO et al. Ann Emerg Med 1999; **34**: 646-656
8) 日本麻酔科学会．安全な麻酔のためのモニター指針 http://www.anesth. or.jp/guide/pdf/monitor3.pdf ［最終アクセス 2017年11月21日］

6 ● 麻酔の実践

A. 全身麻酔─麻酔導入-気道確保-麻酔維持-覚醒-麻酔終了

1 患者入室から麻酔導入までに行うこと

- 処置をするときは何をするのか患者に説明しながら行う
- モニターを装着して全身状態を把握する（心電図，非観血的血圧測定（NIBP），パルスオキシメータは最低限必要）
- 点滴の落ち方を確認：留置針のゲージ数も把握しておく．薬物投与経路なので点滴漏れがないことも確認する

2 全身麻酔管理の実際の手順（一般的な経口挿管による全身麻酔）

a）手元にあることを確認しておくもの

- 喉頭鏡，気管チューブ，カフ用シリンジ，聴診器，バイトブロック，チューブ固定用テープ or 固定具，（キシロカインスプレー），（経口 or 経鼻のエアウェイ），口腔内吸引用カテーテル

b）麻酔記録（図 1）

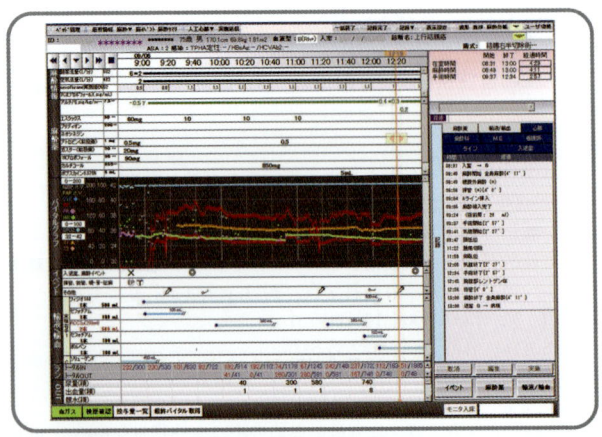

図 1　麻酔記録（フクダ電子社製 Mirrel）

c）チェックリストによる確認の実施

- 麻酔開始時には，チェックリスト（図2）を参考にして医療安全のためのチェックを行うこと

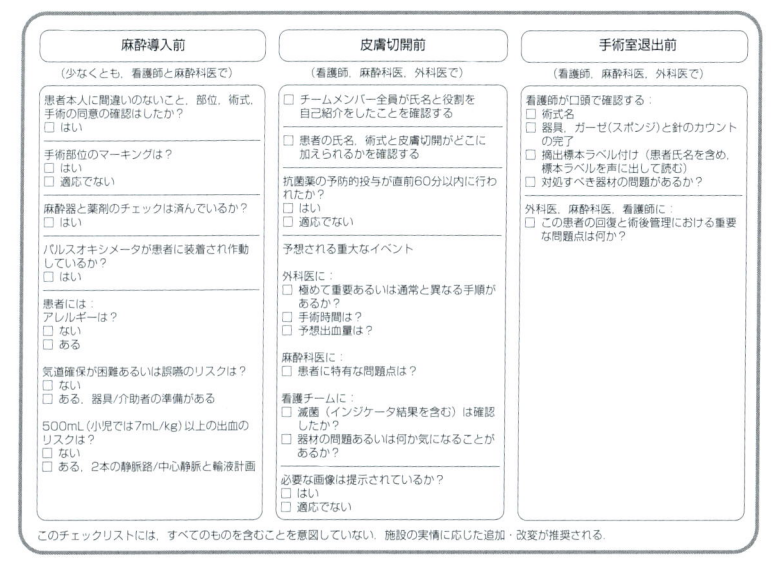

図2 医療安全のためのチェックリスト
（日本麻酔科学会 WHO 安全な手術のためのガイドライン 2009
http://www.anesth.or.jp/guide/pdf/20150526checklist.pdf より引用）

d）モニター装着後，麻酔導入前

- 肺内の窒素（空気中に 80％存在している）を抜くため，3分以上は純酸素を吸入させる（脱窒素）

e）静脈麻酔薬，筋弛緩薬の投与による一般的な麻酔導入（急速導入）

- レミフェンタニルの投与を開始する（投与量は $0.2〜0.5\,\mu g/kg/min$（$0.2〜0.5\,\gamma$）が多い）
  ※レミフェンタニルの作用が発現すると徐脈になるので，アトロピンの投与を考慮しておく
- 静脈麻酔薬を投与し，患者が入眠したらマスク換気を開始する
  ※静脈麻酔薬の投与後は血圧が下がりやすいので，1〜2分ごとに血圧を測定する

I 麻酔を実践しよう

- マスク換気が可能であれば，筋弛緩薬を投与する
  ※筋弛緩薬静注後は 2〜3 分後に挿管なので，いつでも挿管介助できるように準備しておく（マスク換気は困難な場合はエアウェイを使用）

f) 気管挿管

- 患者の口を開けたら，右手で開口を保持し（cross-finger 法），左手にブレードを開いてライトを点けた状態の喉頭鏡のハンドルを受け取る
- 喉頭鏡を口腔内に入れて展開し，喉頭蓋と声門を視認する
- 視認した所見は Cormack & Lehane 分類に従って評価する（図 3）

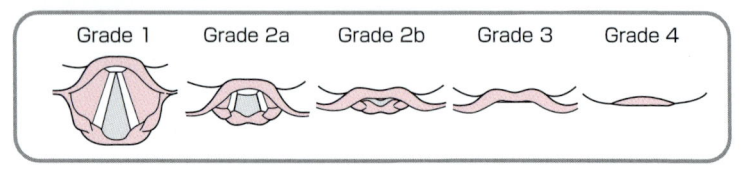

図 3　Cormack & Lehane 分類
(参考図書 1 より引用)

- 口腔内分泌物が多かったら，口腔内吸引用カテーテルで吸引する
- 喉頭展開が声門を視認できたら気管挿管する
- 換気の空気が漏れない（空気漏れの音がしない）程度までカフを膨らませる
- チューブに麻酔器の蛇管を接続して人工換気を開始する
- 気管挿管直後は血圧が上がりやすいので，1〜2 分ごとに血圧を測定する．心電図変化と血圧の変動に注意する
- 左右の肺が均等に換気できていることを確認するため，呼吸音を聴診する（5 点聴診法）（心窩部，左右前胸部，左右側胸部）
- チューブの深さは，「決定した位置よりも浅くも深くもならないように」固定用テープで固定する
- チューブの位置変化
  ○ 後屈：口腔側へ移動して，カフによる声帯圧迫や偶発的抜管が生じる
  ○ 前屈：気管分岐部へ移動して片肺挿管になる
- チューブを噛まれないようにバイトブロックをチューブとともに固定する

g) 麻酔維持

- 最近では，以下の麻酔維持が主な方法となっている
  ○ 空気−酸素−揮発性麻酔薬（セボフルラン）吸入＋レミフェンタニル持続投与

○空気–酸素–揮発性麻酔薬（デスフルラン）吸入（低流量麻酔）＋レミフェンタニル持続投与

○プロポフォール＋レミフェンタニル持続投与（全静脈麻酔：TIVA）

● 体位を変換したときには図4に示す記号を付す（体位によって麻酔加算が異なるので，必ず正確な時刻を記して下さい）（☞Ⅳ章–2（p.125）参照）

○ 入　室	○ 退　室	⊤ 挿　管	ⒺⒹ 硬膜外麻酔
◎ 手術開始	◎ 手術終了	⊥ 抜　管	Ⓢ 脊髄くも膜下麻酔
✕ 麻酔開始	✕ 麻酔終了	⤢ 血ガス	Ⓑ 伝達麻酔
⌒ 仰臥位	⌒ 腹臥位	⌒ 砕石位	⌒ ジャックナイフ
⌒ 右側臥位	⌒ 左側臥位	⌒ パークベンチ	⌒ 頭低位
⌒ 開脚位	⌒ 頭高位	⌒ 左腎高位	⌒ 右腎高位
⌒ 低位砕石位	⌒ 高位砕石位	⌒ 懸垂頭位（甲状腺位）	

図4　アイコン説明一覧

h）手術開始～手術中

● 手術開始時には，チェックリスト（図2）を参考にして医療安全のためのチェックを行うこと

● 心電図のリズムを常に聴く（音楽を聴くように）：リズムが変われば頻脈，徐脈，不整脈の判断を行う

● 心拍音の音色を常に聴く：ほとんどの麻酔モニター（生体監視装置）は，パルスオキシメータによって得られる動脈血酸素飽和度（SpO_2）の％数値が減少するとトーンが低くなるように設定されている（「同期音設定」を「SpO_2」か「AUTO」にしている場合）

ONE POINT LECTURE

● 筆者の経験上，手術中に心拍数が5bpm以上変化したら，何かしらのイベントが起きている

● 「電気メスのノイズでビビる」くらいがちょうどよいかな？って気がします

i）手術終了～麻酔覚醒

● 吸入麻酔薬の投与を中止し，麻酔ガスの呼出が完了するのを待つ

- レミフェンタニルは $0.05 \sim 0.1 \gamma$ を残したままで静かに覚醒させることを好む麻酔科医も多いが,オピオイドによる覚醒遅延,呼吸数減少,呼吸数減少に伴う高二酸化炭素血症や血圧上昇に注意する(レミフェンタニルでは頻脈を呈することは少ない)
- おおむね,セボフルランでは約5分,イソフルランでは約15分,デスフルランでは約2分以内に吸入麻酔ガスがほぼ排出される

j) 覚醒時の注意点

- 徒手換気(manual bagging)を適宜行う
- 麻酔覚醒時でオピオイド,吸入麻酔薬,筋弛緩薬が残存している状態では,$PetCO_2$ が $35 \sim 45\,mmHg$ で推移していたとしても安心しないこと
  $\Rightarrow$ manual bagging をすると $35 \sim 45\,mmHg$ であった $PetCO_2$ が一気に $60\,mmHg$ 以上となることがある
  $\Rightarrow$ これは1回換気量が小さいことを示しており,この現象が呼吸回数7~ 10回/min 以上の際にみられた場合は筋弛緩薬の効果残存のことが多いため,人工呼吸(pressure support:PS)を行う
- 早く自発呼吸を出そうとするあまりに呼吸回数を少なくし過ぎると,$PaCO_2$ 増加による血圧上昇,頻脈,心室期外収縮,が生じる.心室頻拍を呈する場合もある
- 呼吸性アシドーシスによる意識障害も生じうる.したがって,高二酸化炭素血症の発症は極力避ける

k) 抜管

- 抜管直後は自発呼吸の有無,上気道閉塞の有無に注意して,胸郭運動を観察する

参考図書

1) Cormack RS et al. Anaesthesia 1984; **39**: 1105-1111
2) Yentis SM et al. Anaesthesia 1998; **53**: 1041-1044
3) Koh LKD et al. Anaesthesia Intensive Care 2002; **30**: 48-51

B. 脊髄くも膜下麻酔・硬膜外麻酔—手技・効果判定・術中管理・麻酔終了

◉利点，欠点，合併症など（☞Ⅴ章-2（p.188）参照）

1 実践の前に

a）脊髄くも膜下麻酔
- ◉脊髄くも膜下麻酔は脊髄くも膜下腔内に局所麻酔薬を投与し，脊髄神経およびその枝（神経根）を遮断する
- ◉脊髄くも膜下麻酔の局所麻酔薬：脊髄くも膜下麻酔用ブピバカイン（高比重・等比重）（4mL/A）
- ◉比較的短時間で終わる（下）腹部，下肢の手術で，多少の血圧低下が起こっても支障のない患者に用いる

b）硬膜外麻酔
- ◉硬膜外麻酔は局所麻酔薬を硬膜外腔に注入して脊髄神経を遮断する
- ◉時間的に長い手術（持続硬膜外の場合）や脊麻では困難な頸部，胸部，上腹部手術が適応となる
- ◉局所麻酔薬の1回注入法と硬膜外カテーテルを用いた持続法がある
- ◉カテーテルの固定は患者が手術の体位を取った際に邪魔にならないようにする
- ◉痩身患者や高齢者では仰臥位で背骨や肩甲骨とベッドにカテーテルが挟まれ，注入不可能となることがある⇒肩甲骨や背骨を横切らないように固定する

c）共通した注意点
- ◉血圧の低下がほぼ必発であり，十分なバイタルサインの監視が必要となる

2 患者入室から麻酔導入までにすること

- ◉処置をするときは何をするのか患者に説明しながら行う
- ◉モニターを装着して全身状態を把握する．心電図，非観血的血圧測定（NIBP），パルスオキシメータは最低限必要
- ◉点滴の落ち方を確認：留置針のゲージ数も把握しておく．薬物投与経路なので点滴漏れがないことも確認する

3 脊髄くも膜下麻酔・硬膜外麻酔の実際の手順

a) 体位をとる
- ◎ 穿刺部位の棘間が一番広がるように背中を丸める
  ※麻酔は体位でその成否がほぼ決まる
- ◎ 背中をできるだけ丸くして棘突起間が広がるようにする
- ◎ 脊髄くも膜下麻酔の穿刺は脊髄円錐部が馬尾となる L2 以下で行う
  - ○ 高比重ブピバカインを使用する場合は，原則として患側を下にする
  - ○ 患側を下にできない患者では，患側を上にして等比重ブピバカインを使用する

b) 麻酔用キットを展開
- ◎ 麻酔用のセットは麻酔科医の利き手側に置く
- ◎ 清潔に展開する
- ◎ 薬液を準備（吸引）する：薬液の吸引は清潔範囲外で行う．また，薬液は種類と濃度を他の医療従事者と共に確認してから吸引する（プレフィルドシリンジ型薬液はこの手間が省ける）

c) 麻酔開始
- ◎ 局所麻酔施行時は患者が急に動くことがあるので，特に針を刺入する時は患者に声をかけて動かないように説明する
- ◎ 麻酔開始前に鎮静を行う場合もある（意識レベル，呼吸状態を適宜確認する）
- ◎ 耳でモニターの音の変化を確認しながら実施する（不整脈，酸素飽和度の低下）
- ◎ 患者に適宜聴くこと：『どこか痛いですか？』『足に電気が走る感じがしましたか？』『わき腹に響きますか？』など

d) 麻酔施行後の管理
- ◎ 麻酔薬投与後は効果域の交感神経活動が遮断されるため，血管拡張と血圧低下が生じる
- ◎ 体位変換によっても血圧が変動するため，ゆっくりと仰臥位にする（ただし，ゆっくり過ぎると麻酔が両側に効かず，効果が片側だけになってしまうのでその点には注意する）
- ◎ 血圧をできるだけ頻繁に測定する（通常 2.5 分間隔）
- ◎ 耳でモニターの音の変化を確認し続ける（不整脈の出現，酸素飽和度の低下）

e）麻酔効果の確認

- 麻酔高の評価：鼠径部：Th12, L1, 臍部：Th10, 剣状突起：Th7, 乳頭：Th4, 腋窩：Th1
- 神経遮断の順序：交感神経→温覚（cold sign test）→痛覚→触覚→圧覚→運動神経
- cold sign test：温覚の遮断を確認するテスト
- Bromage scale（図 1）：下肢運動神経遮断（筋弛緩）の評価

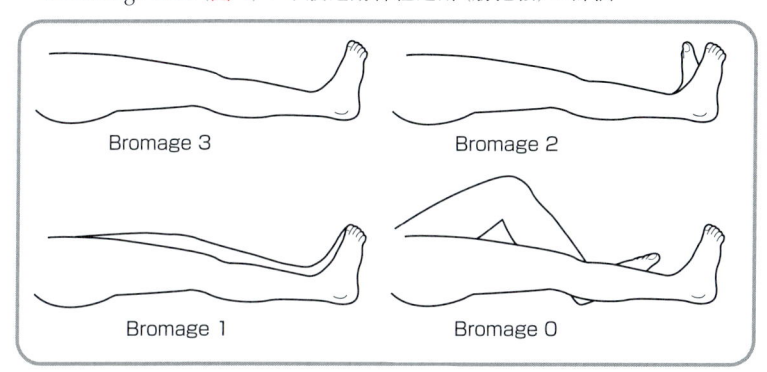

図 1 Bromage scale

Bromage 0：遮断されていない．踵，膝が十分動く
Bromage 1：部分遮断：膝がかろうじて動く
Bromage 2：ほぼ完全遮断：踵がかろうじて動く
Bromage 3：完全遮断：踵も膝も動かない⇒OK！
（参考図書 1 を参考に著者作成）

- 麻酔効果が不十分であったらもう一度麻酔を施行する（初回投与量の 75％程度で効く）
- 効果域を確認して手術可能と判断したら，術者に手術体位をとるように依頼する

f）手術開始～手術中

- 手術の延長，術式変更，麻酔の効果不十分，患者の不穏，入眠希望があった場合には，適宜鎮静や全身麻酔に変更する
- 覚醒下で手術する場合は，時々患者に声をかけて，異常がないか，つらいことがないか確認する
- 心電図のリズムを常に聴く（音楽を聴くように）：リズムが変われば頻脈，

徐脈，不整脈の判断を行う

※筆者の経験上，心拍数が 5 bpm 以上変化したら，何かしらのイベントが起きている

- ⦿ 心拍音の音色を常に聴く：ほとんどの麻酔モニター（生体監視装置）は，パルスオキシメータによって得られる動脈血酸素飽和度（SpO_2）の％数値が減少するとトーンが低くなるように設定されている（「同期音設定」を「SpO_2」か「AUTO」にしている場合）

g）手術終了後

- ⦿ バイタルサインを確認する
- ⦿ 麻酔効果域を確認する

h）患者退室

- ⦿ バイタルサイン，自発呼吸，意識レベルを確認して帰室させる（☞退室基準の項参照）

参考図書

1) Bromage scale; Assessment of Motor Block　https://www.rch.org.au/anaes/pain_management/Assessment_of_motor_ block/［最終アクセス 2017 年 11 月 21 日］

7 ● 手術室退室

1 手術室退室時の確認事項 （獨協医科大学での退室基準を参考に示す）

①循環：HR，BP
②呼吸：気道の状態（舌根沈下の有無），SpO_2，呼吸数
③覚醒状態：呼名反応，開眼，視覚確認
④筋弛緩の遷延の有無：四肢運動，開口舌突出
⑤創痛
⑥悪心・嘔吐

● 低酸素血症の早期発見のために，術後の呼吸機能のモニタリングとして SpO_2 の必要性は示唆されており，術後に病室に帰室してからも継続することが望ましい

2 スコア化による手術室退室の評価

● 手術室退室の基準として，以下の2つの段階的評価が簡便かつ有用である
　○ 第1段階：SPEEDS（手術室から PACU へ）（表1）

表1　SPEEDS		
saturation（酸素飽和度）	Room air で90%以上	Yes/No
pain（疼痛）	VAS で4未満	Yes/No
extremity movement（四肢運動）	四肢をすべて動かせる	Yes/No
emesis（嘔吐）	PONV を制御できている	Yes/No
stable vital signs（バイタルサインの安定）	90<SBP<180，50<HR<110	Yes/No

（参考図書1より引用）

● Saturation（酸素飽和度），Pain（疼痛），Extremity movement（四肢運動），Emesis（嘔吐），Dialogue（対話），Stable vital signs（バイタルサインの安定）の5項目を Yes/No で評価する
● すべて Yes で次のステップに進める
　○ 第2段階：修正 Aldelete スコア（Modified Alderete Score）（PACU か

ら病棟へ）（表2）

表2　Modified Alderete Score		点数
活動性		点数
動作能力	四肢すべて	2
	いずれかの二肢	1
	なし	0
呼吸	深呼吸と咳嗽反射可能	2
	呼吸抑制または浅く制限された呼吸	1
	無呼吸	0
循環 （術前血圧，心拍数と比較）	変動が20%未満	2
	変動が20〜50%	1
	変動が50%以上	0
意識状態	完全覚醒	2
	呼びかけで反応	1
	無反応	0
SpO_2	room air で92%以上	2
	O_2 投与がないと，90%以上を保てない	1
	O_2 投与しても，90%未満	0

（参考図書1より引用）

- 9点以上であれば退室可能
  - ただし，痛み，悪心・嘔吐，shivering がみられても帰室許可ができてしまう

参考：獨協医科大学病院での退室基準
- 当院で用いている退室基準を図1，図2に，参考にすべきスコアシステムを図3に示す

参考図書
1) Moller JT et al. Br J Anaesth 1992; **68**: 146-150
2) The American Society of Anesthesiologists Task Force on Postanesthetic Care. Anesthesiology 2002; **96**: 742-752
3) Burke B et al. OJAnes 2013; **3**: 309-314
4) Aldrete JA. J Clin Anesth 1995; **7**: 89-91

帰室チェックリスト ＆ 病棟への申し送り

病棟 _____ 氏名 _____ 年 _____ 月 _____ 日 _____ 時 _____ 分

	帰室基準	状　態	申し送り
1. 循　環	・心拍数が10分以上安定している. そのリズムが安定している. （60～100回/分）	・心拍数　　　回/分 不整　あり・なし	
	・血圧が10分以上安定している. （収縮期血圧 100～160mmHg） （拡張期血圧 40～100mmHg）	・血圧　　安定・不安定	
2. 呼　吸	・呼吸回数が10分以上安定している （8～25回/分） ・動脈血酸素飽和度が十分に保たれて いる.（SpO$_2$；96%以上） ・肺雑音が聴取されない.	・呼吸回数　　　回/分 ・SpO$_2$　　　% ・肺雑音　あり・なし	
3. 覚　醒	・呼名に反応, 開眼する. ・命令に対して, 手を握ることができる. ・痰, 口腔内分泌物が自己喀出できる.	□完全覚醒 □寝ているが呼びかけに 　開眼する □呼びかけに反応なし □混迷状態である.	
4. 疼　痛	・自制内である.	□まったくない □軽度の疼痛がある □疼痛はあるが, 自制内 　である □鎮痛薬を必要としている	
5. 悪心・嘔吐	・自制内である.	□まったくない □軽い悪心がある □強い悪心がある □嘔吐	
6. その他			

麻酔科医 _____ 看護師 _____

図1　帰室チェックリスト ＆ 病棟への申し送り（1）

I 麻酔を実践しよう

* 51 *

帰室チェックリスト　＆　病棟への申し送り

病棟 ＿＿＿＿＿＿　氏名 ＿＿＿＿＿＿＿＿＿＿＿＿＿＿＿　年　　月　　日　　時　　分

		score
活動性	四肢すべてを自発的または命令に応じて動かすことができる ＝	2
	二肢を自発的または命令に応じて動かすことができる ＝	1
	いずれも自発的または命令に応じて動かすことができない ＝	0
呼　吸	深呼吸と咳嗽が自由にできる ＝	2
	呼吸困難あり　浅いまたは抑制された呼吸状態 ＝	1
	無呼吸 ＝	0
循　環	血圧がベースライン血圧 ±20% ＝	2
	血圧がベースライン血圧 ±21〜49% ＝	1
	血圧がベースライン血圧 ±50% ＝	0
意　識	完全覚醒 ＝	2
	呼びかけにより覚醒 ＝	1
	無反応 ＝	0
酸素飽和度	ルームエアで $SpO_2 > 92\%$ ＝	2
	酸素吸入して $SpO_2 > 90\%$ ＝	1
	酸素吸入しても $SpO_2 < 90\%$ ＝	0

麻酔科医 ＿＿＿＿＿＿＿＿＿　　看護師 ＿＿＿＿＿＿＿＿＿

図2　帰室チェックリスト　＆　病棟への申し送り（2）

Vital Signs (BP and Pulse)	Activity	Nausea and Vomiting	Pain	Surgical Bleeding
2：術前基準値の20％以内の変動	2：名前，場所，時間の認識ができる歩行がしっかりしている	2：ほとんどない制吐薬の経口投与で対応可能	2：Acceptable control per the patient；controlled with PO meds	2：Minimal：no dressing changes required
1：術前基準値の20〜40％の変動	1：名前，場所，時間の認識ができる or 歩行がしっかりしている	1：軽度制吐薬の非経口投与で対応可能	1：Not acceptable to the patient；not controlled with PO medications	1：Moderate：up to 2 dressing changes
0：術前基準値の40％以上の変動	0：いずれもできない	0：重度継続治療を有する		0：Severe：more than 3 dressing changes

Score 合計　　点：

図3　Post Anesthesia Discharge Scoring System（PADSS）

8 ● 術後回診

1 術後回診のチェックポイント

- バイタルサイン：HR，NIBP，SpO_2 が術前に比して変化しているか？
- 意識レベル：覚醒遅延か？　意識障害か？　せん妄か？　を評価する
- 呼吸状態：呼吸数の確認（オピオイドの残存？），舌根沈下の有無
- 術後痛の有無
- 術後悪心嘔吐の有無
- 神経学的症候の確認：術後鎮痛に由来する神経麻痺があるか？

2 痛み・不穏・せん妄の評価

- 痛み：Behavioral Pain Scale（BPS），Critical-care Pain Observation Tool（CPOT）
- 不穏または鎮静レベル：Sedation-Agitation Scale（SAS），Richmond Agitation-Sedation Scale（RASS）
- せん妄：Confusion Assessment Method for the intensive care unit（CAM-ICU），Intensive Care Delirium Screening Checklist（ICDSC）

参考：プリンス・ヘンリー疼痛スケール（Prince-Henry Pain Scale：PHPS）

- 術後の安静時痛と体動時痛を多面的に評価する
- 0：咳をして痛まない，1：咳をすると痛むが，深呼吸では痛まない，2：深呼吸をすると痛むが，安静にしていれば痛まない，3：多少安静時痛はあるが，鎮痛薬は必要でない，4：安静時痛があり，鎮痛薬が必要である，の5段階に分けて患者の術後痛に関して評価
- 胸部や上腹部術後の呼吸による痛みが評価項目となる

参考図書

1) 濱口眞輔．日本臨床麻酔学会誌 2011; **31**: 560-569
2) 濱口眞輔，永尾　勝．術前からの痛みの評価．新戦略に基づく麻酔・周術期医学，川真田樹人（編），中山書店，2014: p.36-43
3) 濱口眞輔，永尾　勝．主観的な痛みの評価法と多面的評価法．ペインクリニシャンのための新キーワード135，小川節郎（編），真興交易医書出版部，2014: p.160-162

I 麻酔を実践しよう

Appendix　術前診察に役立つ血液検査値

表1　生化学検査（獨協医科大学病院での基準範囲を示す）			
検査項目	基準範囲	単位	特記事項
AST（GOT）	13〜30	U/L	肝障害の指標
ALT（GPT）	M：10〜42	U/L	肝障害の指標
	F：7〜23		
ALP	106〜322	U/L	
LAP	30〜70	U/L	
LDH（LD）	124〜222	U/L	
γ-GTP（GGT）	M：13〜64	U/L	胆道系異常，脂肪肝
	F：9〜32		
T-Bil	0.4〜1.5	mg/dL	肝胆道系異常
D-Bil	0.0〜0.5	mg/dL	胆道閉塞
I-Bil		mg/dL	肝障害
総胆汁酸	10.0 以下	μmol/L	高値：肝炎，慢性肝疾患，胆汁うっ滞 低値：腸管吸収不良症候群
CHE	M：240〜486	U/L	
	F：201〜421		
NH3	12〜66	μg/dL	肝不全時の意識障害の原因
ICG	10 以下	%	
UN	8〜20	mg/dL	腎障害の指標 上部消化管出血で UN ↑＋ Cr ⇒
Na	138〜145	mEq/L	
K	3.6〜4.8	mEq/L	採血が難しいと高値になる（溶血）
Cl	101〜108	mEq/L	
Ca	8.8〜10.1	mg/dL	
補正 Ca	Payne の式		
Mg	1.8〜2.6	mg/dL	
IP	2.7〜4.6	mg/dL	
クレアチニン（Cr）	M：0.65〜1.07	mg/dL	UN，Cr，eGFR を併せて腎機能を評価
	F：0.46〜0.79		

表1　つづき			
検査項目	基準範囲	単位	特記事項
尿酸	M：3.6～8.4	mg/dL	
	F：2.5～5.8		
シスタチンC	0.61～0.95	mg/L	早期腎機能障害を推測できる 腎機能低下，甲状腺機能亢進症で高値
アミラーゼ	44～132	U/L	唾液腺アミラーゼ（S型）も含む
膵アミラーゼ	18～53	U/L	いわゆる，P型アミラーゼ
グルコース	73～109	mg/dL	
リパーゼ	13～49	U/L	急性膵炎，腎不全
エラスターゼI	300以下	ng/dL	早期膵癌のスクリーニング
CK	M：59～248	U/L	悪性高熱症の危険因子
	F：41～153		
CK-MB		U/L	心筋ダメージの指標
トロポニンI	0.020～0.060	ng/mL	心筋ダメージの指標

表2　生化学検査（獨協医科大学病院での基準範囲を示す）			
検査項目	基準範囲	単位	特記事項
高感度トロポニンT	0.014以下	ng/mL	心筋ダメージの指標
ミオグロビン	109以下	ng/mL	筋崩壊の指標
TP	6.6～8.1	g/dL	
アルブミン	4.1～5.1	g/dL	
A/G	1.32～2.23		
CRP	0.14以下	mg/dL	
トランスフェリン	M：190～300	mg/dL	
	F：200～340		
トランスサイレチン （プレアルブミン）	M：23.0～42.0	mg/dL	栄養管理の指標，腎不全で高値
	F：22.0～34.0		
浸透圧	275～295	mOsmol/kgH_2O	
アルブミン	55.8～66.1	%	
グロブリンα1	2.9～4.9	%	
グロブリンα2	7.1～11.8	%	
グロブリンβ	8.4～13.1	%	

I 麻酔を実践しよう

表2　つづき			
検査項目	基準範囲	単位	特記事項
グロブリンγ	11.1〜18.8	%	
IgG	861〜1747	mg/dL	
IgA	93〜393	mg/dL	
IgM	M：33〜183 F：50〜269	mg/dL	
IgE	174 以下	IU/mL	
HbA1c（NGSP）	4.9〜6.0	%	1〜2ヵ月前の血糖管理の指標
グリコアルブミン	11.8〜16.0	%	1〜2週間前の血糖管理の指標
3-ヒドロキシ酪酸	0.0〜74.0	μmol/L	ケトン体の指標 BS 管理不十分や悪化
T-C		mg/dL	
LDL-C（直接法）	95〜150	mg/dL	
HDL-C	M：31〜71 F：39〜89	mg/dL	
TG	30〜170	mg/dL	

表3　血算・血液像検査（獨協医科大学病院での基準範囲を示す）			
検査項目	基準範囲	単位	特記事項
WBC	3.3〜8.6	$\times 10^9$/L	
RBC	M：4.35〜5.55 F：3.86〜4.92	$\times 10^{12}$/L	
Hb	M：13.7〜16.8 F：11.6〜14.8	g/dL	
Ht	M：40.7〜50.1 F：35.1〜44.4	%	
MCV（V = volume）	83.6〜98.2	fL	Ht の指標
MCH（H = Hb）	27.5〜33.2	pg	Hb の指標
MCHC	31.7〜35.3	%	MCH/MCV × 100
RDW	11.5〜14.6	%	RBC の大きさのばらつき

表3 つづき			
検査項目	基準範囲	単位	特記事項
PLT（SI単位）	158～348	×10^9/L	
PLT（常用単位）	15.8～34.8	×10^4/μL	
MPV	6.8～10.2	fL	
血液像（フローサイト方式）			
NEUTRO	42.4～75.0	%	
EOSINO	0.4～8.6	%	
BASO	0.2～1.4	%	
MoC	3.3～9.0	%	気道感染や喫煙などでも上昇する
LYMPHO	18.2～47.7	%	ウイルス感染初期で上昇

表4 凝固・線溶検査（獨協医科大学病院での基準範囲を示す）			
検査項目	基準範囲	単位	特記事項
出血時間	1～3	分	
PT	正常対照±1.0	秒	
PT比	1.00±0.15		
PT-INR	1.0±0.1		
PT%	70以上	%	
APTT	正常対照±5.0	秒	
血漿フィブリノゲン	150～400	mg/dL	心臓麻酔で，血液製剤を選択する際に指標のひとつとなる
トロンボテスト	70～130	%	
血漿FDP	5.0未満	μg/mL	血管内に生じたフィブリンの量を反映
Dダイマー（D-D）	1.0以下	μg/mL	
フィブリンモノマー複合体（SFMC）	7未満	μg/mL	DICや血栓で増加
AT	80～130	%	
血小板粘着能	5～27	%	

I 麻酔を実践しよう

II

ペインクリニック診療を実践しよう

1 ● ペインクリニック外来診療

1 ペインクリニック外来の意義
- すべての痛みを呈する疾患はペインクリニックの対象となる
- 侵害受容性疼痛，神経障害性疼痛，精神疾患による疼痛など多種多様なものが含まれる
- 体の部位で考えると，頭部・顔面痛・頸肩腕痛・胸背部痛・腹痛・腰下肢痛・骨盤内・陰部痛など，身体のあらゆる箇所の痛みが対象となる
- ペインクリニック部門での治療対象とならない疾患を診断する能力も求められるため，筆者は「痛みを主訴とした患者の総合診療科」と位置づけている

2 ペインクリニック外来で診察する際の注意点
- 痛みの性状，経過，痛みのパターンや増悪因子，軽快因子を知ることは，痛みの性質を評価するうえで重要な情報となる
- 問診，視診，触診に加え，神経学的所見（知覚・運動・反射）や歩行姿勢などを診る
- 必要に応じて，血液生化学検査，画像検査（単純 X 線検査，MRI，CT），神経伝導速度検査なども行う

3 ペインクリニック外来で治療を選択する際の注意点
- 痛みの治療には神経ブロックなどの侵襲的治療と，非侵襲的治療がある
- 近年では薬物療法の進歩と抗凝固療法使用患者の増加のために，侵襲的な治療を選択しにくい
- 神経ブロックは診断的治療として有意義であり，神経学的高位診断，微小病変の確認と臨床診断の補助に有用である
- 同意が得られない患者には十分な説明とともに薬物療法を先行することが望ましい
- 期待される鎮痛効果がみられないときには悪性疾患が潜在していることが多い

4 ペインクリニックの対象となる疾患 （☞Ⅷ章-5（p.284）参照）（参考図書 2 を参考に著者作成）

a）頭痛疾患
- 片頭痛，三叉神経・自律神経性頭痛（群発頭痛），緊張型頭痛，後頭神経痛，脳脊髄液減少症

b）顔面痛
- 三叉神経痛，舌咽神経痛，Tolosa-Hunt 症候群，顎関節症，非定型顔面痛，症候性三叉神経痛

c）脊椎疾患
- 頸椎椎間板ヘルニア，頸椎症，頸椎症性神経根症，頸椎椎間関節症
- 胸椎椎間板ヘルニア，胸椎圧迫骨折
- 腰椎椎間板ヘルニア，腰部脊柱管狭窄症，腰椎椎間関節症，腰椎すべり症，変形性腰椎症，根性坐骨神経痛

d）外傷性疾患
- 外傷性頸部症候群，頸肩腕症候群，腕神経引き抜き症候群，複合性局所疼痛症候群（CRPS 1 型, 2 型），幻肢痛

e）筋骨格系疾患
- 筋筋膜痛症候群，肩関節周囲炎，肩関節症，膝関節症，有痛性下肢筋攣縮

f）血管性疾患
- 閉塞性動脈硬化症，Buerger 病，Raynaud 病，Raynaud 症候群

g）神経障害痛
- 中枢痛（視床痛，脳卒中後疼痛），帯状疱疹，帯状疱疹後神経痛，有痛性糖尿病性神経障害

h）難治痛
- 遷延性術後痛，術後痛症候群（開胸術後症候群など），会陰部痛

i）がん痛
- 各種がんの痛み

j）ペインクリニックで診る痛みを呈さない疾患（非疼痛性機能性疾患）
- 手掌足蹠多汗症，顔面神経麻痺，顔面痙攣，突発性難聴，網膜血管閉塞症

参考図書
1） 濱口眞輔．日本臨床麻酔学会誌 2014; **34**: 576-582
2） 日本ペインクリニック学会（編）．専門医認定のための教育ガイドライン http://www.jspc.gr.jp/images/08_guide.pdf［最終アクセス 2017 年 11 月 21 日］

Ⅱ ペインクリニック診療を実践しよう

2 ● 神経ブロック（総論）

1 神経ブロックの定義
- ◎脳・脊髄神経・交感神経節の近傍に針を刺入して，局所麻酔薬または神経破壊薬を用いて化学的に，あるいは高周波熱凝固法や圧迫などによって物理的に神経機能を一時的にまたは長期的に遮断する方法
（日本ペインクリニック学会インターベンショナル痛み治療ガイドライン作成チーム．インターベンショナル痛み治療ガイドライン，日本ペインクリニック学会，真興交易医書出版部，2014[1] より許諾を得て転載・抜粋）

2 神経ブロックの種類と適応
a) 交感神経ブロック
- ◎星状神経節ブロック：頭頸部，顔面，上肢，上胸部の疼痛疾患と末梢循環障害などが適応となる
- ◎胸部交感神経ブロック：胸部の交感神経をブロックし，上肢の血流増大，皮膚温上昇，発汗停止，鎮痛が得られる
- ◎腰部交感神経ブロック：大腰筋筋膜と腎筋膜後葉で構成されるコンパートメントをブロックして交感神経を遮断し，下肢の血行改善，発汗停止，交感神経依存性疼痛（SMP）の緩和が得られる（☞p.81 参照）
- ◎不対神経節ブロック：交感神経由来の会陰部痛，肛門部の術後痛に用いられる

b) 硬膜外ブロック（図 1）
- ◎顔面を除く頸髄・胸髄・腰髄・仙骨神経支配部位の除痛を選択的に得ることができる
- ◎ペインクリニック領域では，腰椎疾患，胸椎疾患，頸椎疾患に対して幅広く適応がある

c) 神経根ブロック
- ◎神経根症に対する治療効果を期待できる
- ◎罹患枝（責任神経根）の同定ができる（診断および治療）
- ◎造影によって，神経根走行異常がみられる（診断および治療）

d) 椎間関節ブロック
- ◎椎間関節痛の責任部位の高位診断と痛みの緩和が得られる

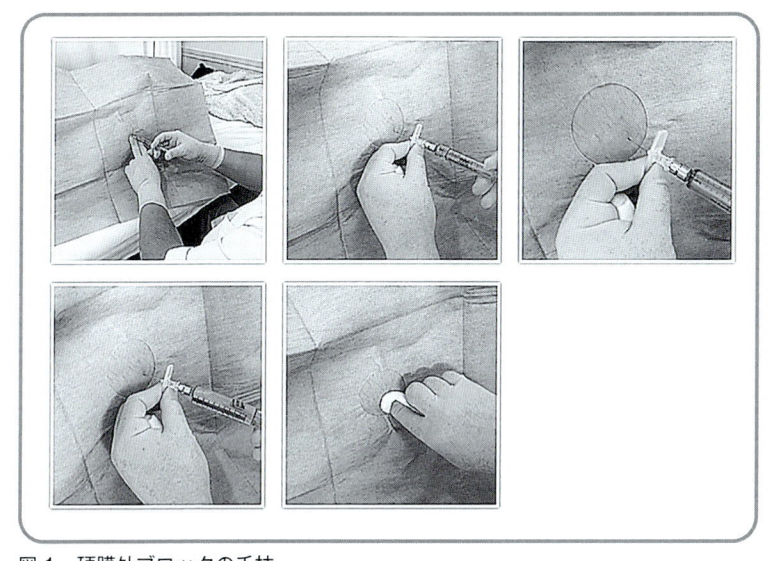

図1 硬膜外ブロックの手技
（きし整形外科内科　岸秀行先生より資料提供）

e) 傍脊椎神経ブロック
　○胸・腹部の手術麻酔，術後痛，急性痛，慢性疼痛の治療に用いられる

f) トリガーポイント注射
　○トリガーポイントに薬液を注入することで痛みを軽減させる手技で，筋
　　筋膜性疼痛症候群（MPS）に関連する

g) 頭頸部・上肢の神経ブロック
　○三叉神経ブロック（上顎神経，下顎神経），三叉神経終末知覚枝ブロック
　　（前頭神経，眼窩下神経，おとがい神経），三叉神経節ブロック（ガッセル
　　神経節ブロック）：三叉神経を，三叉神経節（ガッセル神経節）から末梢
　　枝にいたる部位で遮断する
　○耳介側頭神経ブロック：片頭痛，群発頭痛による側頭部痛に効果が期待
　　できる
　○頸神経叢ブロック：浅頸神経叢ブロックは耳介から頸部の鎮痛が適応と
　　なる．深頸神経叢ブロックは頸椎疾患による頸部痛や肩痛に適応となる

- 大後頭神経ブロック：後頭部と耳介後上部の痛みを緩和する
- 副神経ブロック：痙性斜頸の治療に用いられる
- 舌咽神経ブロック：舌咽神経痛の治療に用いる
- 腕神経叢ブロック
- 肩甲上神経ブロック：肩関節周囲炎，頸椎由来か肩関節由来かの痛みの鑑別，上肢運動療法の補助に用いる

h）体幹の神経ブロック

- 肋間神経ブロック：胸部領域の帯状疱疹後神経痛，開胸術後症候群，胸椎疾患に伴う肋間神経痛を緩和する
- 腹腔神経叢ブロック：上腹部内臓（膵，胃，肝，胆囊など）の痛みに対する最も有効な治療で，膵炎などの非がん痛にも適応となる
- 下腸間膜動脈神経叢ブロック：横行結腸左半分，下行結腸，S字結腸，直腸由来の内臓痛，大動脈リンパ節転移，腫瘍浸潤による下腹部痛，腰痛を緩和する
- 上下腹神経叢ブロック：骨盤内臓器（膀胱，子宮，卵巣，睾丸，前立腺，結腸の一部や直腸など）由来の痛みが適応となり，がんによる痛み，良性の難治痛に用いられる

i）下肢の神経叢・神経ブロック

- 大腰筋筋溝ブロック，大腿神経ブロック，外側大腿皮神経ブロック，閉鎖神経ブロック，坐骨神経ブロック

３ 高周波治療，脊髄刺激療法の適応

a）高周波熱凝固

- 神経に高周波電流を通電し，組織内温度を上昇させて凝固させる治療
- 脊髄神経後枝内側枝，三叉神経，交感神経，椎間板内，末梢神経の遮断に用いる

b）パルス高周波治療法

- 42℃以下のパルス状高周波電流で神経を刺激して痛みを軽減する治療
- 神経根性疼痛，椎間関節症，仙腸関節症，椎間板性腰痛，三叉神経痛に有効

c）脊髄刺激療法

- 脊髄硬膜外腔に刺激電極を挿入・留置して脊髄を電気刺激する刺激鎮痛治療
- 電極は痛みの部位を支配している脊髄髄節後索を刺激することで鎮痛効

果を得る

- 脊椎術後疼痛症候群（PSSS），複合性局所疼痛症候群（CRPS），末梢血管疾患（PVD），帯状疱疹痛，多発性硬化症，脊柱管狭窄症，脊髄損傷などの難治性慢性痛，痙縮，痙性斜頸などの運動機能異常，狭心症などが適応となる

4 注意事項

- 「受診前に他院で神経ブロックを受けたが効かなかった」と懐疑的な患者も多い．その場合は，「神経ブロックは数十種類の方法がありますが，以前はどこから注射しました？」と質問し，他の神経ブロックが効く可能性を伝えるとともに，痛みの原因や病変部位の推定ができる
- 患者に対して十分な説明と同意を得る（日本ペインクリニック学会ホームページで，「代表的な神経ブロックに関する説明同意文書」があるのでダウンロードして使用するのもお勧めです）
- 抗凝固薬などの服用の有無を調査し，患者によっては出血傾向の検査を行う．出血傾向によっては神経ブロックの種類を検討する（☞参考図書2参照）

5 必要な設備

- 清潔下で神経ブロックが行いやすいキット
- 神経ブロック後の安静を保ちやすいベッド（昇降機能がついているとうれしい）
- 神経ブロック後の監視に必要な各種モニター（心電図，血圧計，パルスオキシメータは必須）（全例に装着するわけではない）
- 合併症が起こった場合などの緊急事態に対応するために，気道確保（酸素吸入，人工呼吸，吸引）および血管確保（緊急薬物投与用）などの準備

6 起こりうる合併症 （ほぼすべての神経ブロックに共通）

- 出血，感染，血腫形成，刺入部痛とその遷延，迷走神経反射，局所麻酔薬中毒，神経損傷，神経破壊薬や熱凝固による組織損傷，炎症

7 神経ブロックに使用する薬物

a) 局所麻酔薬 （☞V章-1（p.184）参照）

- リドカイン（0.5〜2%），メピバカイン（0.5〜2%），ブピバカイン（0.125〜

0.5%），ロピバカイン（0.2〜0.75%），レボブピバカイン（0.25〜0.75%），塩酸ジブカイン配合剤

b）神経破壊薬

- 99.5%エタノール，5〜7%フェノール水，7〜10%フェノールグリセリン

c）ステロイド

- 神経炎や絞扼症状が強い場合には，ステロイドを局所麻酔薬に添加する
- ステロイド懸濁液の神経などへの投与は十分な安全性が保障されておらず，頸部神経根ブロックや経椎間孔ブロックで，ステロイド懸濁液の根動脈への偶発的誤注入によると思われる脳幹・脊髄梗塞の報告例がある
- 使用した場合は「神経根症状が強かったため」，「神経浮腫軽減目的」など

参考図書

1) 日本ペインクリニック学会インターベンショナル痛み治療ガイドライン作成チーム．インターベンショナル痛み治療ガイドライン，日本ペインクリニック学会，真興交易医書出版部，2014
2) 日本ペインクリニック学会・日本麻酔科学会・日本区域麻酔学会合同抗血栓療法中の区域麻酔・神経ブロックガイドライン作成WG．抗血栓療法中の区域麻酔・神経ブロックガイドライン　http://www.jspc.gr.jp/pdf/kks_guide.pdf［最終アクセス 2017 年 11 月 21 日］
3) 川股知之ほか．日本ペインクリニック学会誌 2010; **17**: 25-28
4) 日本ペインクリニック学会．代表的な神経ブロックに関する説明同意文書　http://www.jspc.gr.jp/pdf/member/26_bunsyo.php［最終アクセス 2017 年 11 月 21 日］

3 ● 痛みの薬物療法（総論）

1 受診時の既往疾患・併存疾患による内服薬の確認

- ◎ 多くの患者は，ペインクリニック外来を受診するまでに複数の病院を受診し，処方を受けたが無効であったという病歴を語ることが多い
- ◎ そのため，受診までに服用した薬物とその効果を確認することで，無効な再処方による医師・患者関係の悪化を避けることができる
- ◎ 抗血小板薬，抗凝固薬の内服は必ず確認する

2 鎮痛薬処方時の注意点

a）肝機能を確認する

- ◎ アセトアミノフェンの代謝産物の N-アセチル-p-ベンゾキノンイミン（NAPQI）が肝障害を惹起する可能性がある（治療用量で肝障害を引き起こすことは少ない）
- ◎ アセトアミノフェンは 1 日最大で 4,000 mg までの投与が認可されているが，高用量では中毒性表皮壊死融解症（toxic epidermal necrolysis：TEN）を発症する可能性があるため，3,000 mg/日以内にとどめるように配慮している

b）腎機能を確認する（表 1）

- ◎ 推算糸球体濾過量（eGFR）が 60（mL/min/1.73m³）以上であれば，非ステロイド性抗炎症薬（NSAIDs）の処方を前向きに検討できる
- ◎ ロキソプロフェンなどを投与する場合は急性腎障害の発症に注意する

c）日常生活で自動車運転をすることが多いか確認する

- ◎ 眠気が生じる作用を有する鎮痛薬（オピオイド鎮痛薬，抗うつ薬，抗癲癇薬，抗不安薬など）を処方する場合は，運転を控える，または避けるように指導する
- ◎ 一部の抗うつ薬では運転が容認されているので，添付文書を確認する

d）アドヒアランスが良好な患者にオピオイド鎮痛薬，麻薬拮抗性鎮痛薬を処方する

- ◎ オピオイド鎮痛薬や麻薬拮抗性鎮痛薬は他の鎮痛薬が無効で，手術などの他の治療手段が選択できない症例に対して処方を検討する
- ◎ オピオイド鎮痛薬や麻薬拮抗性鎮痛薬で痛みを緩和してよいか，診断の

薬剤名	表1　腎障害患者での鎮痛薬の減量			
	CCr（mL/min）			HD（透析）
	> 50	10〜50	< 10	
麻薬				
オキシコドン（OXC）	○オキシコンチン：1日10〜80mg 2回に分割 ○オキノーム：1日10〜80mg 4回に分割	腎機能正常者と同量を慎重投与		
コデインリン酸塩（COD）	○コデインリン酸塩：1日60mg 3回に分割	45mg/日	30mg/日（3回に分割）	
フェンタニル（FEN）	○デュロテップMT：1回2.1〜50.4mgまで　72h毎 ○フェントス：1回1〜24mgまで 24時毎	腎機能正常者と同量を慎重投与		
モルヒネ（MOR）	○MSコンチン：1日20〜120mg 2回に分割 ○カディアン：20〜120mg 24時毎 ○ピーガード：1日20〜120mgを 1日1回食間	75%に減量	50%に減量し適宜調整	
非麻薬性鎮痛薬				
トラマドール塩酸塩（TRAM）	○トラマールCP：1回25〜100mg 1日4回まで	腎機能正常者の50%		腎機能正常者の25%まで
トラマドール塩酸塩/アセトアミノフェン	○トラムセット：1回1〜2錠，1日4回	腎機能正常者の50%		腎機能正常者の25%まで
ブプレノルフィン（BUP）	○レペタン注：1回0.2〜0.3mg 6〜8時毎 ○ノルスパン：初回貼付量5mg 7日毎，20mgまで	腎機能正常者と同じ		
ペンタゾシン（PENT）	○ソセゴン注/ペンタジン注：1回15mg 3〜4時毎 ○ソセゴン錠/ペンタジン錠：1回25〜50mg 3〜5時毎	腎機能正常者と同じ		

（参考図書9, 10を参考に著者作成）

薬剤名	CCr (mL/min)			HD（透析）
	> 50	10～50	< 10	
NSAIDs/ COX2I	○ジクロフェナク 25～100mg 分1 ～3 ○ロキソプロフェン 60～180mg 分 1～3 ○セレコキシブ 200～400mg 分2	腎障害を悪化させるおそれ がある 重篤な腎障害には禁忌		重篤な腎障 害には禁忌 だが減量の 必要なし
プレガバリン (PGB)	○ Ccr ≧ 60：初期量：150mg 分2, 維持量：300～600mg 分2	30≦Ccr<60 初期量：75mg 分1～3 維持量：150～ 300mg 分2～ 3 15≦Ccr<30 初期量：25～ 50mg 分1～2 維持量：75～ 150mg 分1～ 2	Ccr < 15 初期量：25mg 分1 維持量：25～ 75 mg 分1	初期量：25mg 分1 維 持 量：25～ 75mg 分1 透析日は透析後
アセトアミノ フェン	○ 650mg　4h 毎	650mg 6 時毎		650mg 8 時 毎

（参考図書 9, 10 を参考に著者作成）

> 再確認を必ず行う
> ◎オピオイド鎮痛薬や麻薬拮抗性鎮痛薬投与で日常生活動作（ADL）と QOL が向上するか否か評価する
> ◎オピオイド鎮痛薬を処方したら定期的に使用状況を評価する

e）患者の精神症状を評価して抗うつ薬を選択する

> ◎慢性痛による抑うつ反応に対して抗うつ薬を処方する場合は，意欲低下・ 興味の喪失などが主症状か，不安・焦燥が主症状であるかを確認する
> ◎意欲低下・興味の喪失⇒三環形抗うつ薬，セロトニン・ノルアドレナリ ン 再 取 り 込 み 阻 害 薬（serotonin-noradrenalin reuptake inhibitors： SNRIs）
> ◎不安・焦燥⇒選択的セロトニン再取り込み阻害薬（selective serotonin reuptake inhibitors：SSRIs）

f）抗癲癇薬の副作用に注意して処方する

> ◎抗癲癇薬を処方する際には，眠気，めまい・ふらつき，倦怠感，運動失

調，発疹，頭痛，口渇，無顆粒球症（骨髄抑制），TEN，皮膚粘膜眼症候群（Stevens-Johnson 症候群：SJS），抗利尿ホルモン不適合分泌症候群（SIADH）の発症に注意する

◉特に皮膚症状は重篤化する場合があるので注意

g）漢方薬の服用方法と副作用に注意する

◉漢方薬（エキス製剤）の複数同時処方は可能な限り避ける
⇒甘草を含まない方剤は 3 剤まで，甘草を含む方剤は 2 剤までが保険請求を認められている

◉基本的に漢方薬は胃・十二指腸が空虚のときに吸収効率が高い⇒食間または食前の内服を指示

◉甘草の投与量が多いと，偽アルデステロン作用（水分貯留，浮腫，血圧上昇，K 排出増加）が生じる

❸ オピオイド鎮痛薬（総論）（☞Ⅷ章–4–❸（p.273）参照）

◉オピオイド受容体と結合して，モルヒネに類似した作用を示す物質の総称

◉植物由来の天然オピオイド，化学的に合成・半合成されたオピオイド，体内で産生される内因性オピオイド（エンドルフィン，エンケファリン，ダイノルフィン，エンドモルフィンなど）がある

◉ケタミンはオピオイドではないが，麻薬に指定されている（2007 年 1 月から麻薬指定）

a）作用部位

◉オピオイド受容体は脳，脊髄，末梢神経に存在し，すべての部位に作用する

◉オピオイド受容体には薬理学的に μ，κ，δ の 3 種類の古典的なオピオイド受容体がある（表2）

◉μ，κ，δ の 3 種類のオピオイド受容体に対する親和性は薬物によって異なる

◉μ 受容体には μ_1 と μ_2 受容体サブタイプが存在する

◉μ_1 受容体は脳における鎮痛，徐脈，縮瞳，尿閉，悪心・嘔吐，瘙痒感などに関与する

◉μ_2 受容体は脊髄における鎮痛，鎮静，呼吸抑制，消化管運動抑制などに関与する

◉第 4 のオピオイド受容体であるノシセプチン受容体（opioid receptor like-

表2 オピオイドと受容体の関係

受容体	μ		δ	κ
	μ_1	μ_2		
作用	上脊髄性鎮痛	脊髄性鎮痛	（上）脊髄性鎮痛	（上）脊髄性鎮痛
	鎮静	身体依存	幻覚・譫妄	幻覚・譫妄／鎮静
	PRL 放出	呼吸抑制	呼吸促進	
		徐脈	頻脈	脈拍不変
	悪心・嘔吐		不快感	
	縮瞳		散瞳	痙攣
内因性	エンドルフィン，エンドモルフィン		エンケファリン	ダイノルフィン
モルヒネ	agonist		－	agonist
ペンタゾシン	antagonist		agonist	agonist
ブプレノルフィン	partial agonist		agonist ?	agonist ?
ブトルファノール	antagonist		－	agonist
ナロキソン	antagonist（最も親和性が高い）		antagonist	antagonist

（参考図書 11, 12 を参考に著者作成）

1（ORL1）受容体）もクローニングされ，アゴニストであるノシセプチンも発見されている

- ノシセプチンは脊髄性には鎮痛効果を示すが，脊髄上性には痛みを増強させる

b）作用機序

①脊髄後角浅層部（1 層，2 層（膠様質））には，Aδ，C 線維のシナプス前終末と，脊髄後角細胞の両方にオピオイド受容体が存在し，痛覚の上位中枢への伝達を抑制する

②シナプス前終末からの興奮性伝達物質の放出を抑制

○Aδと C 線維末端のシナプス前終末のオピオイド受容体に作用し，電位依存性 Ca チャネル（VDCC）を抑制⇒シナプス前への Ca^{2+} の流入減少と興奮性伝達物質の放出抑制

③シナプス後細胞体を過分極させ，脊髄後角での活動電位発生を抑制

○脊髄後角の細胞体や樹状突起に存在するオピオイド受容体に作用し，K チャネルを開口させて K^+ が細胞外に流出する⇒脊髄後角細胞が過分極⇒活動電位発生を抑制

④下行性痛覚抑制系の賦活化

　　○中脳や延髄のオピオイド受容体を活性化⇒脊髄上位の下行性痛覚抑制
　　　系路（脳幹部から脊髄後角に下行し，脊髄後角で痛みの伝達を抑制する
　　　経路）を賦活化

c）副作用

- 便秘，悪心・嘔吐，瘙痒感，尿閉，眠気，呼吸抑制，めまい，不安定感，不安感など
- 頻度が高い副作用は便秘や悪心
- 呼吸抑制は適切に使用する限り，ほとんど生じない
- 瘙痒感は特に脊髄硬膜外腔やくも膜下腔にオピオイドを投与したときに起こりやすい
- 悪心・嘔吐：前庭器を介して第 4 脳室の chemoreceptor trigger zone（CTZ）刺激⇒嘔吐中枢（VC）に伝達
- 消化管運動低下による胃内容停留と内圧増大⇒求心性神経を介して CTZ を刺激
- 便秘：μ 受容体刺激でほぼ全例に生じ，耐性は生じない

d）オピオイド依存

- オピオイド鎮痛薬の剤形, 吸収効率と依存形成の強さは関係している（図 1）

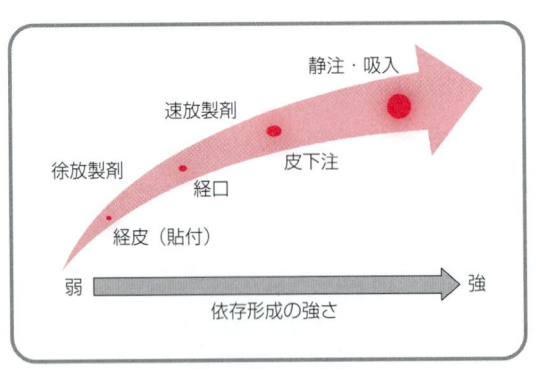

図 1　オピオイドの嗜癖と剤形の関連について
（参考図書 15 を参考に著者作成）

e）精神依存

- 次のうちいずれかひとつを含む行動によって特徴づけられる慢性の神経生物学的疾患
　①自己制御できずに薬物を使用する

②痛みがないにもかかわらず強迫的に薬物を使用する

③有害な影響があるにもかかわらず持続して使用する

④薬物に対する強度の欲求がある

◦その発現と徴候に影響する遺伝的，心理・社会的，環境的要素がある

f）身体依存

◦突然の薬物中止，急速な投与量減少，血中濃度低下，拮抗薬投与で，その薬物に特有な離脱症候群が生じる（薬物に対する生理的順応状態）

◦下痢，鼻漏，発汗，身震いを含む自律神経症状と，中枢神経症状が起こる（鼻閉は生じない）

g）離脱症候群（退薬徴候）（opioid withdrawal symptoms）

◦オピオイド投与を突然中止したことによる症状

◦延髄青斑核のノルアドレナリン（NA）作動性神経の活動亢進が示唆されている

◦初期症状は感冒様だが，鼻閉はなく，鼻汁（鼻漏）がみられる

◦発汗（冷や汗），動悸（頻脈），イライラ，ソワソワ，眩しい（散瞳），心窩部痛，不眠，不安，不穏・興奮

◦早ければ投与中止後の5〜6時間後から始まり，3日間が強く，約1週間で軽快する

◦精神症状は数ヵ月残存することがある

◦使用期間や使用量とは関連しない

◦オピオイド増量によって症状が改善すれば退薬症状と診断される

4 抗うつ薬（総論）（☞Ⅷ章-4-5（p.277）参照）

◦1990年初頭に，抗うつ薬は抑うつ症状のない患者に鎮痛効果を示すこと，うつ病患者で，抗うつ効果がみられるよりも早期に鎮痛効果がみられることが報告され出したことから，抗うつ薬の鎮痛作用が検討されるようになった

a）作用機序

◦脳と脊髄のモノアミントランスポーター機能を抑制し，シナプス間隙のセロトニン（5-HT）やノルアドレナリン（NA）の再取り込みを阻害する
　⇒シナプス間隙の5-HT濃度が上昇し，下行性疼痛抑制系を賦活化

◦オピオイド受容体を介する抗侵害作用，N-methyl-D-aspartate（NMDA）受容体遮断作用，興奮性アミノ酸トランスポーター産生亢進，GABA受容体数の増加と機能増強，Naチャネル遮断作用，Kチャネル開口促進作

用，Ca チャネル遮断作用，誘導型一酸化窒素合成酵素（NOS）産生抑制，Toll 様受容体（TLR）活性抑制，アデノシン A_1 受容体の活性化作用，脊髄ミクログリア P2X 阻害作用なども報告されている

b) 副作用
　①賦活症候群
　　● 投与初期や増量時の 5-HT_{2A} 受容体刺激によると考えられる
　　● 投与初期（特に 2 週以内）の中枢神経刺激症状
　　● 不安，焦燥，不眠，易刺激性，衝動性，アカシジア，敵意，パニック発作，躁状態⇒自傷・自殺行為
　　● 治療は薬剤中止・減量，抗不安薬，抗精神病薬
　②離脱症候群
　　● 抗うつ薬の急激な断薬，減量後に生じる臨床症状
　　● 「脳への衝撃」，「脳ショック」などと表現される
　　● 知覚異常（電撃感覚），めまい，発汗，悪心，不眠，振戦，「顔がピキピキする」
　　● 治療：抗うつ薬再投与が唯一の治療である．その他，軽症では励まし，中等度では対症療法を行う
　③セロトニン症候群 (serotonin syndrome：SS)
　　● 脳内 5-HT 濃度の過剰に起因する
　　● 脳内 5-HT 活性亢進，ドパミン（DA）神経系，NA 神経系も関与している
　　● 神経筋症状（腱反射亢進，ミオクローヌス（特徴），筋強剛）
　　● 自律神経症状（発熱，頻脈，発汗，振戦，下痢，皮膚紅潮）
　　● 精神症状（不安，焦燥，錯乱，軽躁）
　　● 治療：原因薬剤の中止と補液や体温冷却
　　● 一般に予後はよい（70%は発症 24 時間以内に改善）が，死亡例も報告がある

c) 種類
　　● 三環系抗うつ薬（tricyclic antidepressants：TCA）
　　● 四環系抗うつ薬（tetracyclic antidepressants：TeCA）
　　● セロトニン・ノルアドレナリン再取り込み阻害薬（serotonin-noradrenalin reuptake inhibitors：SNRI）
　　● セロトニン選択的再取り込み阻害薬（selective serotonin reuptake inhibitors：SSRI）
　　● 5-HT_{2A} 受容体拮抗・再取り込み阻害薬（serotonin 2A antagonist/reup-

take inhibitors：SARI）
○ ノルアドレナリン作動性・特異的セロトニン作動性抗うつ薬（noradren-
ergic and specific serotonergic antidepressant：NaSSA）

参考図書

1) Roujeau JC et al. N Engl J Med 1995; **333**: 1600-1607
2) 倉田典之. 腎と透析 1994; **36**: 91
3) 濱口眞輔ほか. ペインクリニック 2016; **37**: 357-364
4) 大谷太郎ほか. 臨床麻酔 2016; **40**: 747-753
5) 池田知史ほか. Locomotive Pain Frontier 2014; **3**: 30-33
6) 富田真幸. 診断と治療 2007; **95**: 2083-2089
7) 濱口眞輔. 疼痛疾患に対する薬物療法のコツ. ペインクリニシャンのための痛み診療のコツと落とし穴. 宮崎東洋（編）, 中山書店, 2007: p.244-246
8) 濱口眞輔ほか. 臨床麻酔 2016; **40**: 61-67
9) 日本腎臓学会（編）. CKD 診療ガイド 2012. 東京医学社, 2012: p.106-107
10) 関山裕詩. Anesthesia 21 Century 2012; **14**: 2853-2861
11) 鍋島俊隆. 緩和医療学 2009 ; **11**: 149-154
12) 日本緩和医療学会. がん疼痛の薬物療法に関するガイドライン, 金原出版, 2010
13) 池田知史ほか. ペインクリニック 2013; **34**: 185-194
14) 日本ペインクリニック学会神経障害性疼痛薬物療法ガイドライン作成 WG. 神経障害性疼痛薬物療法ガイドライン, 真興交易医書出版部, 2011
15) JSPC 非がん性慢性［疼］痛に対するオピオイド鎮痛薬処方ガイドライン

Ⅱ ペインクリニック診療を実践しよう

4 ● 入院で行うペインクリニック治療

1 入院加療を考慮する患者像と病態

①痛みのために体動困難，自制困難：急性腰痛症，広範囲な急性帯状疱疹痛など⇒緊急入院になることがある

②自制困難な激痛を呈する

③外来治療だけでは満足な効果の得られない⇒治療方針を決定したうえで入院させる

④神経破壊薬や高周波熱凝固などによる深部の神経ブロックを計画

⑤治療後に安静を要する患者や抗菌薬の投与を必要とする

⑥手術療法（脊髄電気刺激療法，経皮的硬膜外癒着剝離術（Racz カテーテルによる治療）など）を受ける

⑦がん痛で痛みの緩和が不十分

⑧痛みの原因に対して精査を要する⇒がんの脊椎転移，多発性骨髄腫であった，などの例がある

ONE POINT LECTURE

●神経ブロックの効果が乏しい激痛を呈する患者は腫瘍性疾患である可能性を考慮すること

●自制困難な激痛を呈する患者では，予期せぬ疾患が潜在している場合がある

自験例 1．片側上肢の激痛を呈する患者が緊急で受診し，頸椎症性神経根症の診断で腕神経叢ブロックを施行した．腕神経叢ブロックで 60 分程度は痛みが軽減したが，その後激痛が再燃したために入院としてオピオイド鎮痛薬を投与した．画像検査で腕神経叢に浸潤する悪性リンパ腫が認められ，転科となった

自験例 2．片側の腰椎症性股関節症に対して腰部硬膜外ブロックの反復で痛みの軽減と日常生活動作（ADL）向上が得られた患者が，数ヵ月後に対側の同部位の股関節の激痛を訴えて受診した．対側の腰椎症性股関節症と考えて硬膜外ブロックを行ったが，まったく鎮痛効果がみられなかったために，入院で股関節を精査した結果，腎集合管癌（Bellini 管癌）の骨転移と診断された

参考：悪性新生物を疑うべき危険信号（red flags）（図1）

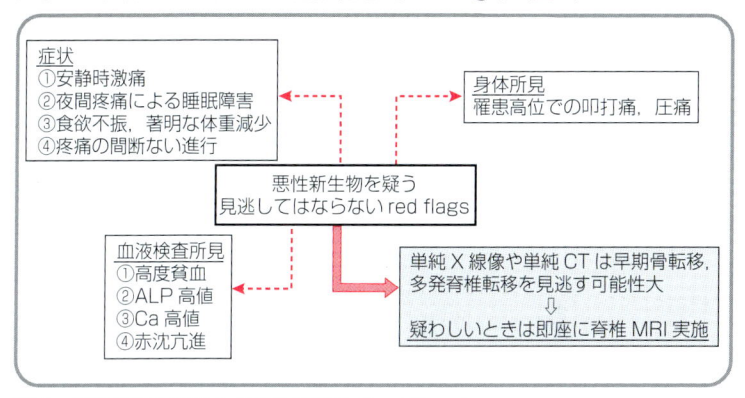

症状
①安静時激痛
②夜間疼痛による睡眠障害
③食欲不振，著明な体重減少
④疼痛の間断ない進行

身体所見
罹患高位での叩打痛，圧痛

悪性新生物を疑う
見逃してはならない red flags

血液検査所見
①高度貧血
②ALP 高値
③Ca 高値
④赤沈亢進

単純 X 線像や単純 CT は早期骨転移，
多発脊椎転移を見逃す可能性大
⇩
疑わしいときは即座に脊椎 MRI 実施

図1　悪性新生物を疑うべき危険信号（red flags）

（獨協医科大学麻酔科学篠崎末緒講師作成）

参考：重篤な脊椎疾患の危険信号（red flags）

● 日本整形外科学会の『腰痛診療ガイドライン2012』[2] では，下記の疾患における腰下肢痛は腫瘍，炎症，骨折を呈している可能性が高いことを提唱しており，このことを念頭に置いた入院加療を検討する（表1）

表1　重篤な脊椎疾患の危険信号（red flags）
○発症年齢 < 20 歳 or > 55 歳
○時間や活動性に関係のない腰痛
○胸部痛
○癌
○ステロイド治療
○ HIV（human immunodeficiency virus）感染の既往
○栄養不良
○体重減少
○広範囲に及ぶ神経症状
○構築性脊柱変形
○発熱

2 予定入院で行える治療

a）神経ブロック

　　● 硬膜外ブロック（持続法），交感神経節ブロック，三叉神経ブロック（末

　梢枝を除く），上位の神経根ブロック，腹腔神経叢ブロック，上下腹神経
　叢ブロック，下腸間膜動脈神経叢ブロック
　● 神経破壊薬による神経ブロック，脊髄くも膜下神経破壊ブロック

b）手術療法

　● 脊髄電気刺激療法，経皮的硬膜外癒着剝離術（Racz カテーテルによる治
　療）など

　※ 当院では上記の治療を多く行っているが，専門とする手技は施設ごとで
　異なる

ONE POINT LECTURE

「入院加療時の注意点（筆者が怒られ続けてきた反省点？）」

　● 入院時に主訴，現病歴，既往歴，家族歴，生活歴，現症（神経学的所
　見，画像所見），診断，治療方針を必ず診療録に記載する（保険診療
　の大原則）
　● 入院診療計画書を作成する
　● 同意書などの不備がないようにする
　● 毎日，カルテを書く
　● 入院中は診療録に「S.O.A.P」に則った記載を行う
　● 病棟看護師に怒られないように気をつける

参考図書

1）　濱口眞輔．日本臨床麻酔学会誌 2014; **34**: 576-582
2）　日本整形外科学会，日本腰痛学会（監修），日本整形外科学会診療ガイドラ
　イン委員会 腰痛診療ガイドライン策定委員会（編）．腰痛診療ガイドライン
　2012，南江堂，2012: p.27

Appendix　痛みに関する専門用語

侵害（noxious）
- ○ 組織への物理的または化学的な損傷

侵害刺激（nociception）と侵害受容器（nociceptor）
- ○ 痛みを感じさせる刺激とその刺激に反応するレセプター

神経障害性疼痛（neuropathic pain：NeP）
- ○ 末梢神経，中枢神経の直接的損傷に伴って生じる痛み

体性痛
- ○ 体性組織への機械的刺激が原因で生じる痛み

内臓痛
- ○ 管腔臓器の炎症や閉塞，実質臓器の炎症や腫瘍による圧迫，臓器被膜の急激な伸展が原因で生じる痛み

疝痛（colicky pain，colic pain）
- ○ 消化管の攣縮による痛み

灼熱痛（burning pain）
- ○ 「灼けるような」痛み

電撃痛（lancinating pain），（shooting pain）
- ○ 発作的に生じる痛みで，「槍で突きぬかれるような」，「ビーンと走るような」と表現される

関連痛（referred pain）
- ○ 病巣の周囲や病巣から離れた場所に発生する痛み

持続痛（continuous pain）
- 24時間のうち12時間以上経験される平均的な痛み」として患者によって表現される痛み

突出痛（breakthrough pain）
- 持続痛の有無や程度，鎮痛薬治療の有無にかかわらず発生する，一過性の痛みの増強

自発痛（spontaneous pain, idiopathic pain）
- 特定できる誘因がなく生じる突出痛を指す言葉

随伴痛（incident pain）
- 特定の動作や徴候に伴って生じる痛み

無痛（analgesia）
- 侵害刺激に対する痛みの欠除

知覚消失（anesthesia）
- すべての感覚の欠除

異常感覚（dysesthesia）
- 不快と感じる違和感（異和感）
- 自発性または誘発性に生じる

錯感覚（paresthesia）
- 不快でない違和感（異和感）
- 自発性または誘発性に生じる
- 不快を伴わない場合を『paresthesia』，不快を伴う場合を『dysesthesia』と区別する

感覚過敏（hyperesthesia）と痛覚過敏（hyperalgesia）
- 刺激に対する反応が過敏な状態と，痛み刺激に対する反応が過敏な状態
- 痛覚過敏は，痛覚に対する感受性が亢進した状態で，通常では痛みを感じない程度の痛みの刺激に対して痛みを感じる

感覚減退（hypoesthesia）と痛覚減退（hypoalgesia）
○刺激に対する反応の鈍麻な状態と，痛み刺激に対する反応が鈍麻な状態

アロディニア（allodynia）（＝異痛症）
○通常では痛みと感じない刺激を痛みとして認識する感覚異常
○Aδ線維とC線維の痛みの閾値低下によるアロディニア（静的）とAβ線維における伝導路の変異によるアロディニア（動的）がある

有痛性感覚消失（anesthesia dolorosa）
○感覚が消失している部位に痛みが生じる状態
○求心路遮断などで生じる

交感神経依存性疼痛（sympathetic maintained pain：SMP）
○痛みの成因と維持に交感神経活動が密接に関与する痛み
○交感神経遮断によって痛みは軽減する

交感神経非依存性疼痛（sympathetic independent pain：SIP）
○組織搊傷や末梢神経の搊傷後に生じる痛みのなかで，交感神経活動遮断が痛みの軽減に無効なもの

求心路遮断性疼痛（differentiation pain）
○脊髄視床路が遮断されたときや入力経路が遮断されたときに，支配領域に生じる自発痛または誘発痛
○末梢神経系遮断性と中枢神経系遮断性のものがある

末梢性感作（peripheral sensitization）
○ある種の末梢刺激によって一次求心性神経の活動閾値を低下させて痛覚刺激が増加する機構
○プロスタグランジン E_2（PGE_2）が生成されることで末梢性感作が起きるが，ブラジキニンやヒスタミンを介する感作も存在する

中枢性感作（central sensitization）
○脊髄後角における知覚処理の変化によって，痛覚過敏がもとから存在する組織障害部位の範囲を越えて広がる現象

II ペインクリニック診療を実践しよう

○慢性炎症性疾患で多くみられる

興奮性後シナプス電位（EPSP，EPSC）

○神経細胞間や神経細胞と他の興奮性細胞間の神経伝達物質（アセチルコリン：Ach）のシナプス間隙への放出と受容体への結合によって骨格筋細胞膜や節後神経細胞膜上の Ach 受容体チャネルが開放し，Na イオンの細胞への流入と K イオンの細胞外流失が発生して細胞内電位が脱分極する．これを興奮性後シナプス電位（excitatory post synaptic potential：EPSP）と呼び，膜電位固定法では excitatory post synaptic current（EPSC）と称する

神経の可塑性

○神経が外界の刺激などによって機能的，構造的な変化を起こすこと
○種々の情報入力に対して脳やシナプスが変化する性質
※「可塑性」＝物が外力を受けるとそれに反応して変形し，その形状が保持されること

長期増強（long term potentiation：LTP）

○脊髄後根の強い頻回刺激によって脊髄後角に生じる興奮性後シナプス電位（EPSC）が，後根を高頻度で頻回刺激したのちに振幅が増大する現象
○細胞内 Ca 濃度を増加させ，数時間以上持続する
○細胞での記憶・学習と関連し，脊髄では痛覚過敏などの発生機序にも関連する

長期抑圧（long term depression：LTD）

○脊髄後根の弱い頻回刺激によって EPSP の振幅（感覚情報）が長期に渡って減少（抑制）する現象
○細胞内 Ca 濃度の変化が少ないときには LTD が誘起され，ある濃度以上では LTP が誘起される

参考図書

1) 加藤　実. 痛みの生理. 麻酔科学スタンダード, 小川節郎（編）, 克誠堂出版, 2004: p.198-204
2) 表　圭一. 病的な痛みの機序. 麻酔科学スタンダード, 克誠堂出版, 2004: p.204-210
3) 吉村　恵. 医学のあゆみ 2007
4) 吉村　恵ほか. 麻酔 2007
5) 吉村　恵. 脊椎脊髄ジャーナル 2007
6) 古江秀昌, 吉村　恵. ペインクリニック 2007; **28**: 93-105
7) 濱口眞輔. 疼痛の発生・抑制のメカニズムおよび薬物療法, 第Ⅰ講～がん性/慢性/神経障害性/侵害受容性疼痛～. 技術情報協会通信教育講座テキスト, 技術情報協会, 2009

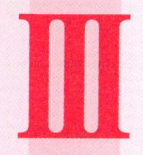

麻酔（1）：基礎

1 ● 循環生理

1 臓器の血流量と酸素消費量

- 各臓器 100 g あたりの血流量（mL/100g/min）
  - 腎臓：400＞心臓：50〜100＞肝臓：60＞脳：50
- 各臓器 100 g あたりの酸素消費量（mL/100g/min）
  - 心臓：10＞腎臓：6＞脳：3＞肝臓：2
- 心臓から拍出された血液の各臓器への分布（＝酸素消費量の割合）
  - 肝臓：30％＞腎臓：20％＞骨格筋：20％＞脳：15％＞心臓：5％
- 急性低酸素症時の臓器酸素摂取率⇒肝臓，腎臓が酸素摂取率を増加させて好気性代謝を維持
  - 酸素摂取率は肝臓で 1.5 倍，腎臓で 2 倍に増加するが，心臓，脳では変化しない
- 急性低酸素症時の臓器血流量⇒脳，心臓が臓器血流量を増加させて好気性代謝を維持
  - 臓器血流量は心臓では 10％，脳では 20％増加し，腎では変化せず，肝で 35％減少する

2 冠循環

- 心臓の重量：約 300 g
- 心筋酸素消費量：10 mL/100g 分（心筋酸素供給の 70％に相当）
- 収縮期の冠血流は主に心室外壁に分布する（内膜側の血流は外膜側の 25％以下）
- 左冠動脈血流の 70〜85％は拡張期に供給され，拡張期早期にピークとなる
- 右冠動脈血流は拡張期と収縮期の双方で増加し，収縮期血圧のピークに応じてピークとなる
- 冠静脈洞酸素飽和度：30％（酸素分圧 20 mmHg）
- 心室充満に対する心房収縮の影響は 30％である
  - 重度の AS では左室拡張終期圧（LVEDP）が上昇しているため，心房収縮の依存度が通常より高い

a）心拍出量と酸素消費量

- 酸素消費量 $VO_2 = (CaO_2 - CvO_2) \times CO$（通常：約 $200 \sim 250\,mL$）
  - CO は，$CO = SV \times HR$ で求められる

3 肝循環，肝臓の血流調節機構

- 肝臓の重量：$1,000 \sim 1,500\,g$
- 門脈（PV）には α 受容体のみ．肝動脈（HA）には α, β 受容体ともある
  - 酸素供給：PV が 50%，HA が 50%
  - 肝血流量：PV が 70%，HA が 30%
- 肝静脈酸素飽和度：$60 \sim 70\%$

a）肝動脈緩衝反応（hepatic arterial buffer response：HABR）

- 肝血流の内因性自動調節能
- PV の血流が減少すると，HA の血流が増加する（逆もあり）
- イソフルラン，セボフルラン HABR を維持して肝血流増加
- 総肝血流量，PV 血流，HA 血流を規定する因子を表1〜表3に示す

表1　総肝血流量を規定する因子

減少	上腹部手術（60%↓）（交感神経系亢進による内臓血管抵抗↑） 陽圧換気，PEEP（静脈還流量減少）
増大	プロポフォール

表2　門脈血流を規定する因子

収縮	AT Ⅱ，エピネフリン，ノルエピネフリン
拡張	バソプレシン（門脈圧亢進症の治療に用いる）

表3　肝動脈血流を規定する因子

収縮	AT Ⅱ，エピネフリン（投与初期の α 作用），ノルエピネフリン
拡張	グルカゴン，エピネフリン（α 作用後の β 作用）

4 脳循環

- 脳の重量：$1,300\,g$
- 灰白質血流（$80\,mL/100g/min$）は白質血流（$20\,mL/100g/min$）の4倍

a）脳血流

- $37 \sim 42\,℃$ の体温では体温とともに脳血流量と脳酸素消費量は増大する

Ⅲ 麻酔（1）：基礎

- PaO$_2$ 60 mmHg 以下では，急速に脳血流量は増加する
- 脳血流は自己調節能（autoregulation）を有する（図 1）

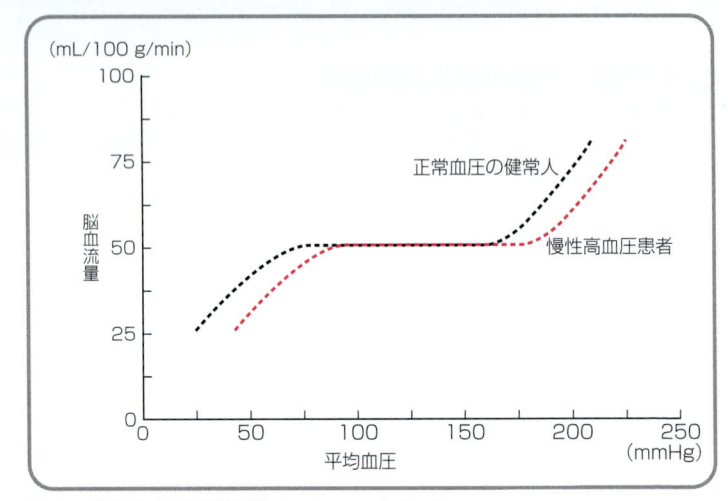

図 1　脳血流の自己調節能（autoregulation）
（参考図書 12 を参考に著者作成）

- 高二酸化炭素血症では脳血流自己調節能のプラトーが狭くなる
- PaCO$_2$ が 20～80 mmHg の範囲では S 字状の変化を示す
- PaCO$_2$ は 1 mmHg 変化すると，脳血流も 1 mL/100g/min 変化する
  - ⇒例：PaCO$_2$ が 20 mmHg のときの脳血流量は 20 mL/100g/min
  - PaCO$_2$ が 100 mmHg のときの脳血流量は 100 mL/100g/min
  - ⇒例：PaCO$_2$ が 40 mmHg から 80 mmHg になると，脳血流量は 40→ 80 mL/100g/min となる

b) 脳酸素代謝率
  - 27～37℃では体温 1℃低下で 7% 減少する
  - 軽度低体温療法（32～34°）では 20～30% 減少する
  - 脳温 18℃で正常の 10% 未満になる
  - 体温 20℃で平坦脳波になる

参考図書

1) 二宮石雄ほか. 最新医学 1980; **35**: 1111-1118
2) 中村芳郎. 呼吸と循環 1974; **22**: 414-414
3) Yamaguchi H et al. J Hepato-Biliary-Pancreat Sci 1997; **4**: 322-331
4) Shingu K et al. Anesth Analg 1982; **61**: 820-823
5) Lassen NA. Physiological Reviews 1959; **39**: 183-238
6) 後藤文男ほか. 臨床生理 1991; **1**: 317-325
7) 天野隆弘. 現代医療 1994; **26**: 1033-1038
8) 天野隆弘. 脳と循環 1997; **2**: 141-145
9) Astrup J et al. Stroke 1981; **12**: 723-725
10) Patel PM et al. Cerebral physiology and the effects of anesthetic drugs. Miller's Anesthesia, 7th Ed, Miller RD, Eriksson LI, Fleisher LA et al (eds), Churchill Livingstone, 2009
11) 中尾慎一. 臨床麻酔 2004; **28**: 1464-1470
12) Erickson KM, Cole DJ. Arterial hypotension and hypertension. Neuroanesthesia and Critical Care Handbook, Brambrink A, Kirsch JR (eds), Springer Publishing, 2010

Ⅲ 麻酔(1)：基礎

2 ● 呼吸生理

1 死腔

- 生理学的死腔（約 2 mL/kg）＝解剖学的死腔＋肺胞死腔
- 坐位から仰臥位になると肺胞死腔が減少するので，生理学的死腔が減少する

2 Hb 酸素解離曲線（図 1）

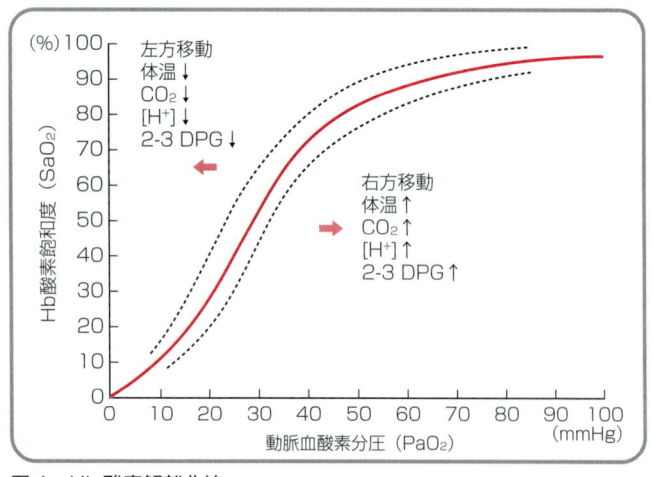

図 1　Hb 酸素解離曲線
（参考図書 7 より引用）

- 胎児 Hb は SpO_2 には影響しない
- オピオイドは解離曲線に影響しない

a) P50＝27mmHg
- 酸素飽和度 50％のときの酸素分圧（mmHg）
- 正常値は成人（HbA）で 27 mmHg，胎児（HbF）は 19〜20 mmHg

b) 右方偏位（P50＞27mmHg）
- 作用：組織で酸素を放出しやすく，Hb と結合しにくい

◎原因：アシドーシス，高体温，高二酸化炭素血症，慢性低酸素症，貧血，高地環境，吸入麻酔薬，2.3DPG 増加，妊娠末期（27 mmHg から 30 mmHg に右方移動する）

c）左方偏位（P50＜27mmHg）

◎作用：組織で酸素を放出し難く，Hb と結合しやすい．⇒PaO_2 が低くても Hb の酸素化が可能

◎原因：アルカローシス，低体温，低二酸化炭素血症，2.3DPG 低下

③ 血液中の酸素含有量と二酸化炭素の産生量（計算式）

◎FiO_2＝酸素濃度，PB＝大気圧（760 mmHg），PH_2O＝水蒸気圧（47 mmHg），R＝（呼吸商）

◎1 kPa＝7.5 mmHg，1 mmHg＝0.1333 kPa（例：$PaCO_2$ 40 mmHg＝5.32 kPa）

◎37℃，1 気圧において血漿中の溶解する酸素の量：2.3 vol%

◎動脈血と混合静脈血の CO_2 含有較差：約 4 vol%

◎動脈血酸素含量（CaO_2）（mL/dL）＝Hb×1.34×SaO_2＋0.003×PaO_2（正常値：18～20 mL/dL）

◎酸素化の指標（P/F 比）＝PaO_2÷FiO_2（吸入酸素分圧）（正常値：400 以上）

○P/F 値が 200 以下⇒重度の酸素化不良，抜管は困難

◎混合静脈血酸素含量（CvO_2）（mL/dL）＝Hb×1.34×SaO_2＋0.003×PvO_2（正常値：15mL/dL）

◎心拍出量（CO）（mL/min）＝SV（mL）×HR（/min）

◎酸素消費量（VO_2）（mL）＝（CaO_2－CvO_2）×CO（正常値：200～250 mL）

○肺胞気–動脈血酸素分圧較差（A-aDO_2）

◎A-aDO_2＝PAO_2－PaO_2

◎PAO_2＝（PB－PH_2O）×FiO_2－$PACO_2$/R

◎CO_2 産生量（VCO_2）（mL/min）＝肺胞換気量（VA）(L/min)×肺胞気 CO_2 分圧（$PACO_2$）（mmHg）/0.863

◎呼吸商（R）＝VCO_2/VO_2（正常値 0.8）

④ 肺血管抵抗

◎肺血管抵抗に影響する因子（表 1）

◎肺血管抵抗は，肺気量が FRC を示すときに最小になる

III
麻酔(1)：基礎

表1　肺血管抵抗に影響する因子	
増大	低酸素血症，高二酸化炭素血症，アシドーシス，交感神経刺激，高 Ht，無気肺，肺過膨張
減少	酸素投与，低二酸化炭素血症，アルカローシス，交感神経抑制，低 Ht，PDⅢ阻害薬
不変	ドロペリドール

- 空気下では肺胞気酸素分圧は 100 mmHg だが，40 mmHg に低下すると肺動脈圧は 40％上昇
- 低酸素領域が 70％以上では PaO₂ 改善の効果は少ない

5 低酸素性肺血管収縮（hypoxic pulmonary vasocon-striction：HPV）

- HPV は 200 µm 以下の前毛細管動脈で生じ，前毛細管動脈は細気管支や肺胞に隣接しており，肺胞低酸素症に速やかに反応する
- HPV が抑制されるとシャントが増大する
- 肺気腫患者では HPV の効果は少ない

a）HPV に影響する因子（表2）

表2　HPV に影響する因子	
抑制	低二酸化炭素血症，揮発性麻酔薬，NTG，ニトロプルシド，Ca 拮抗薬，エンドトキシン，ISP，グルカゴン，プロスタサイクリン，NO，亜酸化窒素（わずかに抑制）
増強	高二酸化炭素血症，局所のアシドーシス，NSAIDs，PDEⅢ阻害薬，アミノフィリン
不変	チオペンタール，プロポフォール，ケタミン，フェンタニル，ジアゼパム，ドロペリドール，ペンタゾシン

6 肺血流の分布

a）換気血流比（V/Q）

- 肺尖部：3.3，肺底部：0.6，平均 0.8
- V/Q＝0⇒換気がない：シャント（分離肺換気時の non-dependent lung）
- V/Q＝∞⇒血流がない：死腔

b) West の分類（図 2）

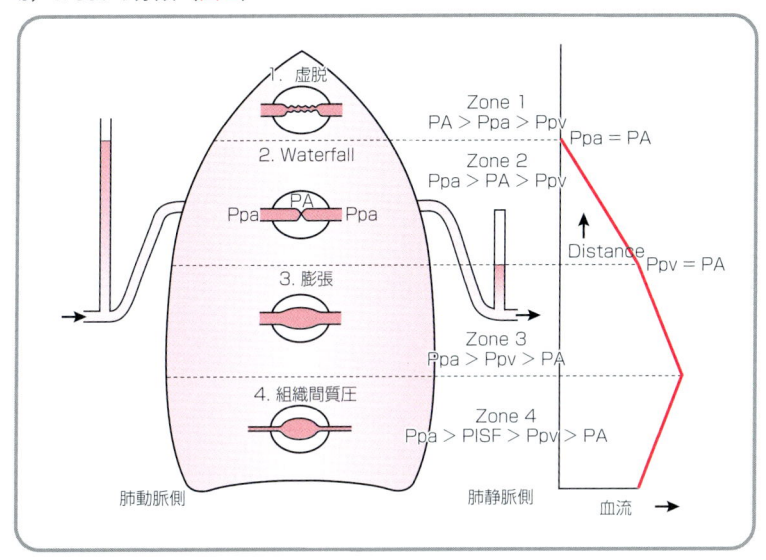

図 2　肺血流の分布
（参考図書 8 より引用）

①zone 1：肺胞内圧（PA）＞肺動脈圧（Ppa）＞肺静脈圧（Ppv）
- 血管が虚脱して肺胞死腔を構成する
- PAP 低下（肺血管拡張薬，hypovolemia）や肺胞内圧上昇（PEEP や CPAP）で拡大する
- 立位ではほとんど存在しない

②zone 2：肺動脈圧＞肺胞内圧＞肺静脈圧
- 血流量は肺動脈圧と肺胞内圧の差に依存する
- 肺動脈圧は下方に向かって上昇するが，肺胞内圧は変化しない（下方ほど血流量が増加）

③zone 3：肺動脈圧＞肺静脈圧＞肺胞内圧
- 血流量は肺動脈圧と肺静脈圧の差に依存
- 肺動脈カテーテルを留置する部位

④zone 4：肺動脈圧＞肺間質圧（PISF）＞肺静脈圧＞肺胞内圧
- 血流量は肺動脈圧と肺間質圧の差に依存する

⑤waterfall 現象：血流量は肺動脈圧と肺胞内圧の高低差に依存し，肺静脈圧に依存しない

7 スパイロメトリ（図3）

a) **1回換気量**（tidal volume：Tv または VT）
- 1回の呼吸運動によって気道・肺に出入りする気量

b) **予備呼気量**（expiratory reserve volume：ERV）
- 安静呼気位から，さらに最大に呼出できる気量

c) **予備吸気量**（inspiratory reserve volume：IRV）
- 安静吸気位から，さらに最大に吸入できる気量

d) **肺活量**（vital capacity：VC）
- 最大吸気息状態から，可能な限り息を呼出した際の呼出量
- Tv＋IRV＋ERV
- 正常値：予測値の80％以上

e) **肺活量予測式：Baldwin の式**
- 男性：VC（肺活量）（mL）＝（27.63－0.112×年齢）×身長（cm）
- 女性：VC（mL）＝（21.78－0.101×年齢）×身長（cm）

f) **最大吸気量**（inspiratory capacity：IC）
- 安静呼吸の状態で，可能な限り吸入できる気量（Tv＋IRV）

g) **残気量**（residual volume：RV）
- 可能な限り呼出した時点で肺に残存する気量

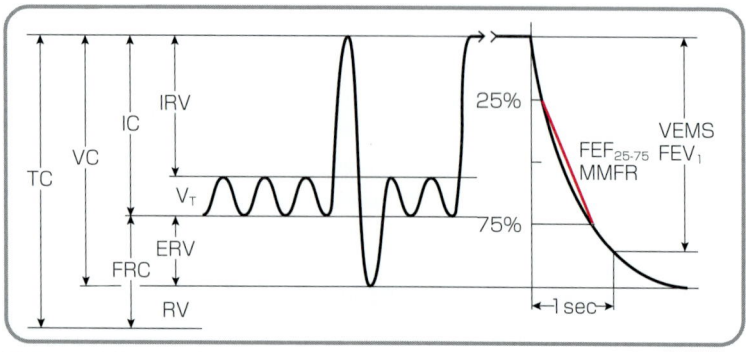

図3　スパイロメトリ
（参考図書9より引用）

◉ 測定するためにはヘリウム希釈法，N_2 洗出法などが必要

h）**機能的残気量**（functional residual capacity：FRC）

◉ 安静換気の呼気時に肺内に存在する含気量

◉ ERV＋RV

◉ 麻酔中は 15〜20%低下（コンプライアンス低下による）

◉ 低下：肥満，仰臥位，頭低位，腎位，砕石位，麻酔導入，筋弛緩薬，高濃度酸素（吸収性無気肺）

◉ 上昇：側臥位（ただし下側肺は低下，上側肺が上昇して全体としては増加），腹臥位，高齢者

i）**全肺気量**（total lung capacity：TLC）

◉ 最大吸気時に肺内に存在する気量

◉ IC＋FRC，IRV＋Tv＋ERV＋RV

◉ RV を含むので，直接測定できない

8 flow-volume 曲線（flow-volume curve：F-V 曲線）

◉ 気流速度と絶対肺気量の関係を図示した曲線（図 4）

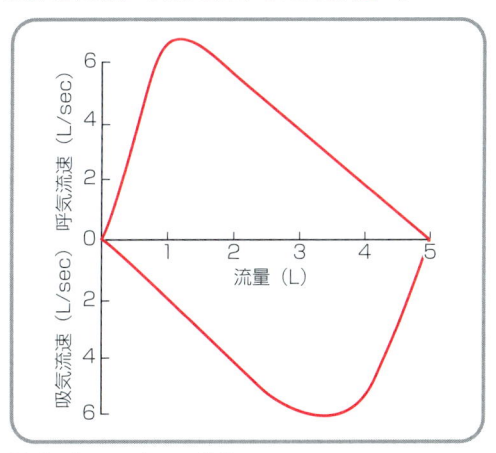

図 4　flow-volume 曲線

III
麻酔⑴：基礎

◉気速の変化を見ることで，閉塞性肺疾患や拘束性肺疾患の判定ができる

a）努力肺活量（forced vital capacity：FVC）

　◉最大吸気位から最大呼気位までの肺活量

b）最大呼気流量（peak expiratory flow rate：PEF）

　◉呼気流量の最大値

c）1秒量（forced expiratory volume in 1st　second：$FEV_{1.0}$）

　◉1秒間に呼出できる呼気量

d）1秒率（$FEV_{1.0}$%）

　◉1秒間に呼出できる努力肺活量の割合

　◉$FEV_1\% = FEV_1/FVC \times 100$

　◉70%以下は閉塞性換気障害

e）最大呼気中間流量（maximum mid-expiratory flow：MMEF）

　◉75%肺気量と25%肺気量の2点間における平均呼気流量

　◉強制呼出曲線で，呼気開始点から25%および75%呼出した2点間の平均呼気速度

　◉MMF（MMEF）が500mL以下では，術後無気肺がほぼ必発である

f）V50，V25

　◉50%肺気量，25%肺気量における呼気流量

　◉比較的細い気管支の閉塞を評価できる

g）V50/V25：V50とV25の比

　◉2より大きいとフロー・ボリューム曲線の下降脚が下に凸

　◉3以上で末梢気道病変の存在を示唆

h）F-V曲線からみた評価

　◉図5，表3［→p.98］に示す．

9 pressure-volume 曲線（pressure-volume curve：P-V 曲線）

　◉縦軸が換気量，横軸が回路内圧を示し，1呼吸で1つのループを描く（図6）

a）静的（古典的）PV曲線（自発呼吸中のPV曲線）

　◉スーパーシリンジ法で測定する

　◉フローがゼロの時点で圧と肺気量の測定を行う

　◉肺気量の変化に伴うコンプライアンス（PV曲線の接線の傾き）の推移を読み取れる

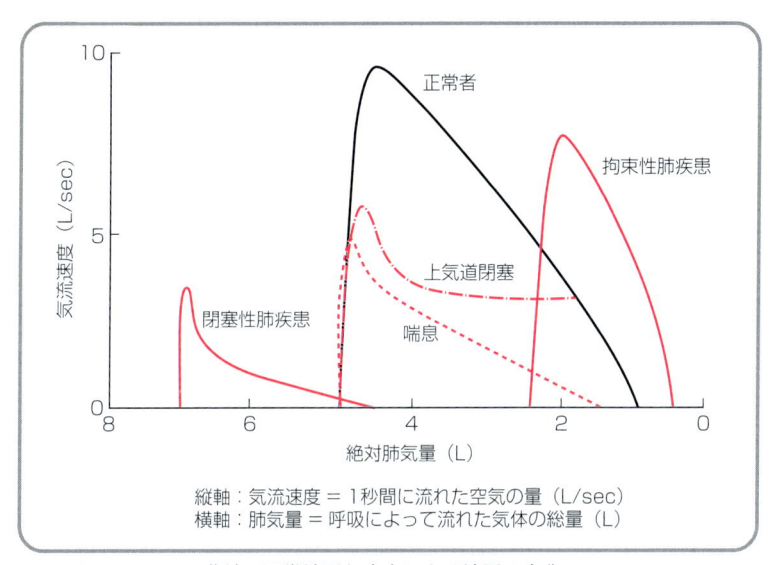

図5 flow-volume 曲線の正常波形と病変による波形の変化

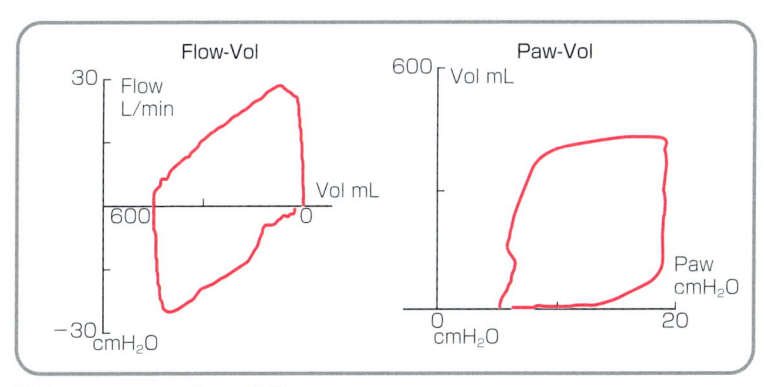

図6 pressure-volume 曲線

- 吸気時：2つの変曲点をもったS字曲線を描く
  - 低い変曲点：下変曲点（lower inflection point：LIP）
  - 高い変曲点：上変曲点（upper inflection point：UIP）

		50%最大吸気流量（MIF 50% FVC）と 50%の最大呼気流量（MEF 50% FVC）の関係
正常者	息を吐く際に気道圧縮が生じる	MIF 50% FVC ＞ MEF 50% FVC MEF 50% FVC/MIF 50% FVC＞1.0
閉塞性肺疾患 気管支喘息発作	全流量は減少する 呼気の延長が優勢となる （MEF は患者の呼吸努力に左右される）	MIF 50% FVC ＜ MEF 50% FVC MEF 50% FVC/ MIF 50% FVC＜1.0
上気道閉塞	閉塞が固定性の場合は，吸気時および呼気時の流量が等しく制限される	MEF 50% FVC ＝ MIF 50% FVC MEF 50% FVC/ MIF 50% FVC＝1.0
拘束性肺疾患	肺の弾性収縮力の増大により気道が開放された状態で保たれる 同等の肺気量では流量は正常より大きくなる	
胸郭外閉塞 片側性声帯麻痺，声帯機能不全など	声門前後の圧較差で気道は受動的に動く 吸気時は声帯が引き込まれて流量は減少 呼気時は声帯が広げられて流量は不変	MEF50% FVC ＞ MIF 50% FVC MEF 50% FVC/ MIF 50% FVC＞1.0

表 3　F-V 曲線からみた評価

MIF：最大吸気流量 maximal inspiratory flow，FVC：努力性肺活量　forced vital capacity
MEF：最大呼気流量 maximal expiratory flow

b）動的 PV 曲線（換気中の PV 曲線）（図 7）

- 換気中は，気道や気管チューブの抵抗によって圧が上乗せされる
- 吸気時：設定されたフローでガスが肺に満たされ，回路内圧，肺胞内圧が上昇し，吸気終末には回路内圧と等しくなる（プラトー圧）
- 呼気時：回路内圧が PEEP 値と等しくなるように呼吸器の呼気弁が開放する
- 肺胞内圧は回路内圧（PEEP）よりも高くなるので，肺胞内ガスは呼出され，肺容量は徐々に減少する
- PCV で換気中の圧量曲線は長方形に近くなる

c）肺・胸郭コンプライアンス

- 肺・胸郭コンプライアンス（正常では $30\,mL/cmH_2O$ 以上）は気道内圧モニターによって得られた情報をもとにして，次のように算出される

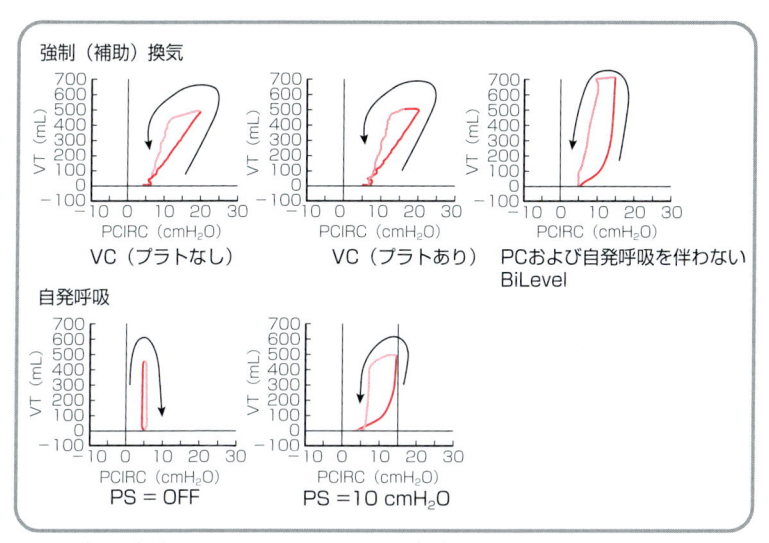

図7 様々な条件下での pressure-volume 曲線
（コヴィディエン社ホームページを参考に著者作成）

- コンプライアンス＝1回換気量／（終末吸気圧－終末呼気圧）

d）動的肺コンプライアンス（Cdyn）
- Cdyn＝VT／（Ppk－PEEP）（Ppk：最高気道内圧，静的肺コンプライアンスは Ppk の代わりに Pplat を代入）（正常値：40～80 mL／cmH₂O）
- Cdyn は気道抵抗の影響を受ける
- 低下：気管支喘息，気道分泌物増大
- 増大：無気肺，肺水腫，気胸，胸郭の外的圧迫，胸水貯留

⑩ 肺の代謝
- 肺循環で除去される：NA，5-HT，BK，ATP，ADP，AMP，PG（E₁，E₂，F₂α），LT
- ほとんど影響なし：アドレナリン，ATⅡ，バソプレシン，ISP，DOA，ヒスタミン，PG（A₂，I₂）
- 生体内変化受ける：ATⅠ→ATⅡになる

Ⅲ
麻酔
⑴
‥
基礎

参考図書

1) Nahum A. Yearbook of Intensive Care and Emergency Medicine, Vincent JL (ed), Springer-Verlag, 1995: p.89-114
2) Sydow M et al. Intensive Cara Med 1991; **17**: 108-114
3) Ranieri VM et al. Am J Respir Crit Care Med 1994; **149**: 19-27
4) Shapiro M. Crit Care Med 1986; **14**: 1028-1031
5) Jurban A et al. Am J Respir Crit Care Med 1994; **150**: 766-769
6) Froese AB et al. Anesthesiology 1974; **41**: 242-255
7) Morgan TJ. Crit Care Resusc 1999; **1**: 93-100
8) West JB. Ventilation/Blood Flow and Gas Exchange, 4th Ed, Blackwell Scientific, 1970
9) Pierce R. Aust Fam Phys 2005; **34**: 535-539

3 ● 酸塩基平衡

1 酸塩基平衡

- 生理的調節：呼吸⇒急激な調節，腎⇒緩除な調節
- CO_2 は容易に水と結合して，$CO_2 + H_2O \rightarrow H_2CO_3 \rightarrow H^+ + HCO_3^-$ となる（CO_2 は主にこの重炭酸イオンとして運搬）
- 化学的調節として「炭酸－重炭酸緩衝系」がある：$CO_2 + H_2O \rightleftarrows H_2CO_3 \rightleftarrows H^+ + HCO_3^-$

a）Henderson-Hasselbalch の式

- $pH = pKa + \log[$代謝性因子$] / [$呼吸性因子$]$
  $= 6.1 + \log[HCO_3^-] / [0.03 \times PCO_2] = 6.1 + \log[24] / [0.03 \times 40] = 7.4$
- pKa：解離指数
- 生物は低体温下において pH が上昇し，$PaCO_2$ が低下する
- α-stat：37℃で測定し体温補正を行わない方法
- pH-stat：患者体温に補正したあとにすべての温度で pH＝7.40 を正常とする方法
- 血ガス測定時の Hb 酸素飽和度の変化は 0～42℃では 2％未満
- CO_2 の運搬の 70～80％は重炭酸イオンとして，15％はカルバミノの結合で運搬される
- 血漿中の重炭酸イオンは炭酸分子の約 14,000 倍存在する

b）Bohr 効果

- 血中 CO_2 含量↑⇒Hb の O_2 との親和性低下⇒組織で酸素を遊離しやすくなる

c）アニオンギャップ（AG）（表 1）

- $AG = [Na^+] - [Cl^-] - [HCO_3^-]$（正常値：10～14 mEq/L）

表 1　アニオンギャップ増減に影響する因子	
増加	乳酸増加，腎不全（リン酸，硫酸の増加），ケトアシドーシス（ケト酸増加），メタノール，エチレングリコールの増加
減少	低アルブミン血症（アルブミンは陰性に荷電しており，減少すると陰イオンが減少する）
不変	腎尿細管性アシドーシス，低アルドステロン血症，下痢

- 不揮発酸の増加を示す
- 麻酔中は乳酸の増加（組織の嫌気性代謝増加）が原因であることが多い
- 不揮発性酸として100 mEq/日が排泄される
- 生体に酸が生じると反応は左に進み，CO_2は呼吸で対外に排泄される

2 アシドーシス・アルカローシス

- 呼吸性アシドーシス：$[HCO_3^-]$→と$[PaCO_2]$　のため，pH↓
- 呼吸性アルカローシス：$[HCO_3^-]$→と$[PaCO_2]$↓　のため，pH↑
- 代謝性アシドーシス：$[HCO_3^-]$↓と$[PaCO_2]$→　のため，pH↓
- 代謝性アルカローシス：$[HCO_3^-]$↑と$[PaCO_2]$→　のため，pH↑

a) 呼吸性アシドーシス（respiratory acidosis）

- 原因：呼吸中枢抑制，神経筋疾患，胸郭異常，気道・肺異常
- 血清 Cl イオンが低下する（$PaCO_2$の増加がHCO_3^-を増やす⇒腎臓からのHCO_3^-再吸収がNa^+の再吸収とともに増える⇒Na^+とともに再吸収されるはずのCl^-が再吸収されない）

b) 呼吸性アルカローシス（respiratory alkalosis）

- 原因：過換気症候群，低酸素血症による換気量増大，呼吸中枢刺激など
- 脳血管が収縮するため，脳血流量は減少する
- 血清Ca^{2+}が低下する（アルカローシスでH^+が減少する⇒HAlb→H^+ + Alb^-となってAlb^-（イオン化 Alb）が増える⇒Alb^-が血清Ca^{2+}と結合する⇒血清Ca^{2+}が低下する）

c) 代謝性アシドーシス（metabolic acidosis）

- 細胞外液からのHCO_3^-の減少
- 非揮発性酸の産生過剰と排泄減少（アニオンギャップ上昇を伴う）
- 原因：腎尿細管性アシドーシス，ショック，糖尿病，腎不全，低酸素，肝疾患，下痢（腸液大量喪失）
- 血清K^+が上昇する（細胞内から細胞外への K 移送による）

d) 代謝性アルカローシス（metabolic alkalosis）

- 細胞外液からのH^+喪失またはHCO_3^-の増加
- 原因：嘔吐，胃液吸引，利尿薬投与，大量輸血数日後，Cushing 症候群，原発性アルドステロン症
- 血清K^+が低下する（HCO_3^-の増加⇒H^+ + HCO_3^-→CO_2 + H_2O⇒細胞内からH^+が細胞外へ出される⇒代わりにK^+が細胞内に取り込まれる）
- 嘔吐時は，胃液中の HCl の減少によりCl^-が減少し，代償性にHCO_3^-が

増加

3 代謝性アシドーシスの治療

- 重度のアシドーシスは心収縮力抑制や致死的不整脈を引き起こすために，治療する
- 代謝性アシドーシスの原疾患の治療
- 腎不全などの場合⇒緊急血液透析
- HCO_3^-＜4mEq/L の重度の低 HCO_3 血症，pH＜7.20⇒重炭酸ナトリウムの投与

※重炭酸ナトリウムの投与量（mL）＝BE の値（絶対値）×体重（kg）×0.2
（成書によって 0.2，0.3，0.4，と掛ける数値は異なる）

- まず，半量を投与し，血液ガスを再検査したあとに追加投与を検討する
- メイロン®静注 8.4％は 1mL＝1mEq，メイロン®静注 7％は 1mL＝0.84mEq

参考図書

1) 金城紀与史．Medicina 2013; **50**: 662-665
2) 藤田芳郎ほか（編）．研修医のための輸液・水電解質・酸塩基平衡，中外医学社，2015

4 ● 体液管理（1）輸液

1 目的

- 術中は Na が貯留する⇒麻酔や手術侵襲による ADH の分泌が増加し，細胞外液量減少も ADH，アルドステロンの分泌が増加するため
- 循環維持（＝血圧，心拍数，心拍出量を維持）
- 末梢組織・臓器の血流維持
- 末梢組織・臓器への物質運搬（水，電解質，栄養…）
- 老廃物回収（wash out）
- ※輸液は homeostasis（恒常性）の維持に必要

2 推定循環血液量と推定循環血漿量

- 推定循環血液量（EBV）：70 mL/kg
- 推定循環血漿量：EBV×（1 − Ht）
- 成人男性：75 mL/kg，成人女性：65 mL/kg，新生児：85 mL/kg，乳児：80 mL/kg，幼児：75 mL/kg
  ⇒例：BW 60 kg，Ht 35％の成人男性の場合
  推定循環血液量（EBV）＝60 kg×70 mL/kg＝4,200 mL
  推定循環血漿量＝4,200×（1 − 0.35）＝4,200×0.65＝2,730 mL

3 輸液の目安

- 1日の必要水分量＝尿量＋不感蒸泄量（900 mL/日）− 代謝水（200 mL/日）
- 不感蒸泄と代謝水は一定であるため，1日の必要水分量≒輸液量＝尿量＋700 mL

4 周術期輸液（図1）

- 周術期輸液＝不足分を補う輸液＝維持輸液＋欠乏量輸液＋補充輸液
- 維持輸液：不感蒸泄，排泄で生体から喪失する水分の補給
- 欠乏量輸液：術前絶飲食などで不足した水分を補給＝維持輸液の絶飲食時間分
- 補充輸液：「手術という特殊環境下で異常に失われる水分」を補給

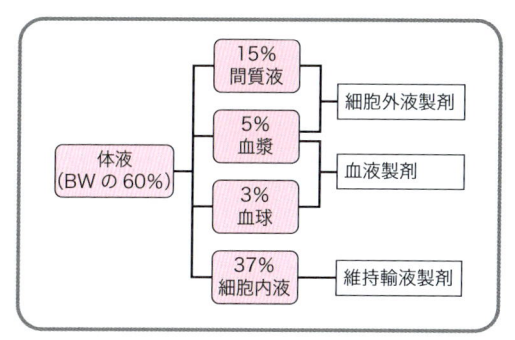

図1　周術期輸液

a）維持輸液量
- 維持輸液量（mL/hr）=（1日尿量 + 700）÷ 24
  ⇒例：体重50 kg，尿量1〜1.5 mL/kg/hr（= 約1,200〜1,500 mL/日）と仮定すると，
    （（1,200〜1,500）+ 700）÷ 24 = 80〜100 mL/hr
- 成人の場合：BW×2（mL/hr）
- 小児の場合：4×（< 10 kg）+ 2×（10〜20 kg）+ 1×（> 20 kg）
- 維持輸液量は尿量で変化する
- 年齢，体格で体組成や腎濃縮能が異なる

b）欠乏水分量
- 欠乏量輸液量（mL）= 維持輸液量（mL/hr）× 絶飲水時間（hr）
  ⇒例：当日24時から13時までの13時間が絶飲水時間（NPO）とする
  ⇒維持輸液量 = 90〜100（mL/hr）⇒ 90〜100（mL/hr）× 13（hr）= 1,200〜1,300（mL）
- 最初の30分で半分，その後1時間かけて残り半分 ⇒ 手術開始後1〜2時間かけて投与
- 午後開始の手術の場合は術前に十分な補液が必要
- 全身麻酔に用いる麻酔薬の影響 ⇒ 末梢血管拡張（主に静脈？）と循環抑制
- 麻酔薬による血管拡張の影響：6 mL/kg（？）

c）手術環境下で喪失する水分の補充
- 術野からの蒸発・蒸散

- 間質への水分移行：組織間浮腫，腸液貯留（外傷・手術操作で局所の血管透過性亢進して浮腫，水分貯留）
- 出血，尿排泄，ドレーンからの排液，疾患による水分喪失，発熱による発汗

5 細胞外液

- 組成が血漿成分と類似
- 投与した外液は，細胞外スペースにほぼ 100％ とどまる
- 血管内に 25％，間質などに 75％ が分布⇒細胞外液のみでは喪失血液の 4 倍の輸液が必要
- 実際は組織の浮腫なども考慮した投与が必要

6 代用血漿

- 生体由来の血液製剤に代わる「人工的血液製剤」で，高分子化合物の膠質（コロイド）を含む
- ヒドロキシエチルデンプン（hydroxyethyl starch：HES）含有製剤が使用されている
- 循環血漿量維持を目的とする⇒膠質浸透圧により血管外から水を引き込み保持する
- 酸素運搬能はない
- 血液粘稠度は変化する（Ht の変化＋抗 sludging 作用）

a）HES 製剤

- 循環血液量増加：HES 投与量より 20％ 多い循環血液量増加が 3～4 時間持続（Ringer は投与量の 25％ しか血管内にとどまらない）
- 術中投与補液量の減少（周術期合併症減少）
- 末梢循環（組織酸素供給）の改善
- 抗炎症作用がある
- アルブミン製剤の使用削減（不必要な FFP 使用減少）

b）第 2 世代 HES70/0.5（ヘスパンダー，サリンヘス）

- HES の分子量：約 70,000
- 膠質浸透圧が高く，100％ 血管内にとどまり，間質から水を引き込む
- 抗 sludging 作用（血球凝集抑制）による出血傾向
- 腎機能・出血傾向に与える影響は，高分子代用血漿や低分子デキストランほどではない

- 体内残留，保険などの理由で上限は 1,000 mL
- 大量使用時に von Willebrand 活性を特異的に低下させる
- 血小板機能を低下させる
- 術前凝固能異常，肝硬変や肝切除予定患者では使用しない
- 腎機能障害のない患者では術後腎機能は低下しない
- Cr＞2.0，CCr＜30，敗血症患者では腎機能障害をきたす
- 体内に蓄積される⇒5 日以内の投与

c）第 3 世代 HES130/0.4/9（ボルベン輸液 6%）

- HES130000 製剤
- 分子量 130 kDa の HES を 6%配合
- 第 2 世代より早く体内から消失（アミラーゼにより分解）
- 現在では世界 75 ヵ国以上で承認・臨床使用
- 効能・効果：循環血液量の維持
- 出血がない場合にも使用可能
- 用法・用量：1 日 50 mL/kg まで

7 輸液管理（1）（conventional method）

- 従来の指標項目：血圧，中心静脈圧，脈拍数，出血量，尿量
- 従来の指標：尿量：0.5〜1.0 mL/kg/hr，尿浸透圧：300〜500 mOsm/L を目安にする
- 目安：開腹・大開胸手術：7〜10 mL/kg/hr，体表面，脳外科手術：2〜3 mL/kg/hr，その他の小手術/小開胸手術：4〜6 mL/kg/hr

8 輸液管理（2）（SVV を指標とした goal directed therapy：GDT）

- 循環管理のゴールを組織・細胞への適切な酸素供給とその維持とする ⇒心拍出量は酸素運搬量と相関する（BP や HR は相関しない）（図 2）
- 現在は stroke volume variation（SVV）などを指標にした輸液管理が主流である
- SVV は輸液最適化の有用な指標となる
- 輸液は過剰も不足も合併症を増加させる ⇒輸液過少は低血圧，末梢循環不全，腎不全の原因となる（図 3） ⇒輸液過剰は浮腫，呼吸不全，腸管機能低下の原因となる（図 3）
- 過剰輸液を避けて Glycocalyx を保護し，間質への水分移動を最小限にする

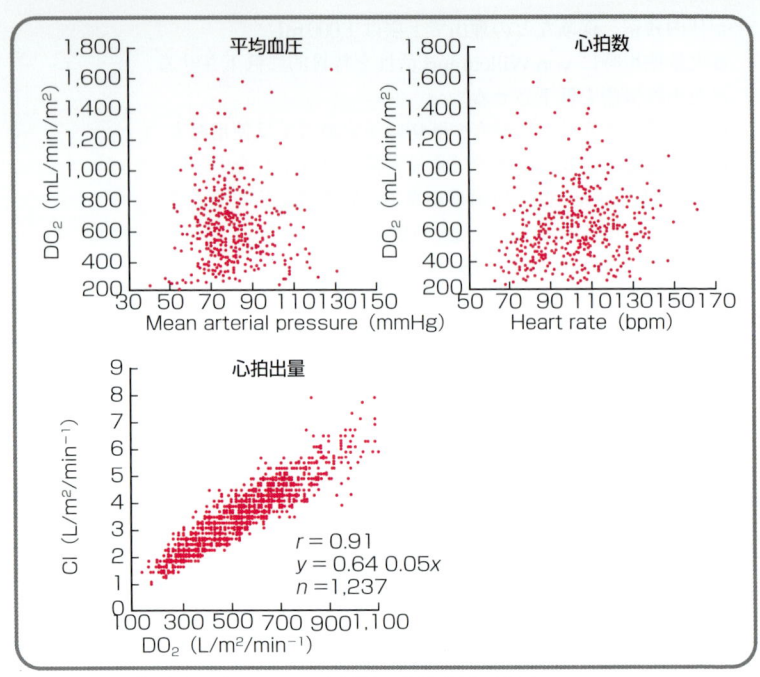

図2　酸素運搬量（DO₂）と血圧，心拍数，心拍出量の関係

（参考図書6より引用）

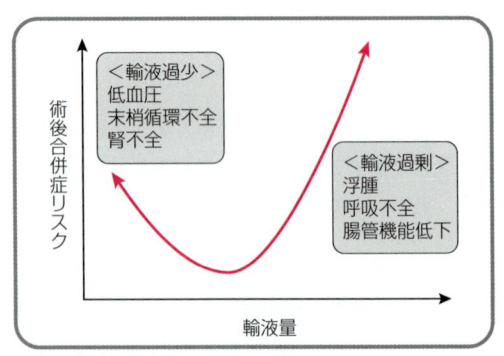

図3　輸液量の過不足と合併症の関係

（参考図書4を参考に著者作成）

◉ Starling curve の両軸を把握して輸液管理を行う

ONE POINT LECTURE

「Glycocalyx」
- 水分移動の主要因子
- 血管内皮表面直下の糖衣/糖鎖の層
- 術中輸液量，術中尿量は術後 Cr 値や合併症と関連しない
- 周術期に Glycocalyx を損傷するもの：外科的侵襲，虚血，輸液過剰による ANP 放出

参考図書

1) 宮尾秀樹．日臨麻会誌 2014; **34**: 788-794
2) Skhirtladze K et al. Br J Anaesth 2014; **112**: 255-264
3) Matot I et al. J Thorac Cardiovasc Surg 2013; **146**: 461-466
4) Bellamy MC.Br J Anaesth 2006; **97**: 755-757
5) Wolff CB et al. Int J Surg 2014; **12**: 1348-1356
6) Bauer P. Med Intensiva 2008; **32**: 134-142
7) Natalini G et al. BMC Anesthesiology 2012; **12**: 3
8) Robertson AM, Watton PN. Chapter 8. Mechanobiology of the Arterial Wall. Transport in Biological Media, Elsevier, 2013
   https://doi.org/10.1016/B978-0-12-415824-5.00008-4

Ⅲ 麻酔(1)：基礎

5 ● 体液管理（2）輸血

1 輸血＝貧血の補正

a）術前貧血

- 基本的には Hb 値 10 g/dL 以上または Ht 値 30％以上が目安（近年はこの限りではない）
- 患者の状態によって外科執刀医と相談して輸血するか否かを決定する

b）術中輸血

- 推定循環血液量（estimated blood volume：EBV）：70 mL/kg（mL）または体重の約 1/13（L）
- 成人男性：75 mL/kg，成人女性：65 mL/kg，新生児：85 mL/kg，乳児：80 mL/kg，幼児：75 mL/kg

⇒例：BW 60 kg，Ht 35％の成人男性の場合

推定循環血液量（EBV）＝60 kg×70 mL/kg＝4,200 mL

- EBV の 20％以上の出血，Hb 値 8 g/dL 以下，Ht 値 27％以下の場合には輸血を考慮する（必ず行うわけではない．"case by case"で）

$$Hb 値上昇予測値（g/dL）＝\frac{投与 Hb 量（g）}{循環血液量（dL）}$$

2 輸血の種類（表 1）

表 1　各赤血球製剤の特徴			
品名	貯法	有効期間	効能または効果
（照射）赤血球液 -LR「日赤」	2〜6℃	採血後 21 日間	血中赤血球不足またはその機能廃絶に適する
（照射）洗浄赤血球液 -LR「日赤」		製造後 48 時間	貧血症または血漿成分などによる副作用を避ける場合の輸血に用いる
（照射）解凍赤血球液 -LR「日赤」		製造後 4 日間	貧血または赤血球の機能低下に用いる
（照射）合成血液 -LR「日赤」		製造後 48 時間	ABO 血液型不適合による新生児溶血性疾患に用いる

a）照射赤血球濃厚液（Ir-RCC-LR）

- 中等量までの出血では第一選択となる
- ヒト血液 200 mL or 400 mL から血漿成分を分離して除去し，赤血球保存用添加液（MAP 液）をそれぞれ 46 mL，92 mL 混和したもの
- 1 単位製剤 = 140 mL，2 単位製剤 = 280 mL

b）洗浄赤血球

- 赤血球を生理食塩水で洗浄し，血漿成分と白血球を大部分除去したもの
- 白血球や血漿成分による抗原抗体反応を避けたいときに使用する

c）新鮮血

- 現在では成分輸血がない場合の急速大量出血時など，ごく少数の例以外適応は少ない

d）新鮮凍結血漿（fresh frozen plasma：FFP-LR）

- 新鮮液状血漿を凍結保存しもので血小板を除く血液凝固因子の補給
- 溶解後は 3 時間以内に投与終了する
- 低蛋白血症（低アルブミン血症）の補正にはアルブミン製剤を用いる
- 1 単位製剤 = 120 mL，2 単位製剤 = 240 mL，5 単位製剤 = 480 mL（5 単位製剤のみ成分採血由来）

e）血小板濃厚液（Ir-PC-LR）

- 10 単位中に 2×10^{11} 血小板 100 個以上の血小板を含む
- 開封後は 6 時間以内に投与終了する
- 輸血時に加温することは体温保持と血液粘稠度を上げないために行う
- 10 単位製剤 = 200 mL，20 単位製剤 = 250 mL

f）自己血輸血

- 供血者血と同様の方法で，術前に手術患者から採血して保存した製剤
- 稀有型血液保有者，多種抗原に対する抗体を持つ患者に有用である
- 採血時の感染に注意すれば，感染の危険がない
- 血液型不適合，免疫反応の問題は発生し得ないが，採血による循環変動は低心機能患者の危険因子になる
- 自己血貯血期間中は外因性エリスロポエチン投与で Hb 上昇を行う

3 輸血の合併症

a）溶血性

①ABO 型不適合輸血（major ABO mismatch）

- 輸血開始後数分で出現する即時型で重篤な合併症

- 急性溶血性反応（acute hemolytic transfusion reaction：AHTR）の大部分が ABO 型不適合輸血である
- 輸血された不適合赤血球が赤血球抗体との反応によって活性化された補体で破壊され，産生された活性化補体とサイトカインが播種性血管内凝固症候群（DIC），血圧低下，腎不全を引き起こす
- 不適合輸血量 50 mL 以上で明らかに急性溶血，腎不全，ショックの合併症が高まり，死亡例も増加する（50 mL 以下では死亡例を認めない）
- 意識のある場合は，輸血路静脈域の温熱間，顔面紅潮，蒼白，不快感，不穏状態などがみられ，体幹痛，悪心・嘔吐，悪寒・戦慄，発熱，蕁麻疹，呼吸困難，チアノーゼなどもみられる
- 血圧は一過性に上昇し，その後にショックとなる
- 全身麻酔下では原因不明の血圧低下，術野や静脈穿刺部位からの毛細血管性出血，Hb 尿症はいずれの場合にもみられる

②その他の不適合輸血—遅発型溶血性輸血反応（delayed hemolytic transfusion reaction：DHTR）

- 24 時間以降（通常 5～7 日）に発症
- 二次免疫応答によって増加した IgG 同種抗体が原因
- 典型的な DHTR は輸血後 3～14 日間程度で溶血所見を認める

③原因

- 技術的誤り：判定用血清の不良検査技術の未熟，交差適合試験などの省略など血液型の誤判
- 事務的誤り：病歴，検体の取り違い，氏名，血液型，検査結果の記載ミスで起こる

④処置

- 輸血を中止
- 新しい輸液回路を用いて輸液や適合血の輸血を行う
- バイタルサインの確認：血圧・脈拍・呼吸数を定期的に確認し，血圧低下時に適宜昇圧を行う
- 導尿し，時間尿と Hb 尿を確認：乏尿（時間尿＜50 mL 以下）の場合は利尿薬を投与する
- 溶血の程度（高 K 血症，LDH 上昇，間接ビリルビン上昇など）を調べる
- FDP，フィブリノゲン，プロトロンビン時間（PT），血小板数などを検査して DIC の合併に注意する
- 重篤な場合には交換輸血や血液透析も考慮する

b）非溶血性非感染性合併症（赤血球抗体以外によるアレルギー反応）

　①TRALI（輸血関連急性肺障害 ： transfusion-related acute lung injury）

　　◉輸血開始から6時間以内に発症する非心原性肺水腫
　　◉抗白血球抗体による炎症反応（ARDS の概念に含まれる）
　　◉輸血中 or 輸血6時間以内に発症する（多くは輸血後数分以内 or 1～2時間以内）
　　◉発症率：輸血を受ける患者の0.008～0.02％
　　◉致死率：13～18％
　　◉対処：すぐに輸血を中止し，酸素療法を行う．必要に応じて，非侵襲的陽圧換気や人工呼吸管理を行う（70～80％の TRALI で人工呼吸管理が必要）

　②TACO（輸血関連循環過負荷 ： transfusion associated circulatory overload）

　　◉輸血関連の循環負荷によって生じる心不全と肺水腫
　　◉輸血後6時間以内の発症が多い
　　◉頻度は0.1％未満
　　◉症状：急性呼吸困難，頻脈，循環負荷による血圧上昇
　　◉診断：BNP の上昇
　　◉対処：心不全（うっ血性心不全）の治療

　③輸血関連呼吸困難（transfusion associated dyspnea ： TAD）

　　◉TRALI や TACO とは診断できないが，呼吸困難の原因が輸血以外にない病態

　④移植片対宿主反応（graft versus host reaction disease ： GVHD）

　　◉輸血された血液中の T リンパ球が受血者の組織適合性抗原に対して生ずる免疫反応
　　◉輸血後数日で発症する（紅斑，肝障害，消化器症状など）
　　◉治療抵抗性で，死亡率は90～100％
　　◉予防：血液の放射線照射（15～50 Gy）

　⑤輸血後紫斑病（post transfusion purpura ： PTP）

　　◉輸血後1週後頃に急激な血小板減少や紫斑などを生じる病態
　　◉HPA-1a 抗原に対する抗体が関与？
　　◉治療：グロブリンやステロイドの大量投与，血漿交換

c）感染性合併症

- ウイルス：肝炎（HBV, HCV など），HIV（AIDS），伝染性単核球症（EBV）
- 細菌，スピロヘータ（梅毒など），原虫（マラリア，トリパノソーマ）

d）輸血行為によるもの

- 大量輸血による合併症：低体温，高 K 血症，クエン酸中毒，血液凝固障害（出血傾向），アシドーシス，肺微小塞栓症，循環系負荷（TACO）
- 代謝で産生された乳酸などによって HCO_3^- が産生され，輸血後 24 時間位で代謝性アルカローシスが生じる
- 異物投与（ゴム栓など）
- 静脈炎

4 危機的出血への対応（日本麻酔科学会「危機的出血への対応ガイドライン」[7] より抜粋）

a）赤血球濃厚液

- 緊急時は交差適合試験を省略する
- ABO 同型血が不足する場合は ABO 異型輸血を用いる
- RhD（－）の場合は，抗 D 抗体がなければ ABO 同型の RhD（＋）輸血を使用してよい
- 不規則抗体陽性の場合でも，交差適合試験を行わず，ABO 型適合を優先する
- 血液型不明の場合は O 型を使用する

b）新鮮凍結血漿

- 出血が外科的に制御可能になるまでは凝固因子の投与は無効
- 希釈性凝固障害には複合した凝固因子の補充が必要なため，FFP を使用する
- フィブリン形成に必要なフィブリノゲン濃度は 100 mg/dL 以上（700 mg/dL 以上では血栓を形成する）
- 体重 60 kg（推定循環血漿量 3,000 mL）の人に 450 mL の FFP を投与すると，フィブリノゲンは 30 mg/dL 上昇する

c）血小板濃厚液

- 出血が外科的に制御可能になるまでは血小板の投与は無効である
- 外科的止血が完了したあとに血小板数が 50,000/μL を超えるまで投与する
- 60 kg の患者に血小板濃厚液を 10 単位投与すると，血小板数は約

25,000/μL 上昇する

d）回収式自己血輸血

- 大量出血で大量の赤血球輸血を要する場合，術野回収式自己血輸血が有効である
- 3L 以上の出血の場合，出血を回収・洗浄して返血すると，40%の赤血球回収が可能である

参考図書

1) 玉井佳子．血液製剤とその適正使用．新戦略に基づく麻酔・周術期医学，麻酔科医のための体液・代謝・体温管理，廣田和美（編），中山書店，2014: p.84-112
2) Janatpour KA et al. AM J Clin Pathol 2008; **129**: 276-281
3) Toy P et al. Crit Care Med 2005; **33**: 721-726
4) 岡崎　仁．呼吸 2014; **33**: 215-221
5) 坂口嘉郎．Anet 2011; **15**: 3-6
6) Popovsky M. Transfusion 2009; **49**: 2-4
7) 日本麻酔科学会．危機的出血への対応ガイドライン　http://www.anesth. or.jp/guide/pdf/kikitekiGL2.pdf［最終アクセス 2017 年 11 月 21 日］

Ⅲ
麻酔
(1)：基礎

Appendix 麻酔にかかわる反射・法則

1 反射

- **Aschner 反射**：眼球心臓反射．眼球を圧迫すると，三叉神経第1枝（求心路）を介して延髄（反射中枢）に刺激が到達し，迷走神経内の副交感神経線維（遠心路）が興奮して徐脈，血圧低下が生じる
- **Bainbridge 反射**：心房後壁大静脈，右心房中隔，肺静脈心臓部などで静脈還流量が増加し，機械的に引き延ばされ，伸展受容器が興奮する⇒迷走神経心臓枝の求心性神経を介した反射で，心拍数増加，心拍出量増加が生じる
- **Bezold-Jarisch 反射**：心機能を抑制する反射．左室伸展受容器刺激によって，迷走神経無髄C線維を介して交感神経の抑制と副交感神経の刺激が生じる．その結果，徐脈，血圧低下，冠動脈拡張が生じる（脊麻時の極端な徐脈の原因のひとつ）
- **Cushing 反射**：頭蓋内圧亢進による延髄血管運動中枢の虚血により，交感神経系が賦活されて心筋収縮力増強，血圧上昇と圧受容体を介した反射性徐脈を呈する
- **Hering-Breuer 反射（肺伸展反射）**：肺膨張によって気管支平滑筋の伸展受容器が興奮し，迷走神経が刺激されて延髄背側の吸気中枢が抑制されることで呼気に移行する

2 法則

- **Boyle の法則**：温度が一定のとき，圧力と体積は反比例する
- **Charles の法則**：圧力が一定のとき，体積は温度に比例する
- **Coulomb の法則**：2電荷間に働く力は，電荷が大きいほど強くなる
- **Fick の法則**：分子の拡散速度は濃度勾配に比例する
- **Gay-Lussac の法則**：気体の体積が一定のとき，温度が上昇すると圧力も上昇する
- **Graham の法則**：分子量が小さいほど，分子の拡散は速い
- **Hagen-Poiseuille の法則**：流量は，管の両端の圧較差に比例する．$Q = \Delta P \pi r4 / 8\eta l$

  Q：流量，ΔP：圧勾配，r：円管の半径，η（エータと読む）：粘度（粘稠度），l：管の長さ

　　○流量は圧勾配と半径の4乗に比例し，粘度と管の長さに反比例する

　　○この式は層流のときに成立する（乱流（Reynolds 数＞2,000）では適応できない）

- Henry の法則：液体に溶ける気体の量は，分圧に比例する

- Laplace の法則：球体の壁にかかる応力は内圧と球の半径に比例し，壁厚に反比例する

　　壁応力＝圧×半径/（2×壁厚）

　　壁応力＝収縮期心室にかかる後負荷

　　圧＝収縮期に心室壁にかかるピークの貫壁性圧較差

　　半径＝拡張終期の心腔内の半径

　　⇒例：左室肥大では壁厚増大によって壁応力は減少するが，心筋重量の増加のために酸素消費量は増加する

　　⇒例：左室瘤では左室径が拡大し，壁厚は減少するが，壁応力が増大し，酸素消費量は増加する

- Starling の法則：血管内外の水分移動は静水圧と膠質浸透圧の差で発生する

Ⅲ
麻酔(1)：基礎

IV

麻酔（2）：全身麻酔

1 ● 麻酔器と手術関連機器

1 麻酔器

a) 流量計（図1）

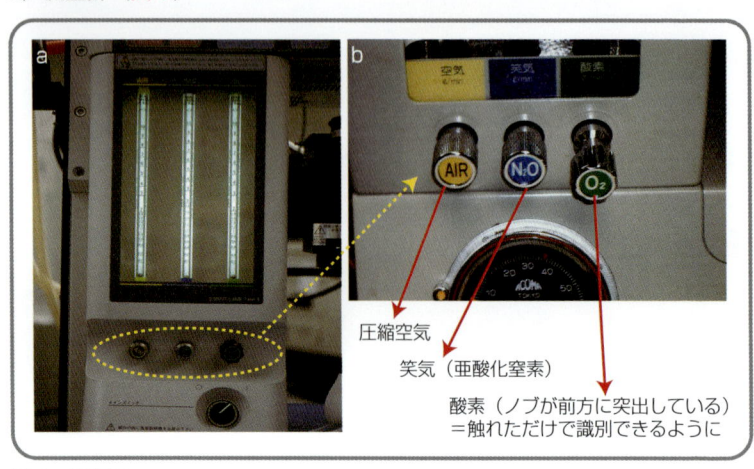

図1　流量計

a：流量計
b：流量計ノブ

- 酸素，ガス麻酔薬の流量を制御する装置
- 1分間の流量（L/min）を示す
- 流量計ノブは酸素のノブが最右側で，前方に突出している⇒触れただけで識別できるように
- 流量管径は下部が細く，上部に向かって太くなっている

b) 呼吸回路（図2）

- 流量計と気化器で作った麻酔ガスを患者に接続する装置
- 循環式：呼気が再呼吸されるので，二酸化炭素吸収剤が必要となる
- 非再呼吸式：現在では行われない
- 部分再呼吸式（主にJackson-Rees法）
  - CO_2吸収剤を使用せずに呼気CO_2を再吸入する⇒ガス流量は分時換気

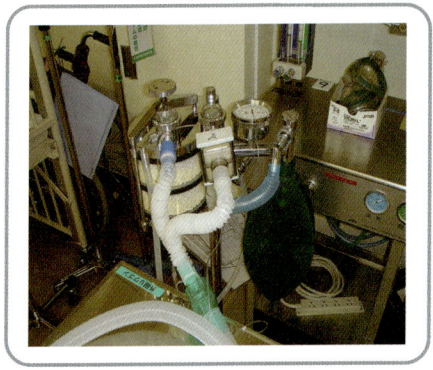

図2　呼吸回路

　　量の2倍以上必要
　　○気道抵抗が少ない
c）気化器（図3）
　◉揮発性麻酔薬を気化させてガスにして吸入できるようにする装置

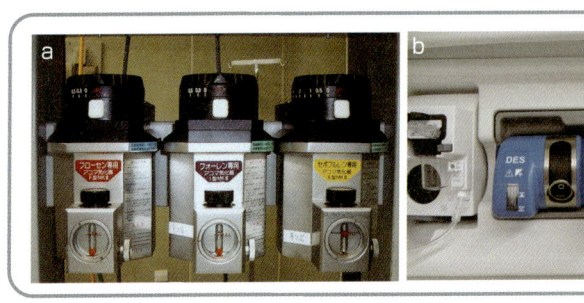

図3　気化器

d）二酸化炭素吸収剤
　◉ソーダライム：NaOHが4％，Ca(OH)$_2$が80％．炭酸ガスを吸収してアルカリ性が低下すると指示薬（エチルバイオレット）が着色する（図4）
　　○化学反応式（ソーダライムの場合）：Ca(OH)$_2$＋CO$_2$→CaCO$_3$＋H$_2$O
　◉バラライム：Ba(OH)$_2$
　◉水酸化カルシウムライム：Ca(OH)$_2$がほぼ100％で，CaCl$_2$，NaCl，指示薬（エチルバイオレット）を少量含む

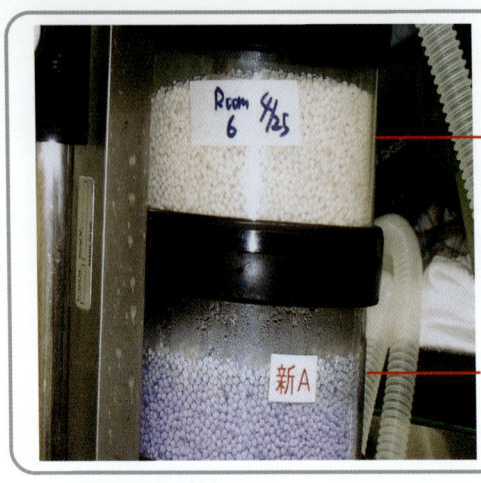

図4　二酸化炭素吸着剤

- ◉吸入麻酔薬と二酸化炭素吸収剤の反応によって，一酸化炭素（CO）が産生される
    - ○CO を産生しやすい麻酔薬：デスフルラン＞イソフルラン＞セボフルラン
    - ○CO を産生しやすい状況：乾燥，高温，高濃度麻酔薬，低流量麻酔，バラライム
- ◉水酸化カルシウムライムは CO や compound A を産生しない

e）麻酔用人工呼吸器
- ◉ベンチレーターは電力または圧縮ガスで作動する
- ◉バッグインボトルはベローズとして用いられる
- ◉ベローズはチャンバー（筒）内に設置され，ベローズの内側と患者の麻酔呼吸回路の一部と接続するよう設計されている

①ベローズ式
- ◉ガス駆動
- ◉上昇式ベローズ：吸気時にベローズが下がり（バッグを揉む感覚），呼気時に上がる
- ◉ガス駆出前に，ベローズ内にガス送気が必要⇒頻呼吸に追従困難
- ◉ベローズ駆動に物理的な慣性がある⇒頻呼吸に追従困難

- ベローズが下がりきらない⇒呼吸回路リーク，ベローズの動作停止⇒回路が外れている
- ガス流量が少なく，患者の酸素消費量が多い場合はベローズが上がりきらない
- ベローズ容積以上の1回換気量を発生できない

②ピストン式

- 機械駆動

f) 補助酸素ボンベ，移動用酸素ボンベの残量

- 移動用酸素ボンベの内容量は3.4L
- ボンベの圧ゲージ表記：メガパスカル（MPa）（1MPa≒10気圧）
- 計算式：目盛 MPa×10（気圧）×3.4L（ボンベ容量）×0.8（安全係数）＝ボンベ内酸素残量（L）
- 酸素ボンベが満タンの場合の最高充填圧：14.7MPa（＝150 kgf/cm^2）
- 満タンの酸素ボンベの酸素容量は 14.7×10×3.4×0.8≒400（L）

g) 気道内圧計

- 麻酔器に標準装備されているモニター
- 気道内圧計は患者の気道内圧だけではなく，麻酔器の呼吸回路内圧も示している
- 気道内圧＝全気道内圧（total airway pressure）
- 静的気道内圧（static airway pressure）＋動的気道内圧（dynamic airway pressure）
- ①静的気道内圧：麻酔回路や患者の呼吸器系にもともと存在する気道抵抗
- 内圧計の終末呼気圧として測定される
- ②動的気道内圧：換気中の気道抵抗や換気量
- 気道内圧計の最高気道内圧や終末吸気圧（プラトー圧）
- 呼吸回路には実は PEEP がかかっている
- 気道内圧計が示す値＋2～3cmH$_2$O が実際の気道内圧値と考えて呼吸管理をする
- 気道内圧異常を知らせるリミット設定は必ず行う

2 手術室の安全管理・環境整備 (表1)

a) マクロショック

- 低周波電流が皮膚から体内に流れて生じる反応
- 医療機器からの漏れ電流許容限界：100μA

表 1　電撃の種類と人体の反応		
電撃の種類	電流値	人体の反応
マクロショック	1 mA	ビリビリ感じ始める（最小感知電流）
	5 mA	手・足に許しうる最大電流（最大許容電流）
	10〜20 mA	手が離せなくなる（離脱限界電流）
	100 mA	心室細動
ミクロショック	0.1 mA	心室細動

- 皮膚抵抗は発汗によって大きく変化する
- 100 mA 以上の電流が体表に流れると心室細動が起こる

b) ミクロショック

- 心臓内に電極リードやカテーテルにつながれた機器が漏電し，心臓に直接電流が流れ込む電撃
- 医療機器からの漏れ電流許容限界：10 μA
- 0.1 mA 以上の電流で心室細動が起こる
- 医療機器と患者間に電位差が大きいと，危険性が高くなる
- 電位差を限りなく 0 に近づけるには，患者に接触している金属帯と医療機器を接地線（アース）で接続して等電位化にする
- 接触する金属体表面の電位差を 10 mV 以下にするのがよい

2 ● 術中体位

① 手術体位

- 仰臥位，頭低位，懸垂頭位（甲状腺位），砕石位，側臥位，腹臥位，腎位，坐位など

② 体位変換による生理学的変化

a）仰臥位⇒頭低位（トレンデレンブルグ体位）

- 腹腔内臓による横隔膜圧迫，横隔膜可動の制限
- 減少するもの：機能的残気量，肺活量（%VC），胸郭コンプライアンス
- 増加するもの：眼圧，脳圧，心仕事量（前負荷増加）

b）仰臥位⇒砕石位

- 腹腔内臓による横隔膜圧迫
- 減少するもの：肺活量（15〜20%）
- 増加するもの：後負荷，血圧

c）仰臥位⇒側臥位，腎位

- 下側になった胸郭の肋骨運動が制限されるが，横隔膜運動は代償的に増大してコンプライアンスが増大するが，上側になった胸郭の肋骨運動は制約も受けない（自発呼吸下）
- 麻酔人工呼吸下では横隔膜運動の変化よりも上側胸郭の可動性が優位となり，上側の換気量が増大する

d）仰臥位⇒坐位

- 重力による血液の下肢側への貯留
- 減少するもの：肺血流量（約25%），心拍出量（約25%），肺胞死腔
- 増加するもの：肺血流量，心拍出量，機能的残気量（約30%）（横隔膜の尾側移動による），肺活量（%VC）

③ 手術体位による合併症

a）仰臥位

- 三叉神経障害：挿管チューブによる口唇，舌の圧迫
- 顔面神経麻痺：固定テープによる
- 腕神経叢麻痺：上肢の90°以上の外転

- 橈骨神経麻痺，尺骨神経麻痺，正中神経麻痺：スクリーン架や上腕ホルダーによる圧迫
- 腓骨神経麻痺：膝関節の過伸展で尖足になる

b）頭低位（トレンデレンブルグ体位）

- 拘束性換気障害
- 脳圧上昇，眼圧上昇（ロボット支援前立腺癌根治術では特に注意）

c）懸垂頭位（甲状腺位）

- 頸椎過伸展
- チューブの位置変化（口腔側へ移動して，カフによる声帯圧迫や偶発的脱管が生じる）

d）砕石位

- 腓骨神経麻痺：膝関節の過伸展で尖足になる
- 股関節屈曲と下肢挙上による後負荷増大，血圧上昇
- 最近は「弱砕石位」が多く，後負荷増大と血圧上昇は少ない

e）側臥位

- 拘束性換気障害
- 腓骨神経麻痺：下側の下肢圧迫
- 下側の眼球圧迫（眼球圧迫による網膜中心動脈閉塞症）
- チューブの位置変化
  - 後屈：口腔側へ移動して，カフによる声帯圧迫や偶発的脱管が生じる
  - 前屈：気管分岐部へ移動して片肺挿管になる
- 気管内分泌物が下側に流れて無気肺を生じる

f）腹臥位

- 気管チューブの位置変化（気管分岐部へ移動して片肺挿管になる）
- 腕神経叢障害
- 顔面圧迫（眼球圧迫による網膜中心動脈閉塞症）
- 後部虚血性視神経症：血圧低下，貧血，長時間手術，術中大量出血，などと関連する

参考図書

1）Sharrock NE et al. Anesthesia for orthopedic surgery. Miller's Anesthesia, 6th Ed, Miller RD et al (eds), Elsevier, 2005: p.2409-2434

3 ● 気道確保

1 喉頭の解剖 （図1）

- 喉頭は喉頭蓋から気管の上部をなす構造である
- C4～C6 に位置する

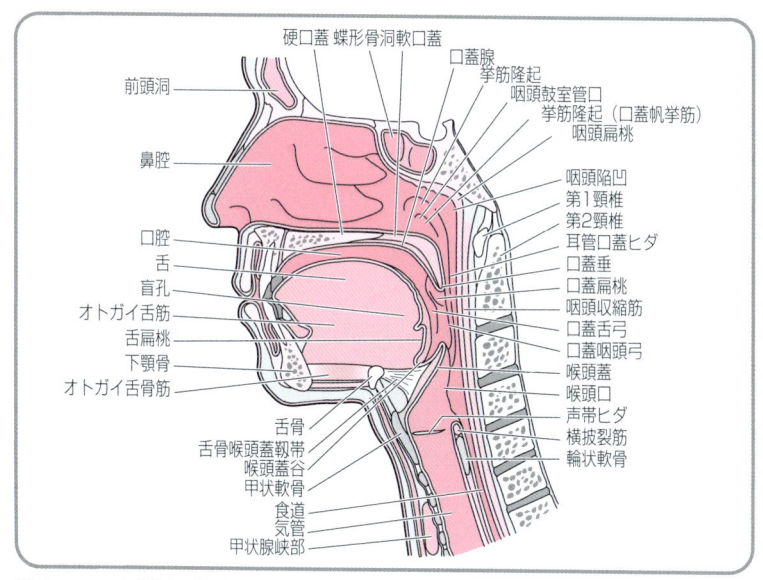

図1　口，中咽頭，後咽頭，喉頭の側面図
（参考図書2を参考に著者作成）

2 気管挿管

a）Macintosh 型ブレード（図2）

- 舌骨喉頭蓋靱帯に上向きの力を加えると，喉頭蓋が挙上して声門が開口して見える

b）Miller 型ブレード（図3）

- 喉頭蓋下部と喉頭蓋に対して上向きの力を加えて全体を持ち上げる．喉頭が前方に偏位している場合，甲状輪状間膜下方の輪状軟骨に外部から

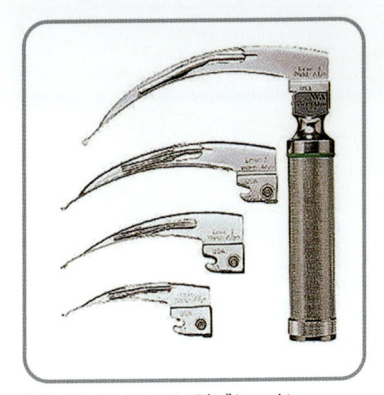

図2　Macintosh 型ブレード
イングリッシュ型
（提供：ウェルチ・アレン・ジャパン）

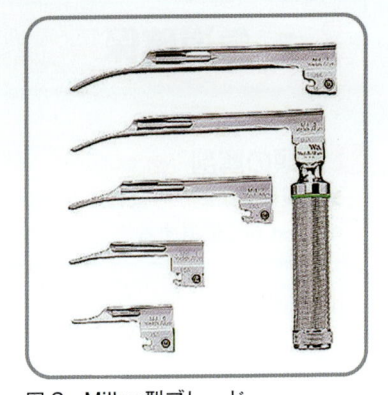

図3　Miller 型ブレード
（提供：ウェルチ・アレン・ジャパン）

　　力をかけることで視野がよくなる

c）エアウェイスコープ（Airway scope：AWS）（Pentax AWS™）（図4）
　　◉撮影用 CCD と LED 照明，single use の専用ブレード（イントロック）を備えたビデオ喉頭鏡
　　◉ほぼ常に声門視認が可能で，装着した気管チューブ先端も視認できているために挿管しやすい
　　◉ミラー型喉頭鏡と同様に，イントロック先端で喉頭蓋を持ち上げる必要がある
　　◉ターゲットマークを声門の中心に合わせてチューブを挿入する
　　　　（筆者は「ターゲット，ロック・オン」！「Stay on, target!」と叫び，場の空気を和ませている？）

d）McGRATH™ MAC（図5）
　　◉撮影用 CCD と LED 照明，single use の Macintosh 型ブレードを備えたビデオ喉頭鏡
　　◉軽量かつコンパクトで，通常の Macintosh 型喉頭鏡と同様の感覚で使用できる
　　◉Macintosh 型喉頭鏡と同様に喉頭蓋野にブレードを挿入して喉頭蓋を挙上する
　　◉やや手前に引いて，広い視野を確保すると挿管成功率が上がる
　　　　（カラーバリエーションが増え（図5），ともすれば殺伐となりがちな手

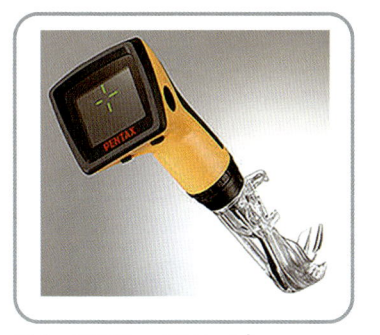

図4　エアウェイスコープ
（提供：日本光電）

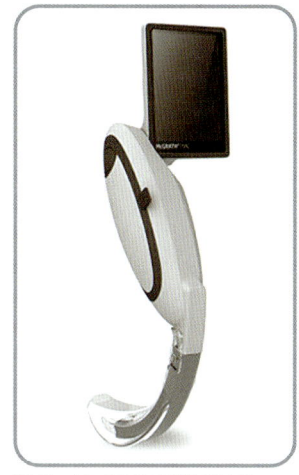

図5　McGRATH™ MAC
（提供：コヴィディエンジャパン）

麻酔(2)：全身麻酔

術室内で，新型ガジェット類が醸し出す不思議な精神的安らぎと昂りをもたらす効果も期待できる？

e）BURP 法（図6）

- 外的喉頭操作（external laryngeal manipulation：ELM）
- 喉頭を背側，頭側，右側に押す
- B＝backward，U＝upward，R＝rightward，P＝pressure

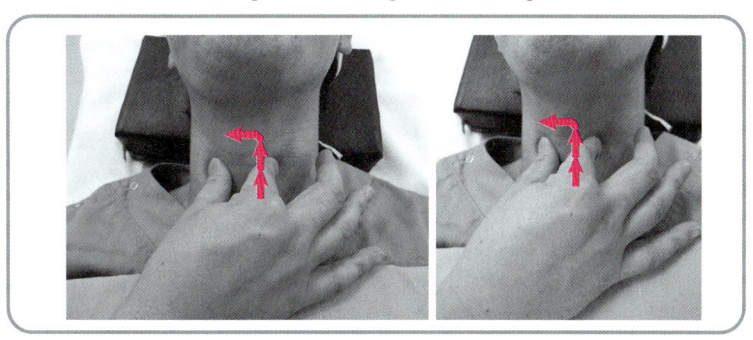

図6　BURP 法

f) 輪状軟骨圧迫法（cricoid pressure）＝セリック手技（Sellick maneuver）（図7）

- 外的喉頭操作（external laryngeal manipulation：ELM）
- 迅速導入（rapid sequence induction）に際して使用される，胃内容の逆流を予防するために気管挿管介助者が行う処置

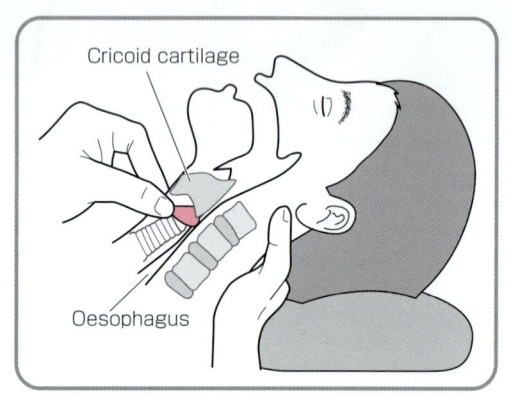

図7　輪状軟骨圧迫法

（Janssens M, Hartstein G. Eur J Anaesthesiol 2001；18: 3-12 を参考に著者作成）

③ 気管支ファイバースコープ（bronchofiberscopy：BFS）挿管

a) 意識下（自発呼吸下）に行う経鼻挿管

- マスク換気が困難な症例や開口がまったくできない症例では第1選択
- 適度に鎮静させる（フェンタニル 1〜2A で十分なことが多い）
- 鼻腔内の消毒・麻酔・止血を行う
- 気管チューブを経鼻的に咽頭腔まで挿入し（深さは 16〜17 cm 程度），その内腔に BFS を通す．次いで，気管チューブを気管内まで進める
- 深く入れ過ぎると，オリエンテーションがつけにくい
- 鼻出血させてオリエンテーションがつかなくなることがある

b) 調節呼吸下に行う方法

- BFS の操作に熟練していれば 20〜30 秒程度で挿管することも可能
- 患者の口ともう一方の鼻孔を押さえながら，気管チューブにスワイベルアダプターを付け，補助呼吸または調節呼吸下に BFS の操作を行う

● チューブがエアウェイの役割を果たすために容易に換気ができる

4 気管挿管の問題点

● 挿管困難（difficult airway：DA）の頻度：1〜5%
● 喉頭展開時に声門を直接視認できない頻度：0〜30%

5 気管挿管時の注意点

● 気道損傷：歯，口腔，咽頭粘膜，声門
● ストレス反応の誘発：BP，HR，脳圧，眼圧上昇

6 気管挿管時の挿管困難の評価

● Cormack & Lehane 分類（図 8）
　○ 喉頭鏡による喉頭展開時に得られる声門の可視範囲
　○ 気道確保を行う際の視界と難易度を客観的に評価するのに有用

Grade	視認できる部位	気管挿管に影響する可能性
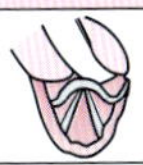 1	声帯が完全に見える	容易に挿管可能
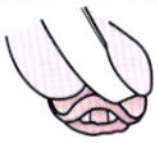 2	声帯の後部のみが見える	スタイレットを通した気管チューブであれば困難ではない
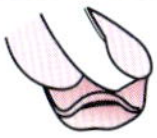 3a	喉頭蓋のみが見える 喉頭鏡のブレードで喉頭蓋は持ち上がる	挿管困難だが，ブジーや気管支鏡を用いた挿管は可能と考えられる
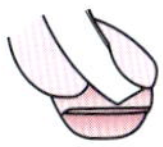 3b	喉頭蓋のみが見える 喉頭鏡のブレードで喉頭蓋は持ち上がる	挿管困難で，ブジーは使用不可能 ビデオ喉頭鏡や気管支鏡を用いた挿管は可能な場合がある
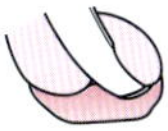 4	喉頭蓋も見えない	挿管困難であり，あらゆる気道確保の手段を用意する

※Grade 3, 4は喉頭展開困難，挿管困難

図8　Cormack & Lehane 分類
（参考図書 3 を参考に著者作成）

7 食道挿管

- 麻酔関連事故の主原因
- 院外での食道挿管の比率：5〜10%
- 鑑別法
  - 胸腹部聴診（5点聴診法），腹部膨満，挿管チューブ内の蒸気（呼気による曇り），換気バッグの抵抗感，酸素飽和度
  - 呼気二酸化炭素濃度（分圧）

8 声門上気道確保器具（supraglotic airway：SGA）

- 基本的に，自発呼吸を残した状態での気道確保に用いる
- SGA の長所と短所を理解して使用することが必要である（表1）

表1　SGA の短所と長所	
長所	○マスク保持が不要 ○下顎挙上が不要 ○挿管するより挿入が容易 ○喉頭鏡が不要 ○挿管困難症の患者にも使用可 ○挿入時の侵襲が少ない（歯牙，声門損傷はごくまれ） ○挿入時の血圧，脳圧，眼圧上昇や咳反射が少ない ○咽頭・喉頭を損傷する危険性が少ない ○気道への直接刺激がないためバッキング（気管刺激による咳）をしにくい ○抜去後の咽頭刺激が少ない
短所	○気道の気密性は不確実である ○頭を動かすと，留置位置がずれる ○声門部の閉塞は防げない ○低コンプライアンスでは十分な換気困難 ○高気道抵抗の場合，空気が漏れやすい ○胃の膨満が生じやすい ○胃内容を誤嚥する危険性あり ○長期人工呼吸には不適

a) ラリンゲルマスクエアウェイ（laryngeal mask airway：LMA）（図9）

- 喉頭を覆うマスクとチューブの組み合わせでできている声門上気道確保器具
- 英国で開発され，1991年に日本へ導入された
- マスク部分背側を患者の硬口蓋と咽頭後壁に沿わせて挿入し，先端が食道入口部に到達した位置に留置する

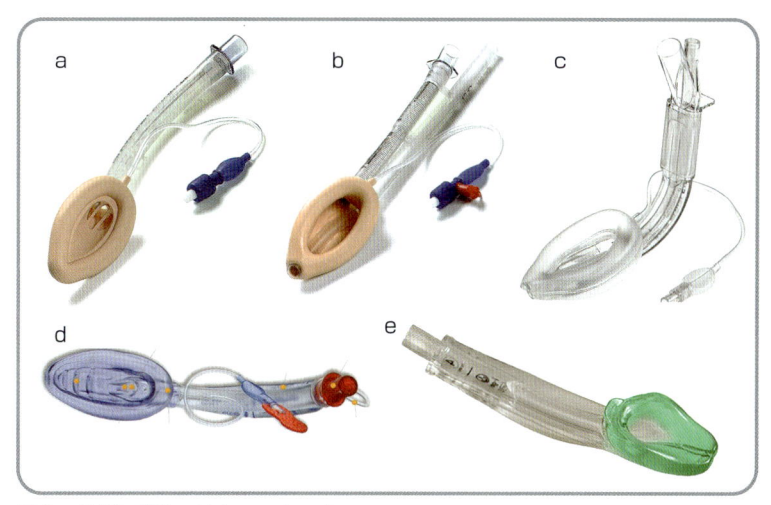

図9　ラリンゲルマスクエアウェイ
a：LMA Classic（提供：泉工医科工業）
b：LMA ProSeal（提供：泉工医科工業）
c：LMA Supreme（提供：テレフレックスメディカルジャパン）
d：Air-Q（提供：インターメドジャパン）
e：インターサージカル i-gel（提供：日本光電，エム・シー・メディカル）

- 様々な形状の製品があり，用途によって使い分けることができる
- 一般的なタイプの LMA Classic（図9a）がよく知られている
- サイズの選択は比較的困難であり，包装紙に書かれた体重を目安にする
- LMA による麻酔の合併症として，喉頭痙攣，喉頭浮腫，舌下神経麻痺，喉頭神経麻痺，胃液・胃内容物の誤嚥や誤嚥性肺炎などがあげられる
- 換気孔に縦のスリット（epiglottic elevating bar：EEB）が入っているタイプは気管支鏡操作や異物摘出が困難なため，異物摘出術には不向きである

b）LMA ProSeal

- 従来の LMA に比してカフ形状が厚くなり，背面にもカフが付けられたので，陽圧換気が可能となった．また，誤嚥対策として，胃内容のドレナージチューブポートが設けられ，陽圧換気と長時間手術に適した形状となっている（図9b）

◉EEB を有さない利点を持つ

c）LMA Supreme
- 前述の ProSeal の形状に加えて，L 字型の形状を持つ LMA であり，陽圧換気，胃内容ドレナージ，簡便な挿入ができる性能を有する（図 9c）

d）Air-Q
- 気管挿管を意識した L 字型の形状を持つ声門上器具
- EEB を有しておらず，一体型バイトブロックや鍵穴型の開口部などを備えている（図 9d）
- 換気とカフ圧が連動するカフ圧管理が不要な self-pressurized Air-Q（Air-Qsp）もある

e）インターサージカル i-gel
- カフがジェル状で柔らかく，喉頭にフィットするよう設計された EEB を有さない声門上器具
- カフを膨らますことなく喉頭周囲に高い密着性を確保する
- バイトブロック部や胃管挿入孔もあるため，陽圧換気が可能であり，5 秒以内の速やかな挿入が可能である（図 9e）

9 困難気道管理（difficult airway management：DAM）

a）日本麻酔科学会気道管理アルゴリズム（JSA-AMA）（図 10）
- ガイドラインの最も重要な内容を凝縮しているアルゴリズム
- 患者の置かれているリスクによって 3 つの領域に簡潔に分類されている
- 3 つの領域は，換気状態分類（V1〜V3）（表 2）と，その状態がどれくらい危険なのかという観点に基づいて分類されている

b）マスク換気困難な場合の対処
①気道内圧を増加させることができない場合
- 両手法や他の方法でマスクフィットを改善させる
- ガスリークを代償するために酸素の定常流量を増加させる

②気道内圧を適切に増加できる場合
- 経口あるいは経鼻エアウェイを挿入する
- 両手を用いて triple airway maneuvers を確実に行う（頭部後屈，下顎前方移動，開口）
- 逆トレンデレンブルグ体位あるいは半座位とする
- 麻酔器の人工呼吸器を用いて両手マスク換気を行う
  ○PEEP を高め設定し，PIP を制限した PCV モード

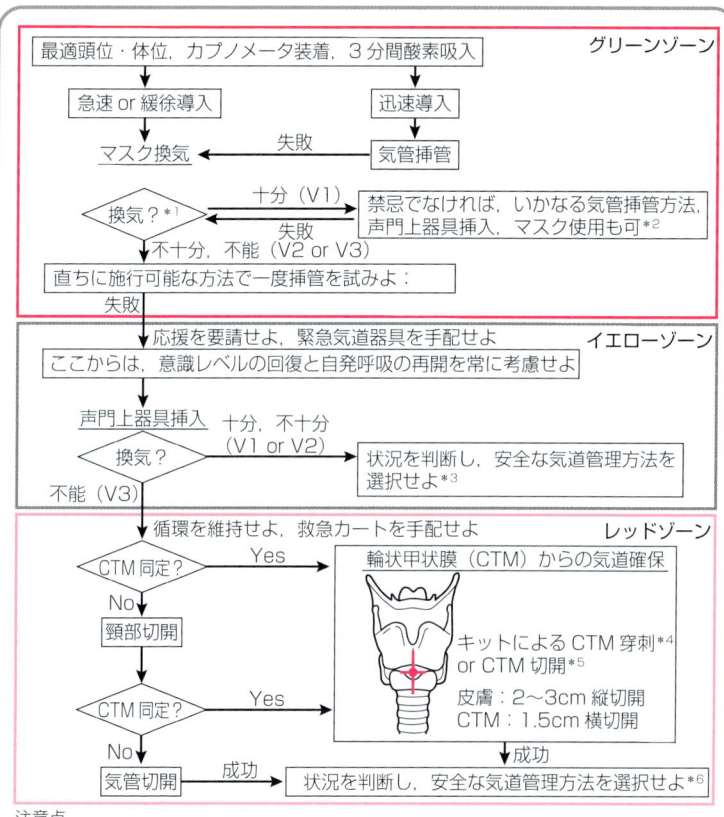

IV 麻酔(2)：全身麻酔

注意点
*¹：以下の項に従って，マスク換気の改善を試みる.
*²：同一施行者による操作，同一器具を用いた操作を繰り返すことは避けるべきである.
　　特に直視型喉頭鏡またはビデオ喉頭鏡で3回以上繰り返すことは避けるべきである.
*³：迅速導入においては誤嚥リスクを考慮する.
　　　①意識と自発呼吸を回復させる，②ファイバースコープの援助あるいはなしで声門上器
　　　具を通しての挿管，③声門上器具のサイズやタイプの変更，④外科的気道確保，⑤その他
　　　の適切な方法などの戦略
*⁴：大口径の静脈留置針による穿刺や緊急ジェット換気は避けるべきである.
*⁵：より小口径の気管チューブを挿入する.
　　　①意識と自発呼吸を回復させる，②気管切開，③気管挿管を試みるなどの戦略が考えられ
　　　る.

図10　日本麻酔科学会気道管理アルゴリズム（JSA-AMA）
（参考図書10より引用）

表 2　換気状態分類			
	麻酔施行者が最大限に努力して換気を行った場合		
換気状態の表現方法	V1	V2	V3
換気の状態	正常	正常ではない	異常
気道確保の難易度	容易	困難	不可能
重篤な低酸素血症へ進展する可能性	なし	通常はない	あり
重篤な二酸化炭素血症へ進展する可能性	なし	あり	あり
期待できる 1 回換気量	5mL/kg 以上	2〜5mL/kg	2mL/kg 以下
カプノグラムの波形	第Ⅲ相まで	第Ⅲ相欠落	なし
典型的なカプノグラムの波形	INSP I Ⅱ Ⅲ	INSP	INSP

この評価分類システムは，フェイスマスク，声門上器具あるいは気管チューブを通しての人工呼吸中または自発呼吸中の麻酔患者に適応可能である
INSP：吸気相
（参考図書 10 より引用）

- ◉ CPAP または PEEP を負荷する
- ◉ 筋弛緩薬が投与されていなければ投与する
- ◉ 筋弛緩薬がすでに投与されていれば回復させる
- ◉ 他の麻酔科医の援助を要請する
  - ○ PCV：従圧式換気，PIP：最大気道内圧，CPAP：持続陽圧呼吸

c) 参考：ASA の difficult airway management（図 11）
- ◉ ASA の困難気道患者の管理のための実践ガイドラインを示す

参考図書
1) スミスメディカル・ジャパンホームページ
   http://www.smiths-medical.com/jp/［最終アクセス 2017 年 11 月 21 日］
2) Drake L et al. Gray's Atlas of Anatomy, Churchill Livingstone/Elsevier, 2008: p.504
3) Cormack RS, Lehane J. Anaesthesia 1984; **39**: 1105-1111
4) Yentis SM et al. Anaesthesia 1998; **53**: 1041-1044
5) Koh LKD et al. Anaesth Int Care 2002; **30**: 48-51
6) Messeter KH et al. Anaesthesia 1980; **35**: 294-298

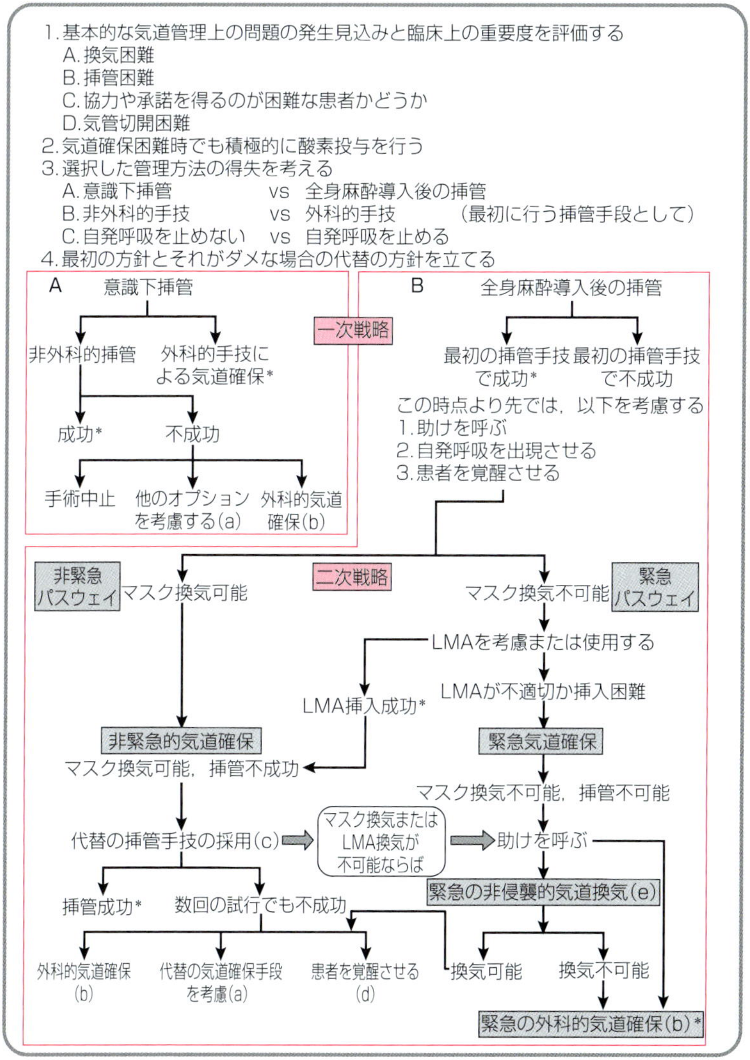

1. 基本的な気道管理上の問題の発生見込みと臨床上の重要度を評価する
   A. 換気困難
   B. 挿管困難
   C. 協力や承諾を得るのが困難な患者かどうか
   D. 気管切開困難
2. 気道確保困難時でも積極的に酸素投与を行う
3. 選択した管理方法の得失を考える
   A. 意識下挿管　　　　　vs　全身麻酔導入後の挿管
   B. 非外科的手技　　　　vs　外科的手技　　（最初に行う挿管手段として）
   C. 自発呼吸を止めない　vs　自発呼吸を止める
4. 最初の方針とそれがダメな場合の代替の方針を立てる

A　　意識下挿管

一次戦略

非外科的挿管　外科的手技に
　　　　　　　よる気道確保*

成功*　　　不成功

手術中止　他のオプション　外科的気道
　　　　　を考慮する(a)　確保(b)

B　　全身麻酔導入後の挿管

最初の挿管手技　最初の挿管手技
で成功*　　　　で不成功

この時点より先では，以下を考慮する
1. 助けを呼ぶ
2. 自発呼吸を出現させる
3. 患者を覚醒させる

二次戦略

非緊急パスウェイ　マスク換気可能

緊急パスウェイ　マスク換気不可能

LMAを考慮または使用する

LMA挿入成功*　　LMAが不適切か挿入困難

非緊急的気道確保　　**緊急気道確保**
マスク換気可能，挿管不成功　←

マスク換気不可能，挿管不可能

代替の挿管手技の採用(c)　→　マスク換気または
　　　　　　　　　　　　　　LMA換気が
　　　　　　　　　　　　　　不可能ならば　→　助けを呼ぶ

挿管成功*　　数回の試行でも不成功　　　　　　**緊急の非侵襲的気道換気(e)**

外科的気道確保　代替の気道確保手段　患者を覚醒させる　　換気可能　換気不可能
(b)　　　　　を考慮(a)　　　　(d)

**緊急の外科的気道確保(b)*　**

図11　ASA の difficult airway management
（参考図書 13 を参考に著者作成）

7）Stiles CM et al. JAMA 1972; **221**: 1246-1247

8）濱口眞輔ほか．気管異物摘出術時の麻酔．気道食道異物摘出マニュアル，日本気管食道学会（編），金原出版，2015: p.94-101

9）Poling HE et al. Br J Anaesth 1975; **7**: 382

10）Japanese Society of Anesthesiologists. J Anesth 2014; **28**: 482-493　http://www.anesth.or.jp/guide/pdf/20150427-2guidelin.pdf［最終アクセス2017年11月21日］

11）Kheterpal S et al. Anesthesiology 2013; **119**: 1360-1369

12）Apfelbaum JM et al. Anesthesiology 2013; **118**: 251-270

13）辻本三郎．日本臨床麻酔学会誌 2008; **28**: 359-373

4 ● 酸素療法と人工呼吸管理

① 酸素療法

◉ 酸素療法中は FIO_2 がわからないため，以下の表1で推定する

表1　非挿管下での酸素投与と FIO_2 の関係					
鼻カニューレ		フェイスマスク		リザーバー付きマスク	
酸素流量 (L/min)	FIO_2	酸素流量 (L/min)	FIO_2	酸素流量 (L/min)	FIO_2
1	0.24	5	0.4	6	0.6
2	0.28	6	0.5	7	0.7
3	0.32	7	0.6	8	0.8
4	0.36			9	0.9
5	0.40			10	1.0
6	0.44				

注意：患者の吸気の速さによって変化する
（参考図書4を参考に著者作成）

◉ ベンチュリーマスクでは FIO_2 が設定できる

◉ 鼻カニューレは，1L増加ごとに4%上昇する（6L＝44%）

② 人工呼吸

a）補助/調節換気モード（Assist Control：A/C）（図1）

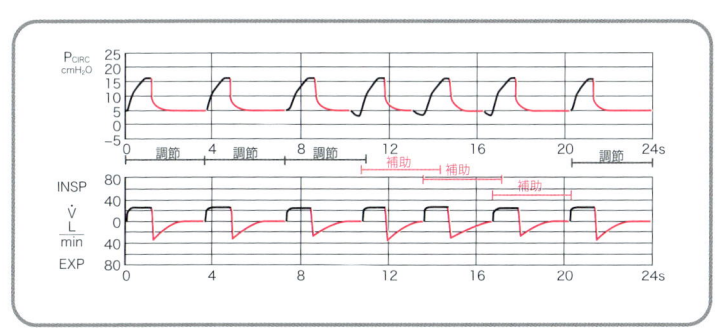

図1　補助/調節換気モード（Assist Control：A/C）

（メドトロニック社ホームページを参考に著者作成）

- 設定された換気量，圧，吸気流量，吸気時間で換気を行う強制換気
  - 調節換気：患者の自発呼吸がないと設定された呼吸サイクルで換気
  - 補助換気：一定時間内に患者の自発呼吸を検知すると吸気に同期して換気

①従量式（volume controlled ventilation：VCV）

- 1回換気量（tidal volume：V_T）と吸気流速を設定する換気法
- 設定されたV_Tを設定された流速で吸入させる
- 回路にリークがなければV_Tは保たれる
- 患者肺のコンプライアンスが高いと気道内圧は低下し，気道抵抗があると気道内圧が上昇する
- 圧挫傷（barotorauma）の危険はある

②従圧式（pressure controlled ventilation：PCV）

- 吸気圧と吸気時間を設定する換気法
- 人工呼吸器は設定された吸気圧まで吸気を送り，設定された吸気時間内は設定圧を維持し（プラトー），吸気時間終了で呼出する
- 気道内圧は設定以上に上昇しないので，圧挫傷の危険性は低い
- 換気量は患者肺のコンプライアンス減少や気道抵抗上昇で減少する

b）同期式間欠的強制換気（synchronized intermittent mandatory ventilation：SIMV）（図2）

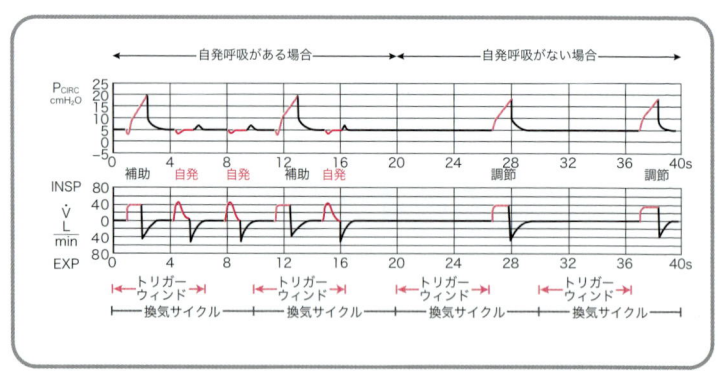

図2　同期式間欠的強制換気（SIMV）

（メドトロニック社ホームページを参考に著者作成）

◎設定回数以上の自発呼吸は患者自身によって行われ，設定した最低必要な換気数を下回る分は調節呼吸が行われる
◎自発呼吸と調節呼吸の両方の利点を活かせる
◎設定呼吸回数によって患者の呼吸仕事量が決まる
◎設定呼吸回数が全呼吸回数の80％未満になると急激に呼吸仕事量が増える

c）呼気終末陽圧（positive end expiratory pressure：PEEP）（図3）

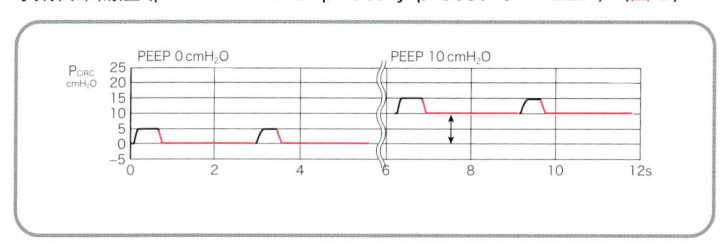

図3　呼気終末陽圧（PEEP）
（メドトロニック社ホームページを参考に著者作成）

◎呼気の終末に大気圧に開放せずに陽圧を保持する
◎肺胞の虚脱を防ぎ，酸素化能を改善する

d）pressure support ventilation（PSV）（図4）

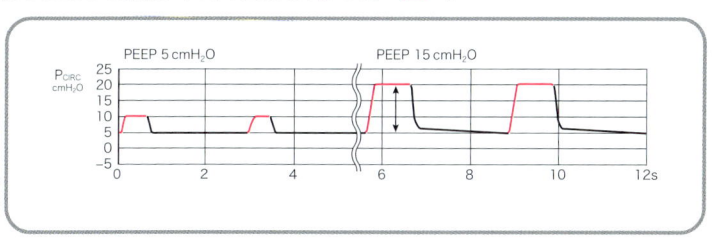

図4　pressure support ventilation（PSV）
（メドトロニック社ホームページを参考に著者作成）

◎自発呼吸の吸気時にあらかじめ設定した圧がかかり，患者の吸気を補助する
◎吸気開始と終了は患者に依存するため，吸気時間と1回換気量は吸気ごとに異なる

- 患者の自発吸気があるときのみ補助するので，自発呼吸がない状態では使用できない

e）持続陽圧換気（continuous positive airway pressure：CPAP）（図 5）
- 自発呼吸に PEEP を付加した換気

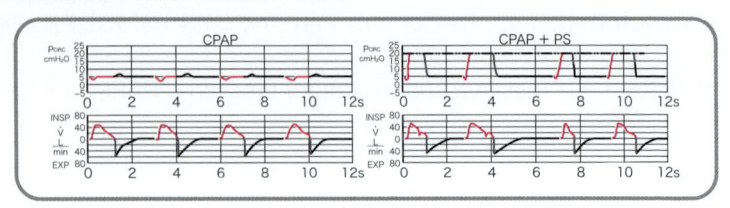

図 5　持続陽圧換気（CPAP）
（メドトロニック社ホームページを参考に著者作成）

3 人工呼吸惹起性肺損傷（ventilator associated lung injury：VALI）

①圧傷害（barotrauma）
②量傷害（volutrauma）
③虚脱性肺傷害（aelectrauma）
④酸素毒性（toxic effect of oxygen）
⑤炎症性肺傷害（biotrauma）
- 肺胞の過伸展あるいは虚脱再開通により惹起される

参考図書
1) 内山昭則．臨床外科 2016; **71**: 20-26
2) 小笠原治ほか．医療機器学 2016; **86**: 537-542
3) Slutsky AS et al. N Engl J Med 2014; **370**: 980
4) Miller RD et al (eds). Miller's Anesthesia, 6th Ed, Elsevier, 2005: p.2813

5 ● モニタリング（総論）

1 心電図

● 病棟・手術室ではひとつの誘導（基本的にはⅡ誘導）を連続監視する

a）誘導の種類

① Ⅱ誘導：標準の誘導．R波が大きくなるのが肢誘導ではⅡ誘導が多く（R波の電位の向きがⅡ誘導方向に向いているほうが多い），ST変化，P波も確認しやすい

② MCL1誘導：V_1波形に近似する．P波，脚ブロックや心室期外収縮の判定などが容易．Ⅱ誘導よりも各電位が大きく，体動の影響も少ない（胸骨上端の位置が「M」）

③ CM5誘導：V_5波形に近似する．心筋虚血に伴うSTやT波の変化を捉えるのに適している．Ⅱ誘導よりも各電位が大きく，体動の影響も少ない（胸骨上端の位置：M）

④ NASA誘導：V_2波形に近似する．筋電図の混入が最も少なく，MCL1と同様の判定ができる

● Ⅱ誘導とV誘導の併用（図1）

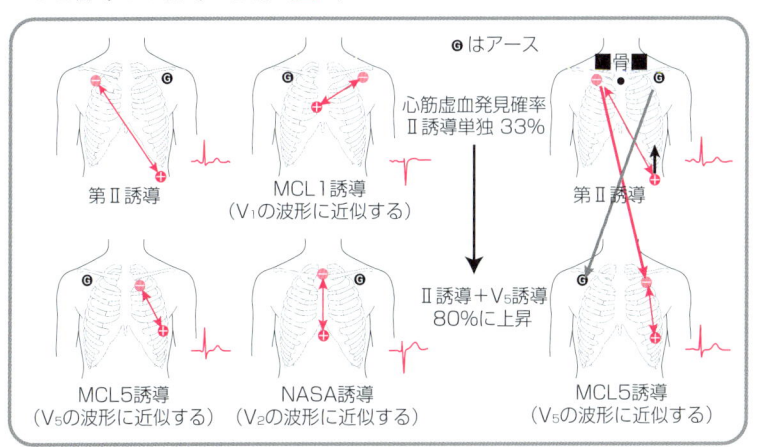

図1　Ⅱ誘導とV誘導の併用
（フクダ電子ホームページを参考に著者作成）

b）心電図モニターで判断する心筋虚血の確率
- Ⅱ誘導単独で心筋虚血を発見できる確率⇒33％
- Ⅱ誘導＋V_5誘導で心筋虚血が発見できる確率⇒80％
- V_4誘導＋V_5誘導で心筋虚血が発見できる確率⇒90％
- Ⅱ誘導＋V_4誘導＋V_5誘導で発見できる確率⇒96％

c）2ヵ所（複数）のECG波形で心室期外収縮（VPC）の起源を判断（図2）

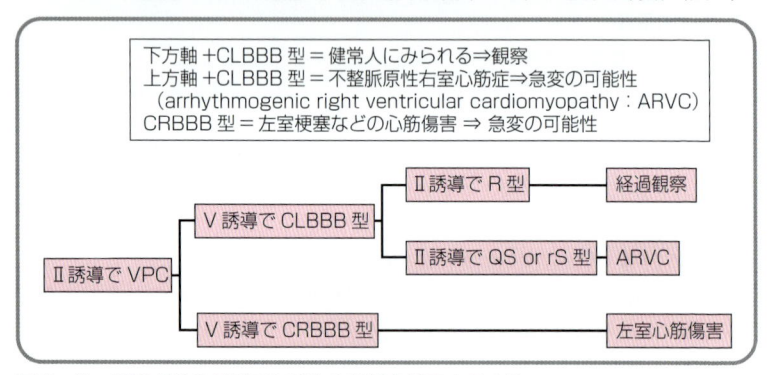

下方軸 +CLBBB 型 = 健常人にみられる⇒観察
上方軸 +CLBBB 型 = 不整脈原性右室心筋症⇒急変の可能性
　（arrhythmogenic right ventricular cardiomyopathy：ARVC）
CRBBB 型 = 左室梗塞などの心筋傷害 ⇒ 急変の可能性

Ⅱ誘導で VPC ─┬─ V 誘導で CLBBB 型 ─┬─ Ⅱ誘導で R 型 ── 経過観察
　　　　　　　│　　　　　　　　　　　└─ Ⅱ誘導で QS or rS 型 ── ARVC
　　　　　　　└─ V 誘導で CRBBB 型 ─────────── 左室心筋傷害

図2　2ヵ所の RCG 波形で VPC の起源を推定する方法

- Ⅱ誘導が R 型（QRS 上方成分が大きい＝下方軸）⇒起源：右室流出路，左室前壁−前中隔基部
- Ⅱ誘導が QS/rS 型（QRS 下方成分が大きい＝上方軸）⇒起源：右室流入路，左室後壁−後中隔基部
- 胸部誘導（擬似胸部誘導）で右脚ブロック型⇒起源：左室
- 胸部誘導（擬似胸部誘導）で左脚ブロック型⇒起源：右室

2 血圧測定（非観血的血圧計：NIBP）

- 収縮期血圧：左室の後負荷，動脈性の出血リスクの指標
- 拡張期血圧：冠血流の決定因子
- 平均血圧：心臓以外の臓器灌流の決定因子
- 上腕動脈の側圧を測定する．自動血圧計は内蔵マイクで血管の音の変化を読み取る
- 自動血圧計よりも人の手による測定のほうが正確である（一般に自動血圧計はカフ圧をかなり高く上げてしまう）

3 観血的動脈圧ラインによる血圧測定（A-line）（図 3）

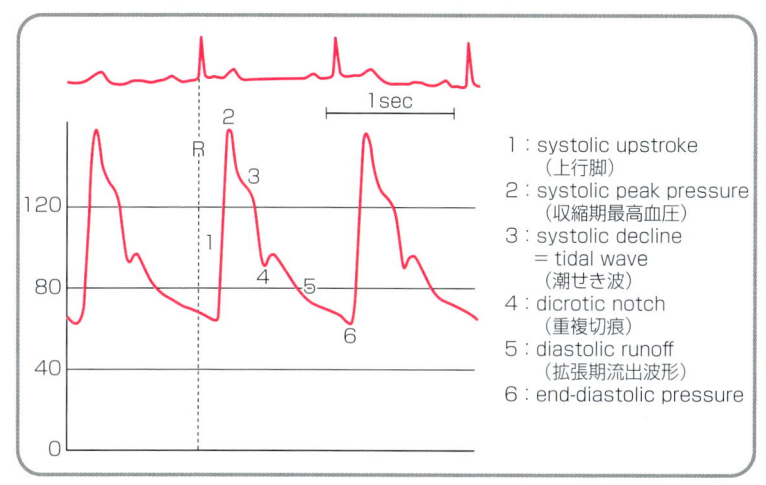

1：systolic upstroke
（上行脚）
2：systolic peak pressure
（収縮期最高血圧）
3：systolic decline
= tidal wave
（潮せき波）
4：dicrotic notch
（重複切痕）
5：diastolic runoff
（拡張期流出波形）
6：end-diastolic pressure

図 3　観血的動脈圧ラインによる血圧測定（A-line）

（参考図書 10 を参考に著者作成）

4 観血的動脈圧から測定する循環動態（1 回拍出量変化 stroke volume variation：SVV）（図 4）

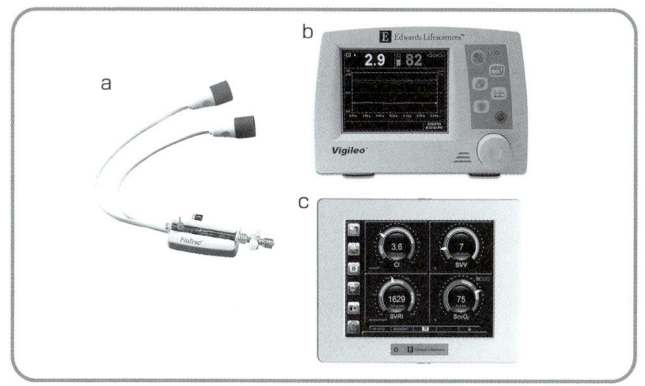

図 4　循環動態モニター

a：フロートラックセンサー，b：ビジレオモニター，c：EV1000 クリニカ
ルプラットフォーム（提供：エドワーズライフサイエンス）

- 動脈圧の波形から，心拍出量（cardiac output：CO），心係数（cardiac index：CI），1回拍出量変化（stroke volume variation：SVV）も測定できる機器がある
- 輸液反応性の指標に用いる
- 変動は輸液量，輸血量以外に，胸腔内圧上昇（陽圧換気，PEEP）によって生じやすい

5 パルスオキシメータ

- 指尖脈波は指尖血流を見る循環のモニターとしても使用できる（perfusion index：PI）
- パルスオキシメータで示される SpO_2 の値を Hb 酸素解離曲線に代入することで，PaO_2 を推定できる（図5，表1）

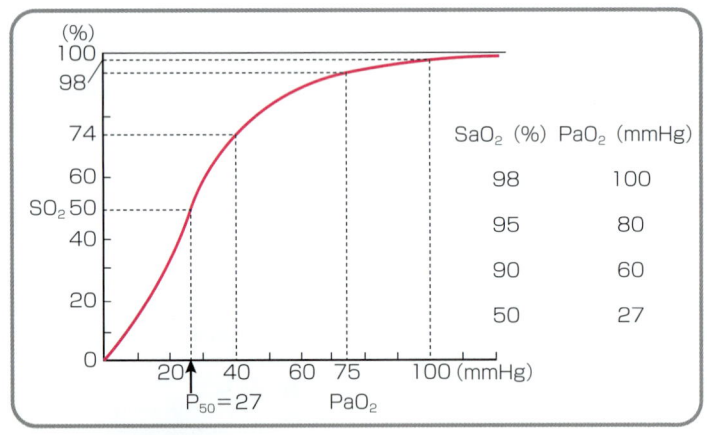

図5　Hb 酸素解離曲線
（参考図書 11 より引用）

表1　SaO_2 と PaO_2 の関係					
正常値 SaO_2（%）	98	95	90	87	50
PaO_2（760mmHg）	100	80	60	55	27

a）測定値が信頼できない例（図 6）

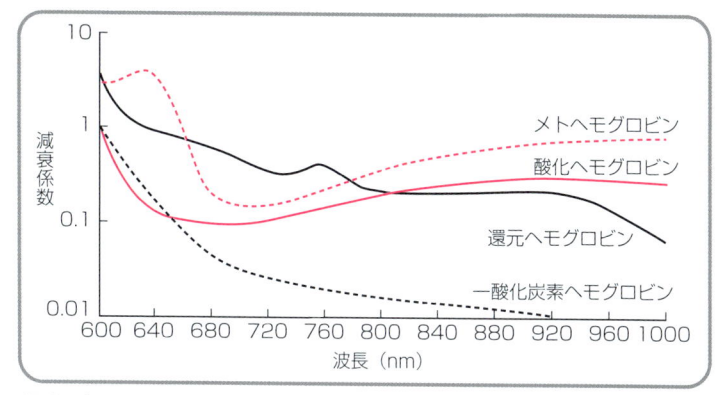

図 6　各 Hb の吸光曲線
（参考図書 12 ［Fig. 2］を参考に著者作成）

- CO-Hb：赤外光（940 nm）での吸光度は最低を示し，赤色光（660 nm）の吸光度は O_2Hb と類似するため，SpO_2 は過大評価される
- Met-Hb：940 nm 付近での吸光度が高く，大量に存在すると SaO_2 の値にかかわらず，SpO_2 が約 85％になる
- メチレンブルー：低下する
- ICG とインジゴカルミン：一過性に低下する（経験上，2～3％低下する）

b）測定値が信頼できない場合の CO オキシメトリ

- Masimo Rainbow SET パルス CO オキシメータラディカル 7（図 7）では，動脈血酸素飽和度（SpO_2），脈拍数（PR），灌流指標（Pi）以外に，PVi（脈波変動指標），カルボキシヘモグロビン濃度（SpCO），メトヘモグロビン濃度（SpMet）を測定できるため，測定値が信頼できる

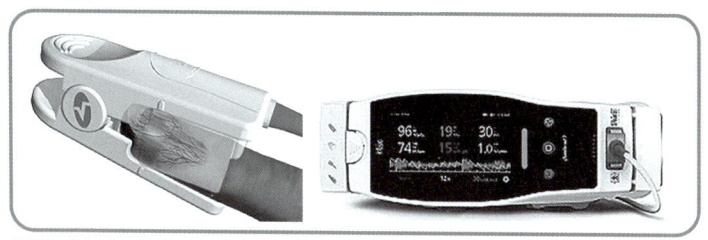

図 7　Masimo Rainbow SET パルス CO オキシメータラディカル 7
（提供：マシモジャパン）

6 カプノメータ

- 呼気終末二酸化炭素分圧（PetCO$_2$）は，動脈血二酸化炭素分圧（PaCO$_2$）よりも低く表示される
- 呼気二酸化炭素は，体内で代謝によって産生されたあとに肺に運ばれて呼出される

  ⇒代謝と換気条件が一定であれば循環のモニターとなる
- メインストリーム型とサイドストリーム型の2種類の測定法がある
- カプノメータの波形によって，病態を評価できる（図8）

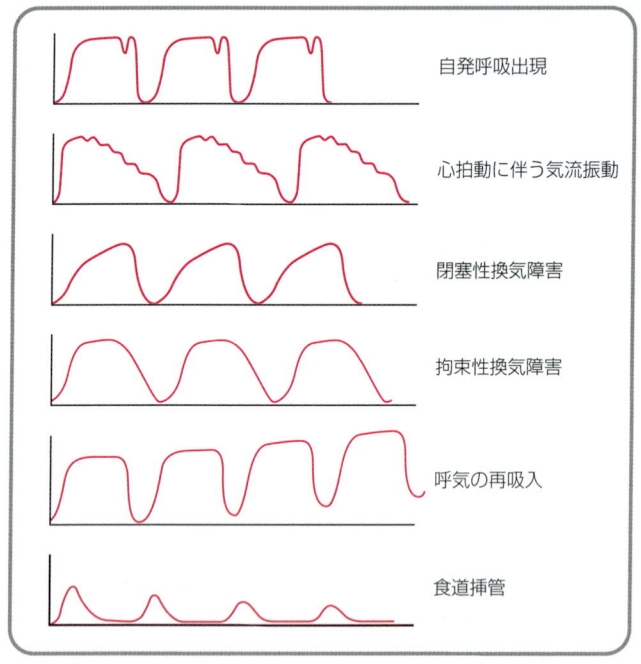

図8　種々の状態におけるカプノグラム

7 中心静脈圧（central venous pressure：CVP）(図9, 表2)

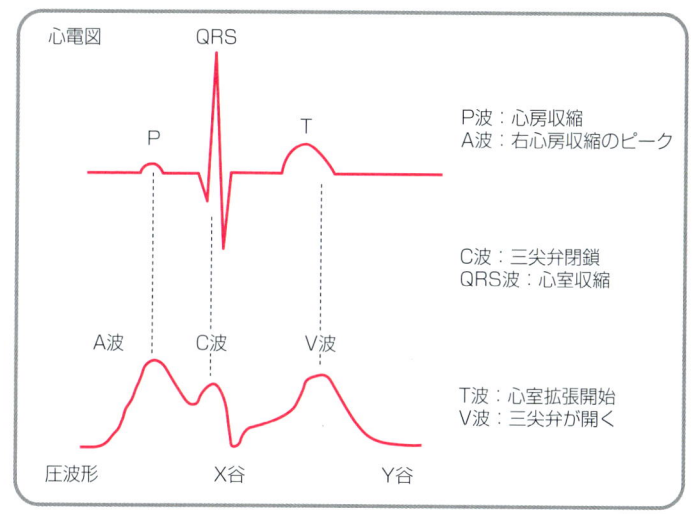

図 9　中心静脈圧
（参考図書 13 を参考に著者作成）

心電図　QRS

P波：心房収縮
A波：右心房収縮のピーク

C波：三尖弁閉鎖
QRS波：心室収縮

T波：心室拡張開始
V波：三尖弁が開く

A波　C波　V波

圧波形　X谷　Y谷

表2　中心静脈圧波形に影響する因子		
α波	増高	VT，心室ペーシング，完全房室ブロック，AVNRT，三尖弁狭窄（三尖弁閉鎖時に心房と心室が同時収縮）
	消失	Af
v波	増高	TR

- ◎ 中心静脈カテーテルによって測定される静脈圧≒右房圧（RAP）
- ◎ 循環血液量や右心機能の指標
- ◎ 正常値：4〜8mmHg
- ◎ 上昇：輸液過剰，心不全，肺塞栓，心臓拡張障害（心タンポナーデ，収縮性心膜炎など）
  - ○ PEEP（PEEP を 1cmH$_2$O 上げると，CVP も 1cmH$_2$O 上がる）
- ◎ 低下：循環血液量不足
- ◎ 2峰性の波：α波（心房収縮，2〜10mmHg），v波（心室収縮による心房充満，2〜10mmHg）

8 Swan-Ganz カテーテルでの測定項目（肺動脈圧，肺動脈楔入圧，心係数）（図 10）

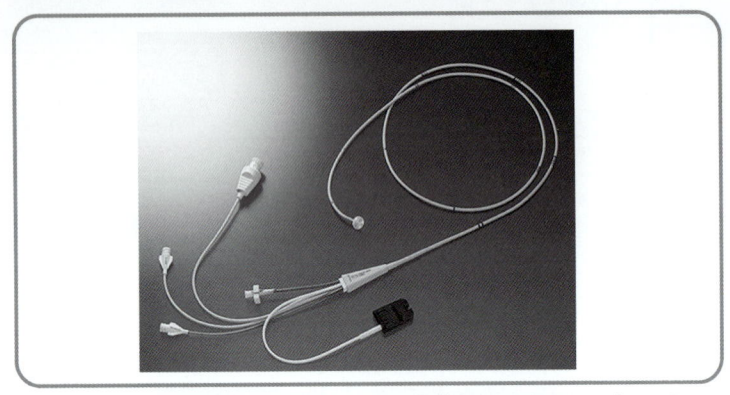

図 10 スワンガンツオキシメトリー・サーモダイリューション・カテーテル

混合静脈血酸素飽和度（SvO_2）の連続的なモニタリングが可能である．
（提供：エドワーズライフサイエンス）

a) 肺動脈圧（pulmonary arterial pressure：PAP）

- 正常値：収縮期圧 15〜25 mmHg，拡張期圧 8〜15 mmHg，平均圧 10〜20 mmHg
- 上昇：左心不全（拡張期圧上昇），僧帽弁閉鎖不全（MR）・僧帽弁狭窄症（MS），心タンポナーデ，肺塞栓（収縮期圧上昇），原発性肺高血圧症，呼吸不全に伴う続発性肺高血圧

b) 肺動脈楔入圧（pulmonary capillary wedge pressure：PCWP）（表 3）

表 3 肺動脈楔入圧波形に影響する因子		
α 波 左心房収縮期波形	増高 （＝左室が充満しにくい）	MS，輸液過剰，左心不全，心筋梗塞（コンプライアンス低下）
	消失	Af（心房収縮が無くなる），接合部調律
v 波 左心房拡張期波形	増高 （＝左房容量負荷）	MR，心室中隔穿孔

（参考図書 14 を参考に著者作成）

- 左心前負荷の指標
- 左室拡張末期圧（容量）を推定する
- 正常値：6〜12 mmhg
- 上昇：左心不全，僧帽弁異常，大動脈弁異常，肥大型心筋症，循環血液量過剰，右・左シャント，心タンポナーデ，収縮性心膜炎
- 低下：循環血液量不足，肺塞栓

c）心係数
- 心拍出量（mL/min）/体表面積（cm^2）
- 正常値：2.2（mL/min/cm^2）

9 脳脊髄モニタリング

a）麻酔薬と脳波の関係（表4）

表4　麻酔薬と脳波の関係	
イソフルラン	2.5MAC 以上で脳波が平坦化
ケタミン	低用量で α 波消失
フェンタニル	50〜70ug/kg で徐波化，δ 波振幅増大
バルビタール	少量：わずかに高振幅化，前頭葉 β 速波化 中等量：前頭葉 α 紡錘波 高用量：全般性 δ 波高振幅→群発抑止→平坦脳波
プロポフォール	少量：α 消失，低振幅前頭葉 β ↑ 中等量：前頭葉 δ，waxing/waning α 高用量：バルビタールと同じ
ドロペリドール	周波数低下（ときに徐波化）

b）脳幹聴性誘発電位（brainstem auditory evoked potential：AEP）
- 笑気は AEP にほとんど影響しない

c）Bispectral index（BIS モニタ）（図11，図12）
- ケタミン 0.25〜0.5mg/kg では BIS 値は変化しない
- 70％ までの笑気は BIS 値に影響しない

d）無侵襲混合血酸素飽和度監視（INVOS）（図13）
- 無侵襲で連続的にセンサ直下の局所酸素飽和度（rSO$_2$）をモニタリング
- regional saturation of oxygen（rSO$_2$）（微小血管の酸素飽和度，局所混合血酸素飽和度）をモニタリングすることにより，局所の灌流状態や代謝などの酸素の需給バランスの変化を評価する

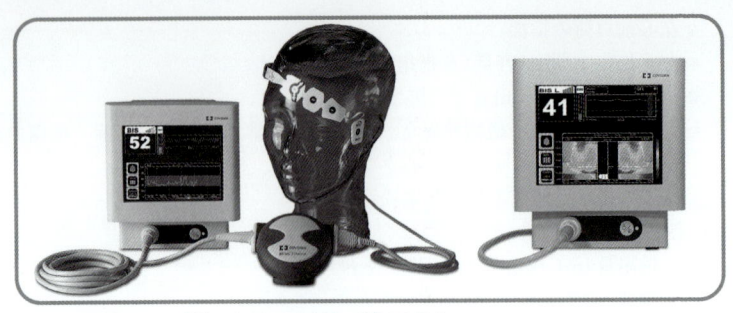

図 11　BIS コンプリートモニタリングシステム
（提供：コヴィディエンジャパン）

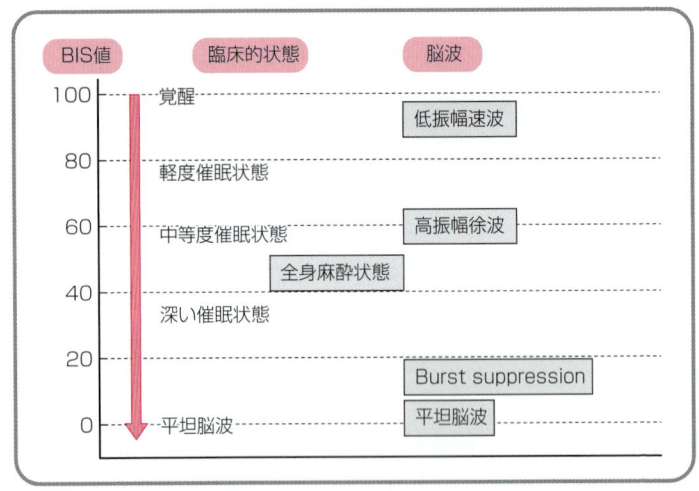

図 12　BIS 値と脳波の関係
（参考図書 15 を参考に著者作成）

e）運動誘発電位（motor evoked potential：MEP）

- 大脳の一次運動野を刺激して目的の筋肉から表面筋電図を記録
- 運動機能を司る錐体路の障害を検出する
- 錐体路：大脳運動野（中心前回）→内包→中脳大脳脚→延髄錐体交差→脊髄側索→脊髄前核細胞→α 運動神経→筋肉

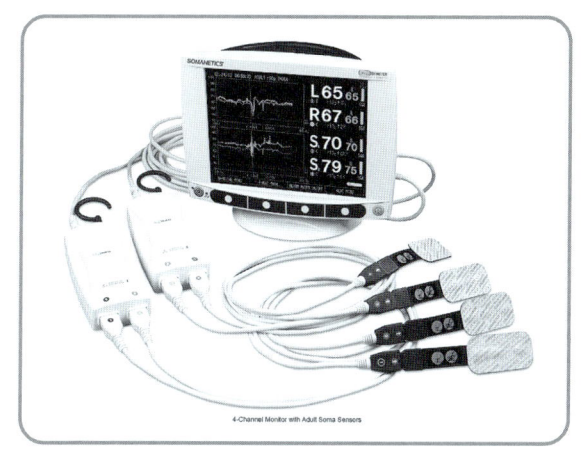

図13 無侵襲混合血酸素飽和度監視システム（INVOS™）
（提供：コヴィディエンジャパン）

- 検出率は高いが，偽陽性率も高い
- 揮発性吸入麻酔薬，バルビツレート，ミダゾラムや高濃度プロポフォールは MEP を抑制する
- レミフェンタニルなどの麻薬性鎮痛薬は MEP に影響しにくい
- ケタミンは最も影響が少ない
- 1 MAC のデスフルランが MEP に与える影響は少ない
- デスフルランはセボフルランよりも MEP に影響しない
- 脊髄への血液灌流圧を高めることは MEP 検出に有益である（収縮期血圧を 120 mmHg 程度に保つ）

f) 群発抑止（burst suppression）

- イソフルラン（>2.5 MAC），セボフルラン（>1.2 MAC），バルビツレートとプロポフォールの大量投与は群発抑止を生じる
- ベンゾジアゼピンでは群発抑止は起こらない

10 筋弛緩モニタリング

- 末梢神経を電気刺激して，その支配筋の収縮状態を観察することによって神経筋接合部の Ach 受容体の状態を評価する
- 臨床的には，尺骨神経支配の母指内転筋が用いられる

a) 四連刺激（train of four：TOF）（図 14，図 15）

- 100％（TOF 比（TOF ratio：TOFR＝1.0）で完全収縮，95％（0.95）でほぼ完全収縮，75％（0.75）でやや不十分な筋収縮，0％（0）では回復なし
- 受容体占拠率とは異なる（TOFR が 0.85 でも受容体占有率は 50％）
- TOFR＝0.7 では低酸素に対する換気応答応の低下，上気道筋群の不完全な回復がある
- TOFR＜0.7 で肺活量 15 mL/kg
- TOFR＝0.7 から 0.9 までの自然回復には 15 分要する
- TOFR は脱分極性筋弛緩薬では減衰しない（1.0 を示す）
- TOFR は phase Ⅱ ブロックでは低下する

b) 単収縮刺激

- 0.1 Hz，10 sec 間隔の繰り返す刺激
- 筋肉の収縮反応を対照と比較し，振幅もしくは収縮力の値を％で評価

c) テタヌス刺激

- 200 Hz，20 sec 間隔の連続刺激
- テタヌス刺激を持続していると，神経終末から大量に放出されていた ACh の貯蔵が少なくなって枯渇する

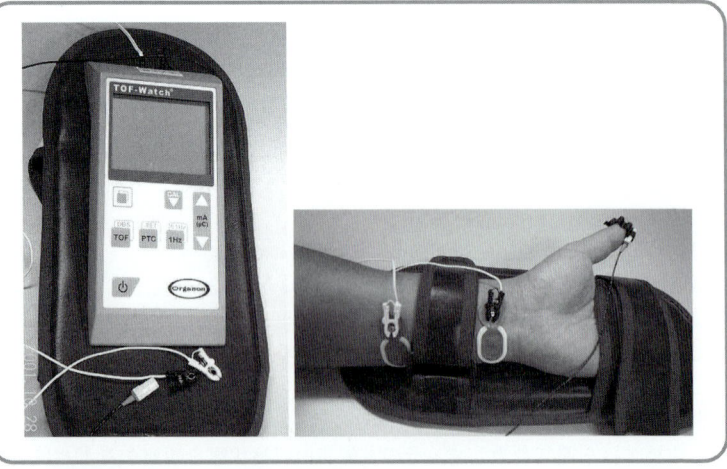

図 14　筋弛緩モニター　TOF Watch®
（提供：日本光電）

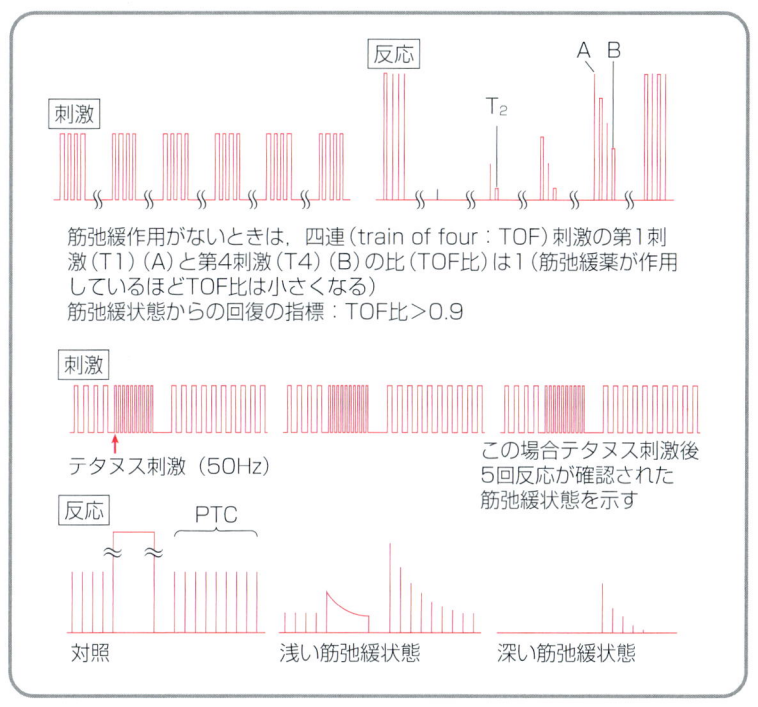

図15 筋弛緩モニタリング
（MSD ホームページを参考に著者作成）

- 非脱分極性筋弛緩薬により ACh 受容体が占拠された状態では，筋収縮の減衰が認められる
- 正常では筋収縮が維持されるが，非脱分極性筋弛緩薬投与下や脱分極性筋弛緩薬による phase Ⅱ ブロックでは減衰（fade）が認められる
- 脱分極性筋弛緩薬では収縮高は減少するが，減衰しない

d）post-tetanic counts（PTC）
- 50 Hz，5 sec のテタヌス刺激 3 sec 後に 1 Hz の単一収縮刺激を与える
- 非脱分極性筋弛緩薬の存在下で生じるテタヌス刺激後増強を利用する
- 単刺激や TOF によらない強い筋弛緩状態の評価法

e) ダブルバースト刺激（double burst stimulation：DBS）

- 750 msec 間隔で 50 Hz の群発テタヌス刺激を 2 回行う
- TOF よりも鋭敏かつ定性的な評価法
- 各々の群発刺激に対する反応はひとつであり，非脱分極性筋弛緩の回復相では 2 つの反応が出現する
- 第 1 反応に対する第 2 反応の減少（減衰）の有無のみを視覚，触知で評価する
- 0.4＜TOFR＜0.7 の範囲では，TOF では減衰を確認できないが，DBS では確認できる
- 浅い筋弛緩状態の残存を検出できる

11 経食道心臓超音波検査（経食道エコー：TEE）（図 16）

- プローブの深さによって上部食道（UE），中部食道（ME），胃内（TG）に分けられる
- ME 四腔断面：基本画像
- ME 二腔断面：左房内血栓を評価できる
- ME 長軸断面：AR や左室流出路を評価できる
- TG 短軸断面：心筋収縮異常の部位を評価できる
- ME 僧帽弁交連部断面（mitral commissural view）：僧帽弁逆流などの評価
- ME 大動脈弁短軸断面：冠尖の評価ができる
- ME 大動脈弁長軸断面：AR や弁輪径を評価できる
- TG 長軸断面：大動脈弁での血流を評価できる
- ME 上下大静脈断面：脱血管の位置確認，SG カテの確認，ASD の確認
- 下行大動脈短軸断面，長軸断面：動脈硬化，解離，IABP の位置確認

参考図書

1) 酒井規広ほか．LiSA 2008; **15**: 368-372
2) 讃岐美智義．ナースのための手術室モニタリング攻略ガイド，メディカ出版，2009: p.26-33, p.38-49
3) 富　勝治．OPE NURSING 2006; **65**: 114-115
4) 日本麻酔科学会・周術期管理チームプロジェクト．周術期管理チームテキスト，第 2 版，日本麻酔科学会，2011: p.232-247, p.254-262
5) 本田　完．LiSA 2007; **14**: 780-781
6) 瀬尾勝弘．麻酔 2009; **58**: 838-847

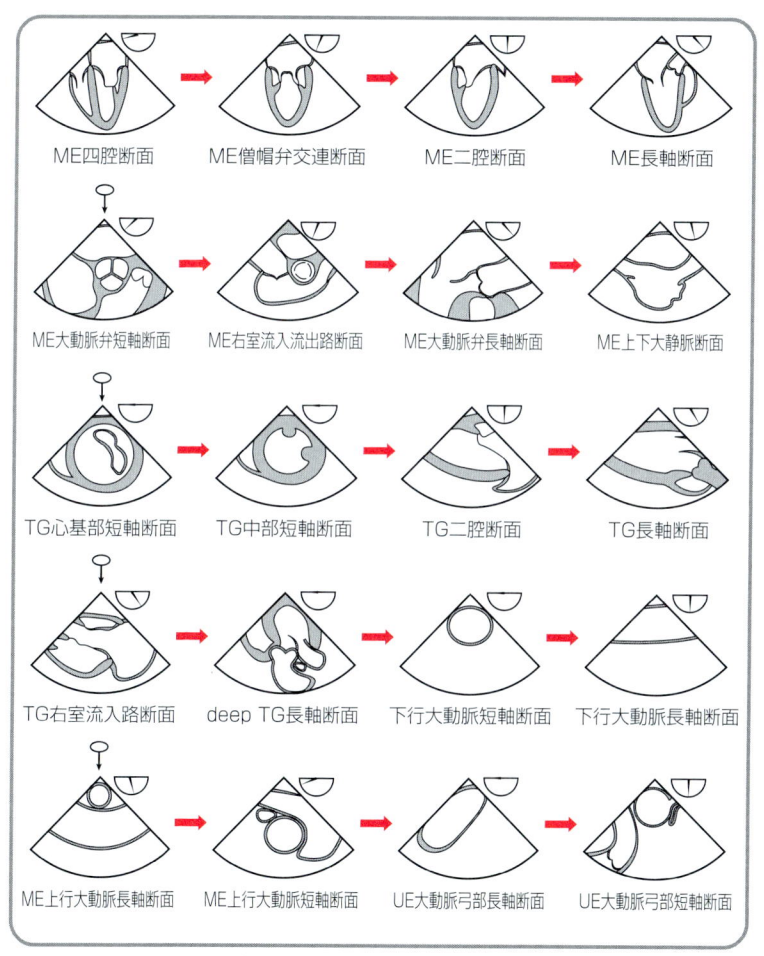

ME四腔断面　ME僧帽弁交連断面　ME二腔断面　ME長軸断面

ME大動脈弁短軸断面　ME右室流入流出路断面　ME大動脈弁長軸断面　ME上下大静脈断面

TG心基部短軸断面　TG中部短軸断面　TG二腔断面　TG長軸断面

TG右室流入路断面　deep TG長軸断面　下行大動脈短軸断面　下行大動脈長軸断面

ME上行大動脈長軸断面　ME上行大動脈短軸断面　UE大動脈弓部長軸断面　UE大動脈弓部短軸断面

図16　経食道超音波検査画像
（参考図書 16, 17 を参考に著者作成）

7) Barker SJ et al. Anesthesiology 1989; **70**: 112-117
8) 日本麻酔科学会．安全な麻酔のためのモニター指針，2009
9) 稲田英一（編）．麻酔科診療プラクティス13―モニタリングのすべて，文光堂，2004: p.125-126
10) Mark JB. Atlas of Cardiovascular Monitoring, Churchill Livingstone, 1998: Fig. 8-1
11) Morgan TJ. Crit Care Resusc 1999; **1**: 93-100
12) Wukitsch et al. J Clin Monit 1988; **4**: 290-301
13) 松田直之ほか．救急医学 2001; **25**: 1291-1297
14) Bernard GR et al. JAMA 2000; **283**: 2568-2572
15) Hongo K et al. Neurol Res 1995; **17**: 89-93
16) Shanewise JS et al. Anaesth Analog 1999; **89**: 870-874
17) Flachskampf FA et al. Euro J Echocardiograph 2001; **2**: 8-21

6 ● 麻酔に用いる薬物（1）： 麻酔薬・筋弛緩薬

1 吸入麻酔薬（総論）

a）導入が速い条件

①吸入麻酔薬の濃度が高い（濃度効果）

  ○（肺胞）換気量が大きい（肺胞内に麻酔と関係ないガスは少ないほうがよい）

②機能的残気量（FRV）が小さい（肺胞内に麻酔と関係ないガスは少ないほうがよい）

  ○妊婦は機能的残気量が小さいので導入が速い

③心拍出量が小さい

④血液や脳以外の組織に溶けにくい

  ○血液/ガス分配係数が小さい＝血液に溶けにくければ FA/FI が上昇しやすい⇒血液には溶け込んではいけない（FA/FI が上昇しないから）

  ○組織/ガス分配係数が小さい＝同じ理由です

⑤二次ガス効果

b）血液/ガス分配係数

  ◎血液に吸入麻酔ガスが溶け込む割合を示す係数

  ◎溶け込む麻酔ガスの量が少ない場合は，血液が速やかに吸入麻酔薬で飽和されるので，麻酔の導入覚醒が速い

c）最小肺胞内濃度（minimum alveolar concentration：MAC）

  ◎動物の尻尾をつまむという侵害刺激に対して，50%が体動を起こさなくなるか，あるいはヒトの皮膚切開に対して 50%の患者が体動する最小の肺胞内麻酔濃度（≒ED50）

  ◎麻酔作用の強弱を示す尺度で，この値が小さいほど麻酔作用が強い

  ◎加齢，鎮痛薬併用，体温低下で小さくなる＝麻酔薬をあまり使わなくてもよくなる

  ◎現在の麻酔薬の MAC：イソフルラン（1.2%）＜セボフルラン（1.7%）＜デスフルラン（6.6%）＜笑気（101%）

  ◎MAC-awake：患者の 50%開眼命令に反応する肺胞濃度．通常は 0.2〜0.3 MAC

- MAC-BAR（MAC-blockade of adrenergic response）：疼痛刺激に対してアドレナリン作動性反応が50％阻止される肺胞濃度．通常は1.5 MAC
- 一般的に，吸入麻酔薬では MAC-BAR＞MAC-intubation＞MAC-incision＞MAC-awake である

d）各臓器に与える影響

- 神経系：用量依存性に中枢神経を抑制する．脳血流量は増加する．脳代謝率は低下する
- 呼吸器系：用量依存性に呼吸抑制を起こす．気道を刺激することがある
- 循環系：用量依存性に1回拍出量（SV）を低下させ，体血管を拡張する．ただし，イソフルランだけは1 MAC での SV 減少に対して HR が増加するため，CI は減少しない
- カテコラミンの不整脈誘発作用に対する心筋感受性を増す
- 肝：肝血流は減少する
- 腎：平均動脈圧低下や腎血管抵抗上昇のために腎血流量は減少する
- その他：筋緊張を用量依存性に低下させる．体内で分解される

e）代謝

- 体内分解率：セボフルラン（2％）＞イソフルラン（0.2％）＞デスフルラン（0.02％）

2 吸入麻酔薬（各論）（表1）

a）揮発性吸入麻酔薬の特徴

- 呼吸を抑制する
- 気管支を拡張する⇒喘息患者に使える
- 末梢血管を拡張する⇒血圧を低下させる
- 心収縮力を抑制する⇒血圧を低下させる
- 子宮筋を弛緩させる
- 筋弛緩薬（非脱分極性）の作用を強くする
- 吸入麻酔薬と二酸化炭素吸収剤の反応によって，一酸化炭素（CO）が産生される
  - CO を産生しやすい麻酔薬：デスフルラン＞イソフルラン＞セボフルラン
  - CO を産生しやすい状況：乾燥，高温，高濃度麻酔薬，低流量麻酔，バラライム

	亜酸化窒素	ハロタン	エンフルラン	イソフルラン	セボフルラン	デスフルラン
分子量	4.4	197	184	184	200	168
沸点（℃）	―	50.2	56.5	48.5	58.5	22.8
蒸気圧（mmHg at 20℃）	―	244	172	240	170	669
密度（20℃）	―	1.868	―	1.502	1.520	1.465
臭い	甘い	有機溶媒臭	エーテル様	エーテル様	有機溶媒臭	エーテル様
防腐剤	なし	あり	なし	なし	なし	なし
湿ったソーダライム中の安定度 40℃	安定	安定	安定	安定	不安定	安定
湿ったソーダライム中の安定度 60℃	安定	やや不安定	安定	安定	不安定	安定
湿ったソーダライム中の安定度 80℃	安定	不安定	不安定	不安定	不安定	やや不安定
分配係数（37℃） 血液/ガス	0.47	2.5	1.8	1.4	0.65	0.45
脳/血液	1.1	1.9	1.4	1.6	1.7	1.3
肝臓/血液	0.8	2.1	2.1	1.8	1.8	1.4
腎臓/血液	NA	1.2	NA	1.2	1.2	1.0
筋肉/血液	1.2	3.4	1.7	2.9	3.1	2.1
脂肪/血液	2.3	51	36	45	48	27
最小肺胞濃度（%）（37℃，30〜55歳）	104	0.75	1.63	1.17	1.8	6.6

表1　各吸入麻酔薬の特性

（参考図書 8 を参考に著者作成）

b）セボフルラン（Sev）（図 1）

- 日本国内で開発されたハロゲン化揮発性吸入麻酔薬
- 1MAC は 1.7%，代謝率は 2%，血液/ガス分配係数は 0.63 である（導入・覚醒が速い）
- 気道刺激性が少ない
- 小児麻酔ではセボフルランを用いて緩徐導入を行う
- イソフルランに比べて強い異常脳波誘発作用がある
- 笑気を併用すると MAC が下がる
- 血管拡張作用と心収縮抑制作用がある
- 腎障害に関与する血中無機フッ素を上昇させるほかに，compound A を産生する

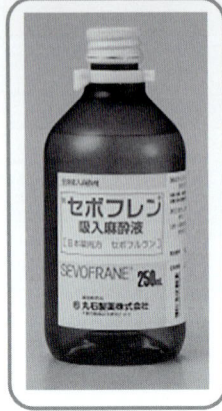

図1　セボフルラン
（提供：丸石製薬）

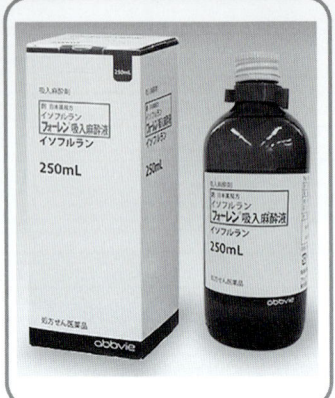

図2　イソフルラン
（提供：アッヴィ）

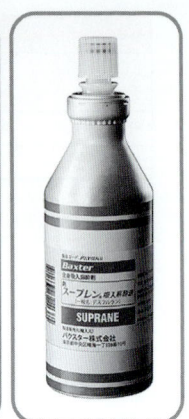

図3　デスフルラン
（提供：バクスター）

- 肝動脈緩衝反応（HABR）を維持する

c）**イソフルラン（Iso）（図2）**
- エンフルランの構造異性体の揮発性吸入麻酔薬
- 1MAC は 1.2％，代謝率は 0.2％，血液/ガス分配係数は 1.4
- 2.5MAC 以上で脳波は平坦化する
- 心拍数の増加傾向がみられる
- 脳血流，脳圧を増加させない⇒脳外科の手術に有用
- 肝動脈緩衝反応（HABR）を維持する

d）**デスフルラン（Des）（図3）**
- 最新の揮発性吸入麻酔薬
- 1MAC は 6.6％，代謝率は 0.02％，血液/ガス分配係数：0.42 で最小（導入・覚醒が最速）
- 沸点が 23℃ で，室温がデスフルランの沸点以上になりやすい⇒デスフルラン専用の気化器が必要
- ソーダライムとの反応はほとんどない
- 半減期 14 年⇒閉鎖循環式麻酔が望ましい
- 気道刺激性があり，小児でのマスクによる緩徐導入は推奨されていない
    - 成人：咳嗽，息こらえ 30％以上，喉頭痙攣 3〜10％

○ 小児：咳嗽，息こらえ 70％，喉頭痙攣 50％，気管支痙攣 3〜10％

e）亜酸化窒素（笑気，N_2O）：ガス麻酔薬

- 1 MAC は 101％で麻酔作用は弱い
- 血液ガス分配係数は 0.47 で導入・覚醒が早い
- 脳血管拡張作用がある
- 鎮痛作用は強い
- 高濃度で心筋抑制作用がある
- 筋弛緩作用はない
- 低酸素性肺血管収縮（HPV）を抑制しない
- 肺血管抵抗を上昇させる
- オゾン層外の紫外線で分解されるが，大気中の半減期は 150 年と長い
- 温室ガス効果は CO_2 の 300 倍
- 拡散性酸素欠乏症（＝拡散性低酸素症）
- 閉鎖腔（緊張性気胸やイレウスなど）に移行し膨張させる
- 骨髄造血抑制による顆粒球減少症（長期間使用後）

3 静脈麻酔薬

a）プロポフォール

- γ-アミノ酪酸（GABA）の $GABA_A$ 受容体作動＋NMDA 受容体抑制を有する（麻酔は主に $GABA_A$ 受容体の β サブユニットに作用する）
- α_2 受容体も介している
- 投与後 1 分以内に効果発現し，7〜8 分持続する
- 脳血流量と脳代謝率を減少させる
- 速やかに覚醒し，薬剤の蓄積効果が少ない
- 最初の覚醒は再分配，次いで肝臓で速やかに代謝⇒バルビタール薬と異なり持続点滴が可能
- 鎮痛作用はない
- 血管拡張，心抑制⇒血圧低下
- 呼吸抑制はあるが，喘息を誘発しない
- 覚醒の質がよい（不快感がない）
- 咽頭反射を抑制する（筋弛緩作用ではない）
- 悪心・嘔吐が少ない（GABA 受容体を介した延髄でのセロトニン減少による）
- 注入時に血管痛がみられる

- 体温調節機構に影響して shivering の閾値を下げる
- 禁忌：ショック，循環不全患者（血管拡張，心抑制がある），産科麻酔（胎盤通過性がある）

[プロポフォール注入症候群（propofol infusion syndrome：PRIS）]

- 集中治療での人工呼吸中の鎮静目的でプロポフォール長期投与中に発症する疾患
- 代謝性アシドーシス，横紋筋融解症，高 K 血症，心不全が発現する
- 危険因子と臨床所見を表 2 に示す：小児で多く，死亡率が高い

表 2　PRIS の危険因子と臨床所見
危険因子
○高用量（> 5mg/kg/hr），長時間（> 48 時間）の投与 ○乳幼児 ○上気道感染 ○多発外傷，頭部外傷 ○内因性ストレスの存在 ○カテコラミンやグルココルチコイドの投与 ○糖摂取の不足
臨床所見
○原因不明の代謝性アシドーシス（乳酸アシドーシス） ○血圧低下 ○徐脈性不整脈・心不全の進行 ○右脚ブロック，$V_{1\sim3}$ で coved 型 ST 上昇（Brugada 様） ○横紋筋融解（CK 上昇）と高 K 血症 ○脂質異常 ○進行性腎不全 ○肝機能障害，肝酵素値上昇，肝肥大

- 治療：プロポフォールの中止と対症療法

b）バルビタール（チオペンタール）

- $GABA_A$ 受容体-Cl^- チャネル複合体のピクロトキシン結合部位に結合し，Cl^- チャネルを直接開口するため，細胞内に Cl^- が流入してシナプス膜に分極を引き起こす
- 脳血流量と脳代謝率を減少させる
- 覚醒の早さは末梢組織への再分布による（半減期は 7〜17 時間），つまり，蓄積しやすい
- 鎮痛作用はない（麻酔域以下の濃度では，むしろ疼痛閾値を低下させる（痛覚過敏になる））

- 血管拡張，心抑制による血圧低下がみられる
- 気管支喘息を誘発ことがある（副交感神経刺激とヒスタミン放出作用による）
- 筋弛緩作用はない
- 強アルカリ性で，濃度が2.5％以上の場合は組織壊死を起こす
- 禁忌：喘息，ポルフィリン症（ポルフィリン代謝を阻害する）
- 鎮静濃度では脳酸素代謝率は30％減少し，平坦脳波出現レベルでは50％減少する（それ以上は低下しない）

c）ベンゾジアゼピン（BDZ）系薬物と拮抗薬

- GABA作用を増強する（BDZ受容体を占有する）
- 健忘作用：記銘力低下（前向性健忘）
- 抗痙攣作用（大脳辺縁系の海馬，扁桃体に作用する）
- 舌根沈下や呼吸抑制がみられる
- 末梢血管拡張，圧受容体感受性↓，心収縮力↓
- 脳血流と酸素消費量を低下させる
- 緑内障の患者では眼圧が上昇し（禁忌），重症筋無力症では筋弛緩効果が遷延する（禁忌）
- クリアランス：フルマゼニル＞ミダゾラム＞ジアゼパム

①ミダゾラム

- pH依存性に水溶性を示す（pH＜4では水溶性）
- 血管内（pH＝7.4＞4）では脂溶性に変化する（BBBを通過するために変化する）
- BDZ受容体親和性はジアゼパムの約2倍
- 静脈内投与5分以内に効果が発現し，1〜6時間効果が持続する
- 注入時の血管痛がない
- 体温調節機構にほぼ影響しない
- 代謝産物の α-ヒドロキシミダゾラムは20〜30％の作用を示し，代謝・排泄は速やかだが，長時間投与によって蓄積することがある

②ジアゼパム

- ジアゼパムは静注時の血管痛がある
- 代謝産物のN-デスメチルジアゼパムは薬理活性を有し，2〜5日間，血中にとどまる

③フルマゼニル

- BDZ受容体に結合し，ベンゾジアゼピンの生物学的作用に拮抗する
- BDZ系薬物による鎮静を解除し，呼吸抑制を改善する

- 初回 0.2 mg を緩徐に投与し，4 分以内に望まれる覚醒が得られない場合は 0.1 mg を追加する
- BDZ 系薬物で消失半減期がフルマゼニルの半減期（約 50 分）より長いものでは，患者が覚醒したあとも再入眠する可能性がある
- 除去半減期：ジアゼパム＞ミダゾラム＞フルマゼニル
- 禁忌：ベンゾジアゼピン依存（強い離脱症状が起きる），三環系抗うつ薬内服中（痙攣を誘発），てんかんの既往（痙攣を誘発）

d）ドロペリドール

- ブチロフェノン系抗精神病薬
- ドパミン拮抗作用（D_1, D_2 受容体），ヒスタミン拮抗作用，セロトニン拮抗作用を有する
- 低用量で中枢性制吐作用，術後悪心嘔吐予防効果を示す
- α 遮断作用による血管拡張，低血圧を示す（平均血圧を約 10％低下させる）
- 用量依存性に QT を延長させる：Torsade de Pointes（TdP）を惹起する可能性がある
- 少量でも錐体外路症状がみられる
- 肺血管抵抗や肺動脈圧には影響しない
- 脳血流量と酸素消費量には影響しない

4 ケタミン

- 大脳皮質（視床−皮質投射系）の抑制と大脳辺縁系の賦活を生じる（解離）⇒「解離性麻酔薬」
- 脳幹部で下行性抑制系を賦活する
- 低用量で α 波が消失する
- オピオイドではないが，平成 19 年 1 月から麻薬に指定されている（＝「麻薬性非オピオイド鎮痛薬」）
- 体性痛を軽減する（内臓痛には無効）
- Na チャネル遮断作用がある
- 脂溶性が高い（チオペンタールの 5～10 倍）
- ヒスタミン遊離作用はない（喘息患者に使用可能）
- 交感神経刺激による頻脈と血圧上昇がみられる
- 呼吸器系：呼吸は抑制しないが，気道分泌は増加する
- 筋弛緩作用はない
- 痙攣の閾値を下げる

- 幻覚，悪夢（若年者や女性に多い）
- 禁忌：頭蓋内圧亢進，眼圧亢進，虚血性心疾患，高血圧，甲状腺機能亢進症，精神病

5 麻薬性鎮痛薬

a）レミフェンタニル（図 4）

- 超短時間作用性の合成オピオイドで，μ受容体の特異的アゴニスト
- グリシン（脱力を有する抑制性神経伝達物質）を含むため，脊髄くも膜下腔，硬膜外腔投与は禁忌となっている
- 鎮痛力価はモルヒネの 100 倍である（フェンタニルと同等）
- 一般的に 0.1〜0.5 μg/kg/min で投与される（除脂肪体重で計算するべきである）
- 体内の非特異的エステラーゼによって代謝される
- context-sensitive half time（CSHT）は 3〜5 分である
- 薬物動態は腎不全，肝障害によって影響されない
- 用量依存的に心拍数減少，血圧・呼吸数・1 回換気量の低下を生じる
- 脳血流を減少させる
- 急速投与で骨格筋硬直
- 副作用：めまい，瘙痒感，悪心，覚醒時の shivering

b）フェンタニル（図 5）

- ピペリジン系合成麻薬性鎮痛薬で，μ受容体の特異的アゴニストである
- 鎮痛力価はモルヒネの 50〜100 倍である（レミフェンタニルと同等）
- 副交感神経優位にする．気管支平滑筋の収縮⇒喘息患者には使用しにくい
- 脂溶性は高い
- 投与された付近の脊髄に吸収されやすく，脊髄くも膜下腔内での頭側への移行が少ない⇒分節的な鎮痛効果をもたらす
- 副作用：吐き気，嘔吐，眠気，多幸感，頭痛，鎮静，抑うつ，瘙痒，発汗など（モルヒネに比較すると便秘，吐き気，めまいが少ない）
- 呼吸抑制が強い⇒呼吸数減少，無呼吸にもなる
- 急速投与によって筋硬直をきたす（「鉛管現象」）
- 50〜70 μg/kg の投与で徐波化，δ波出現，痙攣様脳波出現が生じる

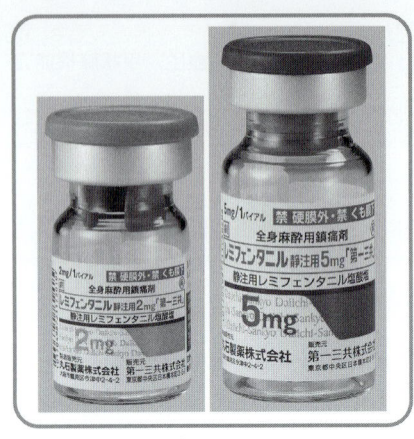

図4　レミフェンタニル
（提供：第一三共）

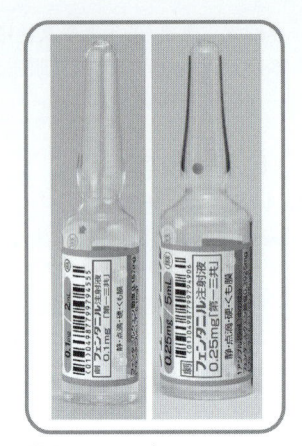

図5　フェンタニル
（提供：第一三共）

6 非麻薬性鎮痛薬

☞Ⅷ章-4-4（p.275）参照

7 α遮断薬（デクスメデトミジン：DEX）

- 中枢性 α_2 受容体刺激薬
- クロニジンの8倍の α_2 受容体親和性がある
- 呼吸抑制が少ない"意識下鎮静"のため，様々な局所麻酔下手術の補助として使用される
- 術中の麻薬や麻酔薬の減量を可能にする

a）作用機序

- 青斑核（LC）のシナプス前 α_2A 受容体を刺激し，神経末端からのノルアドレナリン（NA）遊離を抑制して LC の活動を抑制する（負のフィードバック）ことで鎮静状態が発現する
- 内因性睡眠機構を介している
- α_2 受容体：中枢神経系のシナプス前後に広く分布しており，睡眠・覚醒，循環，ホルモン分泌，ストレス応答，痛覚などの生理機能調節にかかわっている
- 特に，青斑核（LC）に存在する NA ニューロンの α_2A 受容体は睡眠・覚醒の調節に関与している

b）薬理作用

- 痛みの抑制：脊髄の α_2A 受容体を刺激して痛み伝達を抑制する
- 血圧・心拍数低下：弧束核などの α_2A 受容体を刺激して交感神経反応を抑制する
- 血圧上昇：末梢血管の α_2B 受容体を刺激して血管を収縮させる（急速投与でみられる）
- 分時換気量は減少するが，CO_2 応答能は維持され，用量依存性に呼吸数を増加させる
- 利尿作用がある（バソプレシン抑制，ANP 分泌亢進，RAA 系の抑制）
- 脳血流量を低下させる

c）効能・効果

- 集中治療における人工呼吸中および離脱後の鎮静
- 局所麻酔下における非挿管での手術・処置時の鎮静

※全身麻酔に移行する意識下気管支ファイバー挿管に対する有効性・安全性は確立されていない

d）副作用

- 低血圧，徐脈，口渇，悪心
- 重度腎機能障害患者には慎重投与（ただし CrCL＜30 mL/min）における DEX の Cmax, Tmax, AUC, $t_{1/2}$, CL, Vss は健康被験者との有意差はない）

8 筋弛緩薬

a）神経から筋への興奮伝播の機序（図6）

- 運動神経からの刺激伝導で神経終末小胞からアセチルコリン（Ach）がシナプス間隙に放出される
- Ach は筋細胞側にある終板の Ach 受容体（Nic 受容体の Nm 受容体）と結合する
- Na の透過性が変化し，Na^+ が細胞内に，K^+ が細胞外に移動して終板が脱分極する
- 終板の静止電位（－90 mV）が筋膜興奮域値（－45 mV）となって活動電位が生じる
- 活動電位は筋小胞体から Ca を遊離させ，筋フィラメントの収縮を起こす（興奮収縮連関）
- シナプス間隙に放出された Ach は ChE によってコリンと酢酸に加水分解される

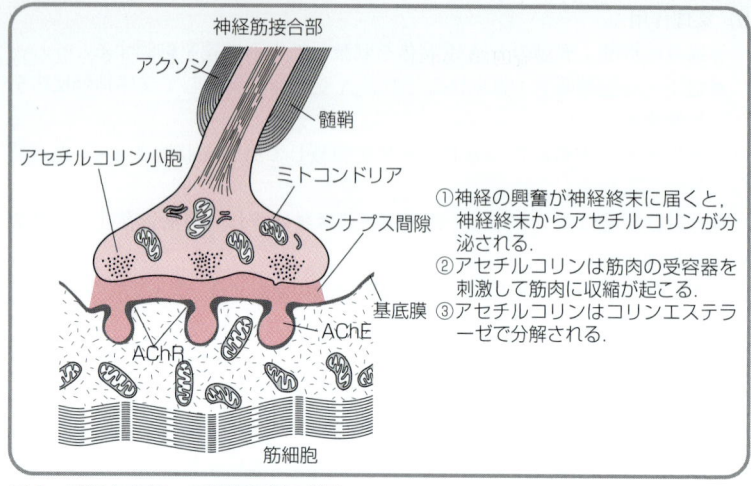

①神経の興奮が神経終末に届くと，神経終末からアセチルコリンが分泌される.
②アセチルコリンは筋肉の受容器を刺激して筋肉に収縮が起こる.
③アセチルコリンはコリンエステラーゼで分解される.

図6　神経から筋への興奮伝播の機序
AChR：アセチルコリン受容体，AChE：アセチルコリンエステラーゼ
（参考図書 9, 10 を参考に著者作成）

- 終板は再分極して筋は静止状態に戻る
- コリンは神経終末に取り込まれ，再び Ach に合成されて神経終末小胞に蓄えられる

b）種類
- 筋弛緩薬の種類を表3に示す

表3　筋弛緩薬の分類と代表薬物		
作用	作用時間	一般名
脱分極性		サクシニルコリン（SCC）
非脱分極性	長時間作用型	d- ツボクラリン パンクロニウム（PCB） ピペクロニウム ドキサクリウム
	中間作用型	ベクロニウム（VCB） ロクロニウム（RCB） アトラクリウム シサトラクリウム
	短時間作用型	ミバクリウム

c）脱分極性筋弛緩薬：スキサメトニウム（サクシニルコリン：SCC）

- 終板と結合して持続的な脱分極を生じ，再分極を妨げることで終板や筋膜の Ach 感受性を低下させる
- 神経筋接合部終板の Ach 受容体に結合して Ach 様の作用を示す
- 筋細胞の無秩序な収縮が生じ，一過性の線維束性攣縮（fasciculation）（骨格筋の非協調性運動・収縮）が起こる
- 終板は持続的に脱分極を起こしているため，受容体の反応性が低下する
- 再分極が阻止され静止電位に戻らないため，Ach が終板に来ても反応できない状態（不応期）となり，筋収縮が抑制されて筋弛緩作用をもたらす
- 徐脈，アレルギー，胃内圧上昇，眼内圧上昇，頭蓋内圧上昇，K 値上昇，悪性高熱誘発

d）非脱分極性筋弛緩薬：ベクロニウム（VCB）・ロクロニウム（RCB）

- 神経筋接合部の終板で，Ach との競合（競合的阻害）に打ち勝って受容体と結合・占拠し，Ach による終板の脱分極を阻止するために筋収縮が起こらず，筋弛緩作用を示す（競合性筋弛緩薬）
- 筋弛緩作用の強弱は接合部における Ach と筋弛緩薬の比によって変わる
- 終板において，Ach と競合して Ach の受容体結合を阻止する
- 脱分極性筋弛緩薬（SCC）と比べて作用発現は 2〜5 分と若干遅い
- 脱分極性筋弛緩薬（SCC）と比べて作用時間は数十分と長い
  - ○ VCB：作用発現 2〜3 分・作用時間 20〜30 分
  - ○ RCB：作用発現 1〜2 分・作用持続 15〜20 分
- 麻酔薬やその他の因子の影響も加わり，作用時間が延長する事が多い
- 蓄積性があり，追加投与時は減量する必要がある
- RCB は活性代謝産物の筋弛緩作用にも注意する
- RCB は蓄積作用が無く持続投与が可能
- RCB は投与量を増やすと作用発現までの時間が短くなる

e）筋弛緩薬に影響を及ぼす因子

- 表 4 に示す．

f）筋弛緩薬の拮抗（図 7）

- 非脱分極性筋弛緩薬は神経筋接合部で Ach と競合的して受容体に結合するので，Ach の量が筋弛緩薬よりも多くなれば受容体への結合が可能となり，筋への刺激伝導，すなわち筋収縮が生じる
- 神経筋接合部における Ach の量を増加させる効果的な方法
  ⇒神経終末から放出された Ach がコリンエステラーゼ（ChE）によって分

表4　筋弛緩薬に影響を及ぼす因子	
アシドーシス（呼吸性・代謝性）	非脱分極性筋弛緩薬の作用増強
低体温	非脱分極性・脱分極性筋弛緩薬ともに作用増強
揮発性吸入麻酔薬	非脱分極性筋弛緩薬の作用を用量依存性に増強
局所麻酔薬	非脱分極性・脱分極性筋弛緩薬ともに作用増強（神経筋接合部の感受性低下）
重症筋無力症	非脱分極性筋弛緩薬の作用増強（感受性が高い）
抗生物質	アミノグリコシド，ポリミキシンなどは作用増強
新生児	非脱分極性筋弛緩薬の作用が増強する（脱分極性筋弛緩薬の作用は減弱する）
抗痙攣薬	作用減弱
リチウム	非脱分極性筋弛緩薬の作用増強（神経終末からのAch放出減少作用がある）
ダントリウム	非脱分極性筋弛緩薬の作用増強（ダントリウムは末梢性筋弛緩薬）
Mg	

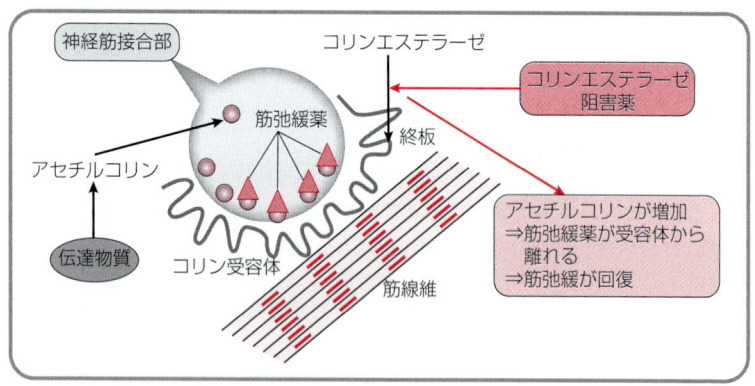

図7　筋弛緩薬の拮抗
（参考図書11, 12 を参考に著者作成）

　　解される経路を遮断すること
　　⇒ChE 阻害薬（ChEI）で Ach の加水分解を抑制すれば，神経筋接合部に
　　　Ach が蓄積して筋弛緩薬の作用を拮抗する
　●筋収縮に関与する Ach の作用はニコチン（Nic）受容体を介して行われる

が，ChEI の全身投与で Ach が増えると，Ach の Nic 受容体への作用以外に副交感神経系作動薬としての Mus 受容体への作用が現れ，徐脈，気管支収縮，縮瞳，気管支分泌物，唾液の分泌増加，腸管蠕動亢進が起きる

- ムスカリン（Mus）作用を遮断するために，抗コリン薬である硫酸アトロピンを投与する

g）スガマデクス

- 血管内で薬物同士が直接結合することで，生体内で筋弛緩作用を不活化する
- 神経終末における Ach の動態に影響を及ぼさないため，ChEI で認められる欠点がない
- 適応：ロクロニウム＞ベクロニウムによる筋弛緩状態の回復
- 用量：自発呼吸発現後（浅筋弛緩）＝2 mg/kg
　　　　自発呼吸発現前（深筋弛緩）＝4 mg/kg
　　　　緊急時（筋弛緩薬投与直後）＝16 mg/kg
- 腎排泄であり，肝代謝・排泄の影響は受けない
- スガマデクス-ロクロニウム包接体は結合定数がとても高いために安定性が非常に高く，再筋弛緩状態となる可能性は低い（図8）

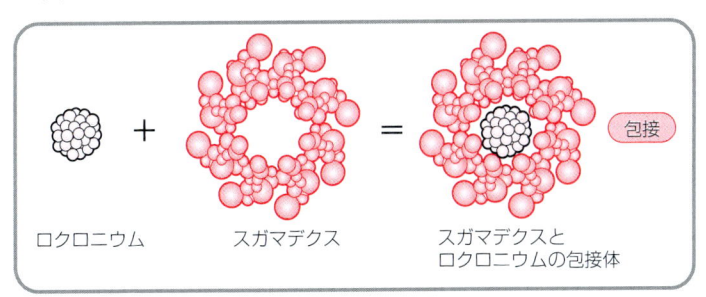

ロクロニウム　　　スガマデクス　　　スガマデクスと
　　　　　　　　　　　　　　　　　　　ロクロニウムの包接体

包接

図8　ロクロニウムの拮抗薬：スガマデクス
（参考図書 11 を参考に著者作成）

参考図書
1）　Iijima T et al. Anesth Analg 2000; **91**: 989-995
2）　Hanaoka K et al. Crit Care Med 2002; **30**: 1256-1260
3）　Peroutka SJ et al. Am J Psychiatry 1980; **137**: 1518-1522

4）　Lischke V et al. Anesth Analg 1996; **79**: 983-986
5）　Bajwa S et al. Ann Med Health Sci Res 2013; **3**: 475-483
6）　Beers R et al. CNS Drugs 2004; **18**: 1085-1104
7）　Sparr HJ et al. Drugs 2001; **61**: 919-942
8）　稲垣喜三．Anesthesia 21 Century 2011; **13**: 3-41
9）　Sethee JS et al. Neuromuscular blockade. Clinical Anesthesia Procedures of the M.G.H., Dunn PF (ed), Lippincott Williams & Wilkins, 2007: p.190-207
10）　弓削孟文．標準麻酔科学，第6版，2011: p.50
11）　MSD 株式会社ウェブサイト
12）　天木嘉清．筋弛緩薬—基礎からみた臨床への応用，真興交易出版部，2003

7 ● 麻酔に用いる薬物 (2)：周術期管理に用いる薬物

1 昇圧薬

- 昇圧方法には α 刺激と β 刺激がある
- β 作動薬は直接 β_1 受容体してアデニル酸シクラーゼ (AC) を活性化させる．AC によって ATP から cAMP が産生され，収縮力が増大する．cAMP を分解する酵素が PDE III であり，cAMP は PDE III によって 5'AMP へと代謝される

a) エフェドリン

- 4〜8 mg の単回投与または 0.5〜1 A (20〜40 mg) の筋注を行うことも有用
- β 受容体刺激作用（直接作用）と，交感神経終末からのノルアドレナリン (NA) 放出作用（間接作用）を示す
- 血管収縮作用 (α_1 作用) と心臓刺激作用 (β_1 作用) により血圧上昇作用を発現し，その強さはアドレナリンの 1/100〜1/200 であるが，持続時間は 7〜10 倍である
- 直接作用は主に β 作用，間接作用は NA を介する α 作用 ($\beta : \alpha = 8:2$)
- 頻回に投与すると，NA が枯渇して α 作用が漸減する（タキフィラキシー）
- β_2 刺激によって血清 K 値が低下する
- 低酸素血症は，血清 K が心調律に及ぼす作用を増強する

b) フェニレフリン

- 100〜200 μg の単回投与または 10〜20 γ の持続投与
- α_1 アドレナリン受容体を選択的に活性化⇒血圧上昇（最高血圧↑，最低血圧↑）
- アドレナリンの水酸基を除いた薬物
- カテコール-O-メチル基転移酵素 (COMT) による代謝を受けない

c) ドパミン (DOA)（表1）

- 1〜20 γ の持続投与
- NA の前駆物質
- 主にドパミン受容体 (D_1, D_2) を刺激するが，α_1, β_1 受容体の刺激作用も併せ持つ
- 血管に対する作用は拡張と収縮の二面性を持っているため，拡張期圧は

	α_1, α_2	β_1	β_2	
	末梢血管収縮	心筋収縮増強	骨格筋・内臓 末梢血管拡張	腎血管拡張
ドブタミン（DOB）	＋	＋＋＋	＋＋	－
ドパミン（DOA）	＋＋＋	＋＋＋	＋＋	＋＋（低濃度）
ノルアドレナリン（NA）	＋＋＋	＋＋＋	－	－

表1　循環作動薬の作用部位（比較）

変化しないかわずかに上昇させる
- 少量では D_1 受容体を刺激して，腎・腸間膜・冠血管を拡張させて血流量を増大させる
- その他の血管は α_1 受容体刺激作用により収縮させる
- 中等度投与量では，心臓の β_1 受容体を刺激して心筋収縮力を増加させる
- $15\,\mu g/kg/min$ 以上で α_1 作用が D_1 作用や β_1 作用より強くなり，血管収縮作用が前面に出る
- 大量投与で心臓の β_1 受容体が強く刺激され，催不整脈作用が生じる（約8%）

d) ドブタミン（DOB）（表1）
- 1〜20γの持続投与
- 心臓の β_1 受容体に直接作用して，心拍数，心筋収縮力の増加（心拍出量の増加）をきたす
- 心臓に選択的に作用する
- 陽性変力作用では常に DOA を上回る
- 心筋酸素消費量と心拍数増加は DOA より少ない
- 末梢血管抵抗は増加しない（末梢を開くため血圧は下がる）
- 10γ以上では血管収縮作用を示す
- 肺動脈圧を低下させ，右心不全に有効である
- 利尿効果はない
- 催不整脈作用は DOA より少ない（約3%）

e) ホスホジエステラーゼⅢ阻害薬（PDEⅢ）
- 0.1〜0.5γの持続投与
- PDEⅢは主に血小板・心臓・血管平滑筋に存在し，PDEⅢ阻害薬は急性心不全治療薬に用いられる
- PDEⅢ阻害薬は細胞内で cAMP，cGMP の分解を抑制し，濃度を高める

- cAMP はプロテインキナーゼ A（PKA）を活性化し，心筋の L 型 Ca^{2+} チャネル，筋小胞体ホスホランバン，筋小胞体 Ca^{2+} 遊離チャネルをリン酸化することで細胞内 Ca^{2+} 濃度を上昇させて心収縮力が増強する
- 血管平滑筋の cAMP が増加すると，血管が拡張する

f）イソプロテレノール（ISP）
- $0.02〜0.2\gamma$ の持続投与
- 純粋に β 受容体を刺激する⇒HR 増加のみを目的に使用
- 血圧は低下する
- β 作用の強さ：ISP＞DOB＞DOA＞Adr＞NA

g）ノルアドレナリン（NA）（表 1）
- $0.02〜0.2\gamma$ の持続投与
- $\alpha+\beta$ 刺激（$\alpha>\beta$）
- 強力な α_1，α_2 血管収縮作用がある⇒血管収縮による昇圧作用
- α 作用の強さ：NA＞Adr＞DOA＞DOB＞ISP

h）アドレナリン（Adr）
- $0.01〜0.2\gamma$ の持続投与
- 他のカテコラミンが無効なときの最終手段
- 心臓の β_1 刺激⇒心拍出量増加
- 血管の α_1 刺激⇒血管収縮
- 気管支の β_2 刺激⇒気管支拡張
- 肝臓の β_2 刺激⇒グリコーゲン分解による血糖値上昇

i）バソプレシン（arginine vasopressin：AVP）
- $0.01〜0.04\,IU/min$ の持続投与
- V_1 受容体（血管平滑筋 V_{1a} 受容体）を介した末梢血管収縮
- V_1 刺激によって産生されたイノシトール三リン酸とジアシルグリセロールが筋小胞体から Ca を直接遊離させて血管収縮
- NA の血管感受性を高め，併用で昇圧作用を増強する
- 低酸素やアシドーシスの状態でも昇圧作用が維持される
- AHA のガイドラインではアドレナリンの代替薬として ACLS の心停止時のプロトコールに入る

2 降圧薬

- 多くの降圧薬は肺血管も拡張させるため，十分に酸素化されない血液が肺循環から体循環に流れることで，PaO_2 が低下する＝低酸素性肺血管収

　　縮（HPV）の抑制が生じる

a）Ca 拮抗薬
- 細胞膜の Ca チャネルを遮断し，動脈系を拡張させる
- 房室伝導に抑制的に作用する（主にベラパミルが強い房室伝導抑制作用を示す）
- ニカルジピン：0.5 mg の単回投与，または 0.5〜10 γ の持続投与

b）カルペリチド（心房性 Na 利尿ペプチド，hANP）
- 0.0125〜0.025 γ の持続投与
- 強力な血管拡張作用と利尿作用を持つ循環ホルモン
- 腎血流改善と，RAA 系のアルドステロンを抑制する
- 血管を拡張させて，左室拡張末期圧（LVEDP）を下げる⇒交感神経活性を亢進させない
- 抗炎症作用，抗酸化作用，抗ストレス作用を有する
- 半減期は約 24 分で，持続投与を要する

c）プロスタグランジン E₁
- 0.05〜0.2 γ の持続投与
- 末梢血管平滑筋の弛緩により，血管（主に動脈系）を拡張させて後負荷を軽減させる
- 腎血管拡張作用，Na 利尿作用があり，生理的状態を保持する
- 肺で 80％不活化される（人工心肺中は降圧作用が強い）
- 末梢血管からの投与で，血管炎を生じやすい

d）トリメタファン
- 交感神経と副交感神経の双方の神経節を遮断することにより，平均血圧を低下させる
- 直接血管拡張作用とヒスタミン遊離による降圧作用もある
- 副作用として瞳孔散大，毛様体筋麻痺，麻痺性イレウスがある

e）アデノシン三リン酸（ATP）
- 末梢血管平滑筋に直接作用して，血管を拡張させる

f）ニトロプルシド
- 動脈と静脈の血管平滑筋を直接拡張させる
- 反射性頻脈となる
- 大量投与でシアン中毒になる

3 抗不整脈薬（Vaughan Williams 分類）（表2）

a）Ⅰa群：Na チャネル抑制と K チャネル抑制の双方の作用を有する
- 0 相の活動期の Na チャネルに作用して Na イオンの流入を抑制する
- 電位依存性の遅延型整流 K チャネルを抑制して不応期を延長させる
- 興奮の立ち上がりをゆるくし，また活動電位を伸ばす

b）Ⅰb群：Na チャネルを抑制し，K チャネルの開口を早める
- 遅い時期（不活性化状態）に結合し，0 相，1 相，2 相も抑制する
- K チャネルの開口を早めて不応期を短縮する

c）Ⅰc群：Na チャネルを抑制する
- Na チャネルの抑制が主で，不応期は不変
- β 遮断作用，K チャネル抑制作用を有する薬物もある

表2　抗不整脈薬の分類（Vaughan Williams 分類）

分類		代表的な薬の名称（一般名称）	作用
Ⅰ群	Ⅰa	プロカインアミド（アミサリン） キニジン（キニジン） シベンゾリン（シベノール） ジソピラミド（リスモダン）	Na チャネル抑制 K チャネル抑制
	Ⅰb	リドカイン（キシロカイン） メキシレチン（メキシチール） アプリンジン（アスペノン） フェニトイン（アレビアチン）	Na チャネル抑制 K チャネル開放促進
	Ⅰc	ピルシカイニド（サンリズム） フレカイニド（タンボコール） プロパフェノン（プロノン）	Na チャネル抑制
Ⅱ群		アセタノール（アセブトロール） インデラル（プロプラノロール） カルビスケン（ピンドロール） セロケン，ロプレソール（メトプロロール） テノーミン（アテノロール） ナディック（ナドロール） ミケラン（カルテオロール） メインテート（ビソプロロール）	β_1 受容体遮断 （K チャネル開放促進）
Ⅲ群		アンカロン（アミオダロン） シンビット（ニフェカラント） ソタコール（ソタロール）	K チャネル抑制
Ⅳ群		ベプリコール（ベプリジル） ヘルベッサー（ジルチアゼム） ワソラン（ベラパミル）	Ca チャネル抑制

d) Ⅱ群：β遮断作用を有する
- 交感神経のアドレナリン受容体のうち，β受容体のみに遮断作用を示す
- 頻拍を防ぐ
- 降圧作用がある

e) Ⅲ群：活動持続時間延長作用
- ほとんどがKチャネル遮断薬

f) Ⅳ群：Caチャネル抑制を抑制
- 頻脈性不整脈に使用されることが多い（房室伝導抑制作用による）

4 ランジオロール

- β_1 選択性の高い β受容体遮断
- 心拍数調節として，2〜7μg/kg/min で持続投与
- 心拍数90回/min 以下を目標として，持続投与量を減量する

5 冠拡張薬 （表3）

a) 硝酸薬
- 細胞内で一酸化窒素（NO）を産生し，グアニル酸シクラーゼを活性して

表3　臨床で頻用される硝酸薬
ニトログリセリン（NTG）
○低血圧麻酔：1〜5γ，術中異常高血圧：0.5〜5γ，狭心症：1〜2γの持続投与 ○術中に冠血管拡張目的で0.3〜0.8γを持続投与 ○末梢血管平滑筋弛緩による静脈拡張作用＋動脈拡張作用 ○ヘパリンの抗凝固作用を拮抗する ○副作用として頭痛がある
硝酸イソソルビド（ISDN）
○0.6〜3.0γを持続投与 ○静脈（容量血管）の拡張作用＋動脈拡張作用 ○抗コリン作用を持つ ○NTGよりは半減期が長く，同量ならばNTGよりも薬理作用が強い
ニコランジル（NIC）
○成人で2〜6mg/hr を持続投与 ○静脈容量血管の拡張作用と動脈拡張作用を持つ ○ATP依存性Kチャネルの開放する ○K^+ channel openers（KCOs）として動脈拡張作用を示し，細い冠血管も拡張する ○冠動脈攣縮抑制作用が強い ○耐性を生じにくい

サイクリック GMP（cGMP）の産生を増大させ，細胞内 Ca^{2+} 濃度を減少させる

- 末梢静脈を拡張して前負荷を軽減する
- 末梢動脈を拡張し後負荷も軽減する
- 心筋の仕事量（＝酸素消費量）を減少させる
- 比較的太い冠動脈や側副血行路を拡張させ，血液供給を増加させる

b）硝酸薬の耐性

①手術室で問題となる耐性
- 狭心症患者に NTG を 24 時間使用しても耐性を生じないが，投与後 72 時間では冠動脈拡張作用が減弱したことが報告されている
- 心不全患者に NTG を持続投与すると，12 時間で PCWP は投与前値に戻る

②対策
- 1〜20 時間では，術中に耐性が起きる可能性は少ない
- 24〜48 時間の投与後に 12 時間休薬すれば，耐性を回避できる
- 術前に ACEI を投与されている患者は耐性が生じにくい

参考図書

1) 稲田英一．麻酔への知的アプローチ，第 9 版，日本医事新報社，2015：p.33-34
2) Prys-Roberts C. Br J Anaethe 1983; **56**: 711-724
3) Skarvan K. Curr Opin Anaesthesiol 1998; **11**: 29-35
4) 不整脈薬物治療に関するガイドライン（2009 年改訂版）
5) Münzel Thomas et al. J Am Coll Cardiol 1996; **27**: 297-303
6) 蔦本尚慶ほか．Jpn Circ J 1994; **58**: 477

V

麻酔（3）：区域麻酔

1 ● 麻酔に用いる薬物（3）：局所麻酔薬

1 局所麻酔薬

a）作用機序
- 神経細胞膜の Na チャネルを非特異的にブロックすることによって，末梢神経細胞の活動電位の発生と伝播を抑制する

b）構造
- 芳香族残基，中間鎖，アミノ基からなり，芳香族残基は脂溶性，アミノ基は水溶性である
- 中間鎖がアミド結合をしているアミド型と，エステル結合をしているエステル型に分類される

c）局所麻酔薬の使用法
- 表面麻酔：粘膜表面から粘膜下に浸透し，粘膜下の神経を麻酔する（角膜，結膜，鼻腔，喉頭，気管，気管支，尿道など）
- 局所浸潤麻酔：局所の知覚神経に麻酔薬が広がるように投与する
- 神経ブロック，脊椎麻酔・硬膜外麻酔・仙骨麻酔
- 静脈内局所麻酔：四肢の中枢側に巻いた駆血帯で全身循環から分離された四肢末梢側の組織に静脈を介して局所麻酔薬を浸潤させる

d）エピネフリンの添加
- 注入部位の血管収縮を起こし，麻酔作用時間の延長させる
- 局麻薬の血中への移行時間の延長により中毒反応を低下させる
- 耳介，指，陰茎，踵など終末動脈の近くに用いると，その末梢の壊死を起こす（禁忌）

2 種類

a）アミド型（表 1）
- アレルギー反応は少ないといわれているが，アナフィラキシー反応はエステル型よりも多い
  ⇒バイアル内の安定剤（パラベン）が原因といわれている

b）アミド型の薬理学的特徴
- 蛋白結合率：作用持続時間に影響し，高いほど長時間作用性
  ○ブピバカイン（95％）＞ロピバカイン（94％）＞メピバカイン（77％）＞リ

表1　アミド型局所麻酔薬の特徴	
リドカイン （キシロカイン®）	○抗不整脈作用が強い ○静注用はパラベン無添加 ○リドカインのみが不斉中心（キラル中心）を持たない ○極量：5mg/kg または1回 200mg まで
メピバカイン （カルボカイン®）	○リドカインと類似した構造で基本的に同じ作用を示す ○リドカインより作用発現がやや遅く，持続時間はやや長い ○極量：5〜7mg/kg
ブピバカイン （マーカイン®）	○作用時間が長い．蛋白結合力が高く，心毒性あるため，大量に使わない ○R体とS体が混合したラセミ体 ○極量：2mg/kg
ロピバカイン （アナペイン®）	○純粋なブピバカインのS型鏡像異性体（S（−）−エナンチオマー）のみで構成されている ○ブピバカインの N-ピペリジン環の置換基もブチル基からプロピル基に変更されている ○局所麻酔薬で初の光学異性体で，脂質親和性が比較的低い ○神経膜の Na チャネルに対する作用選択性が高く，心筋の Na チャネルへの作用は弱い⇒心毒性は少ない ○運動神経に対する遮断作用はブピバカインに比べて弱い ○極量：3mg/kg
レボブピバカイン （ポプスカイン®）	○ブピバカインの光学異性体（S型） ○神経膜の Na チャネルに対する作用選択性が高く，心筋の Na チャネルへの作用は弱い⇒心毒性は少ない ○知覚神経遮断作用は，ブピバカインと同様でロピバカインよりも強い ○運動神経遮断作用は，ブピバカインより弱くロピバカインより強い ○極量：3mg/kg

　ドカイン（64％）
- pKa：作用発現時間に影響し，低いほど塩基型（非イオン化型）の比率が高くなり，作用発現が早い
  - メピバカイン 7.6 ＜リドカイン 7.9 ＜ロピバカイン＝ブピバカイン 8.1
- 脂溶性：作用強度と副作用に影響する
  - ブピバカイン：27.5 ＞ロピバカイン：6.1 ＞リドカイン：2.9 ＞メピバカイン：0.8
- 局所麻酔の毒性
  - 心毒性：ブピバカイン＞レボブピバカイン＝ロピバカイン＞リドカイン

　　○神経毒性：リドカイン ＞＞＞ ブピバカイン＞レボブピバカイン＞ロピバカイン

c）エステル型

- アレルギー反応が多い：分解産物のパラアミノ安息香酸による
　　○プロカイン，テトラカイン，コカイン

d）エステル型の薬理学的特徴

- 蛋白結合率：テトラカイン（76％）＞プロカイン（6％）

3 局所麻酔薬中毒

a）特徴

- アミド型で起きやすい
- 抑制性ニューロンの抑制＝興奮性ニューロン促進によって生じる
- 局麻中毒は患者が口唇の痺れを訴え，その後に不穏（興奮・多弁・不安）になる
- 多くは中枢神経症状が先行する
- 呼吸数と脈拍数は増加し，その後に痙攣を発症して意識が消失する
- アドレナリンを添加すると局所麻酔薬の使用量が減らせるので中毒を生じにくい
- 代謝性アシドーシス，呼吸性アシドーシスで生じやすくなる

b）リドカインの血中濃度と中毒症状（表2）

表2　リドカインの血中濃度と中毒症状	
2 μg/mL	舌や口のしびれ感
4 μg/mL	めまい感や耳鳴り
10 μg/mL	意識消失
12 μg/mL	強直性・間代性痙攣
20 μg/mL	呼吸停止，循環虚脱

c）治療

- 日本麻酔科学会の「局所麻酔薬中毒への対応プラクティカルガイド」に準じて治療を行う．
　（http://www.anesth.or.jp/guide/pdf/practical_localanesthesia.pdf）
　①局所麻酔薬の投与を中止
　②応援の要請

③血圧・心電図・パルスオキシメータの装着
④静脈ラインの確保
⑤気道確保および100%酸素投与，必要に応じて気管挿管，人工呼吸
⑥痙攣の治療（ベンゾジアゼピンが推奨される．血圧・心拍が不安定な場合はプロポフォールの使用は不可）
⑦脂肪乳剤の投与

参考図書

1) Albright GA. Anesthesiology 1979; **51**: 285-287
2) Morishima HO et al. Anesthesiology 1985; **63**: 134-139
3) 足立健彦. 麻酔 1998; **47**: 109-112
4) Arlock P. Pharmacol Toxicol 1988; **63**: 96-104
5) Bardsley H et al. Br J Clin Pharmacol 1998; **46**: 245-249
6) Hoegberg LC et al. Clin Toxicol 2016; **54**: 167-193
7) 日本麻酔科学会の「局所麻酔薬中毒への対応プラクティカルガイド」
   http://www.anesth.or.jp/guide/pdf/practical_localanesthesia.pdf

V 麻酔（3）：区域麻酔

2 ● 脊髄くも膜下麻酔・硬膜外麻酔

● 脊髄くも膜下麻酔，硬膜外麻酔の実践の手順（☞ I 章–6–B（p.45〜48）参照）

1 脊髄くも膜下麻酔

- 低心機能症例では，脊椎麻酔より全身麻酔のほうが，循環変動が少ない（case by case）
- 等比重ブピバカインは 25℃で髄液と等比重だが，体温によって暖まると低比重となる⇒患側を上にして麻酔をかけることができる
- 脊髄くも膜下麻酔用ブピバカインは神経毒性が低い

a）合併症

- 低血圧：交感神経遮断による血管拡張と交感神経心臓枝遮断による徐脈⇒下肢の挙上，輸液負荷（静脈還流量を増加させる），昇圧薬の投与で対処
- 呼吸苦（呼吸困難感）：肋間筋群の知覚低下による呼吸苦感
- 呼吸停止：横隔神経遮断による呼吸運動抑制
- 悪心・嘔吐：局麻薬注入後の低血圧による延髄の低酸素症で生じる．術中は，腹部内臓の牽引による副交感神経反射によることが多い
- 髄膜刺激症状・髄膜炎
- 脳神経麻痺：動眼神経，滑車神経，外転神経でみられ，外転神経麻痺が最も多い
- 低髄圧による脳神経の牽引圧迫
- 尿閉：仙骨部副交感神経遮断による排尿機構の障害．アトロピンによる副交感神経遮断によっても起こる．導尿する，ワゴスチグミンの投与

b）脊麻後頭痛（postspinal headache：PSH，postdural puncture headache：PDPH）

- 脊麻の最も多い合併症
- 低髄圧性の牽引性頭痛である
- 頭位で頭痛の程度が変わる
- 発症頻度の高低を表 1 に示す
- 治療：大量輸液，安静臥床，鎮痛薬，カフェイン，ACTH の投与，硬膜外自己血パッチ

表1　脊麻後頭痛（PDPH）の発症にかかわる要因	
発症頻度が高くなる要因	若年者，女性，妊婦，穿刺針の太さ（太い）ベベルの向き（脊髄長軸と垂直），複数回穿刺
頻度に影響しない要因	薬液の比重，離床時期，持続くも膜下麻酔

2 硬膜外麻酔

a）解剖

- 硬膜外腔の上方は大後頭孔から始まり，下端は仙骨裂孔を覆っている仙尾靱帯に終わる
- 臀部の皮膚から仙骨硬膜外腔までの距離は年齢によらず20mm以内で一定である
- 硬膜外腔には結合組織，脂肪，静脈叢がある（脂肪組織は加齢とともに減少する）
- 1〜8mmHgの陰圧を呈している（胸腔内圧が関係している）
- 平均幅は0.5cm（3〜6mm）（腰部の後中心部が最も広い）
- 小児では硬膜嚢下端は成人に比して尾側にある
- 仙骨硬膜外麻酔は加齢とともに結合組織が増加するために拡がりにくくなる
- 高齢者は青年より同量でも麻酔域が広がりやすい
- 妊婦では麻酔薬が胎児に移行する

b）利点（脊麻と比べて）

- 穿刺部位と注入量を調整することで麻酔域の調節が可能
- 呼吸・循環抑制が脊髄くも膜下麻酔よりも少ない
- 作用発現が緩徐だから血圧低下が少ない（体の代償機構が働く猶予と補液を行う猶予がある）
- 神経系合併症が脊髄くも膜下麻酔よりも少ない
- カテーテルを用いることによって長時間手術に対処できる
- 術後鎮痛にも使用できる
- 分離麻酔（「交感神経だけ」とか「交感神経と知覚神経だけ」とか），分節麻酔（「足だけ」とか「腹だけ」とか）が可能である

c）欠点（脊麻と比べて）

- 効果が確実ではない（硬膜外腔の構造がみえているわけではない）
- 局所麻酔薬中毒が起きやすい（使用量が多いから）

d) 分離麻酔（分離神経遮断）

- 局所麻酔薬は神経線維の太さと髄鞘の有無によって感受性が異なり，細い神経線維のほうが太い神経線維よりも局所麻酔薬の作用を受けやすい
- 無髄神経は有髄神経よりも局所麻酔薬によって速やかに遮断される
  ⇒交感神経，知覚神経，運動神経の順に神経遮断がなされる
- 局所麻酔薬の濃度の差でそれぞれの神経を選択的に遮断することが可能
  ⇒例：低濃度の局所麻酔薬によって交感神経のみが遮断される

e) 合併症

- 硬膜穿刺，全脊麻，呼吸抑制，血圧低下，局所麻酔薬中毒，硬膜外血腫など
- 硬膜外血腫の危険因子⇒抗凝固薬・抗血小板薬を使用中，PT-INR＞1.5，複数回穿刺

3 ● 主に手術に用いるブロック（超音波ガイド下神経ブロック）

- 超音波ガイド下神経ブロックでは成功率が上昇し，施行に要する時間と作用発現までの時間は短縮されるとされている
- 局所麻酔薬濃度はランドマーク法に比較して低濃度かつ少量で効果が得られる
- 効果持続時間も延長し，血管穿刺や神経穿刺のリスクを減少させる

※局所麻酔薬の極量に注意して実施すること（☞V章–1（p.185）参照）

1 超音波解剖

- 末梢神経：周囲が高エコー性，内部が低エコー性の索状物（部位によって描出画像が異なるが，血管が伴走していることが多い）
- 腱：神経と類似して描出される（注意）
- 血管：低エコーまたは無エコー性で，カラードプラで血流が観察される
- 筋線維：通常，平行して整列しており，筋組織自体は低エコー性で，斑状に高エコー性が混在
- 筋膜：高エコー性

2 超音波プローブ

a) リニアプローブ（5〜10MHz）
- 深さ3〜4cm程度までの神経ブロックに適している
- 適応：腕神経叢ブロック，大腿神経ブロック，閉鎖神経ブロックなど

b) コンベックスプローブ（2〜5MHz）
- 扇状に広い視野を得ることができ，深部のブロックに適している
- 適応：腰神経叢ブロック，坐骨神経ブロックなど

c) マイクロコンベックスプローブ（5〜8MHz）
- プローブが小さく，扇状の画像を狭い部位から広範囲の部位を描出できる
- 適応：星状神経節ブロックなど

d) セクタプローブ（3〜4MHz）
- 発信点近くの画像は劣るが，広い視野が得られる

◉適応ブロック：腰神経叢ブロックなど

3 穿刺法

a) 平行法（in plane 法，in line 法）
- ◉ビームに沿ってブロック針を進め，針の全体を描出することができ，針の位置を常時確認できる
- ◉ブロック針が神経まで到達する距離が長い
- ◉初心者には平行法が勧められる

b) 交差法（out of plane 法）
- ◉針をビームと直角に交差するように進め，針は高エコー性の白い点として認められる
- ◉血液の逆流がないことを確かめながら局所麻酔薬を注入する

4 手術時に用いられる超音波ガイド下神経ブロック

a) 腕神経叢ブロック
- ◉腕神経叢は，第5～8頸神経と第1胸神経の前枝が結合することにより構成される
  （しばしば第4頸神経，第2胸神経とも交通枝で結合している）
- ◉頸椎から出た脊髄神経が腕神経叢を形成する部位に薬液を注入する
- ◉施行側の上肢の体性神経と自律神経を遮断し，上肢の手術に用いられる

①斜角筋間法（図1）
- ◉ブロックできる神経：鎖骨上神経，斜角筋間を走行する C5，C6，C7 神経根（C8，T1（下神経幹）は遮断されない）

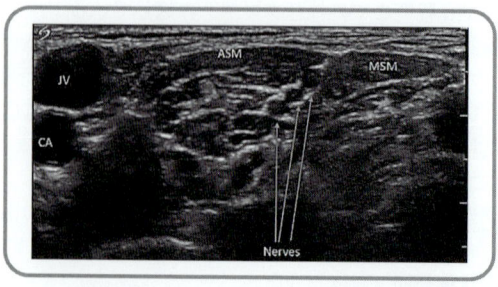

図1　斜角筋間法

CA：総頸動脈，JV：頸静脈，ASM：前斜角筋，MSM：中斜角筋
（図1～6は富士フイルムソノサイトジャパン提供）

②鎖骨上法（図2）

- ブロックできる神経：C5–T1（上，中，下神経幹）とその分枝

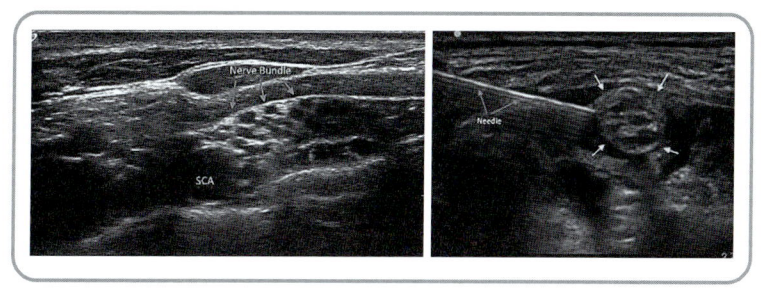

図2　鎖骨上法
SCA：鎖骨下動脈，nerve bundle：神経束

③腋窩法（図3）

- ブロックできる神経：大胸筋の外側縁，腋窩動脈周囲（正中神経，尺骨神経，橈骨神経），上腕二頭筋と烏口腕筋間（筋皮神経）

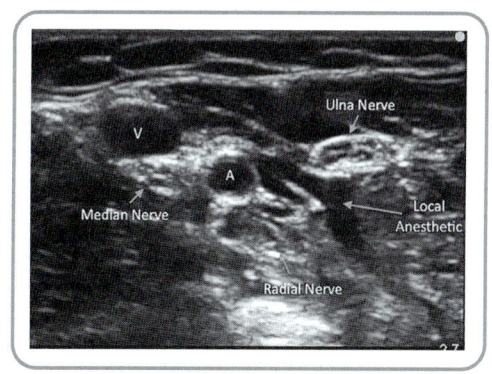

図3　腋窩法
A：腋窩動脈，V：腋窩静脈，radial nerve：橈骨神経，
median nerve：正中神経，ulnar nerve：尺骨神経

④合併症

- 神経損傷：放散痛を得るために何度も穿刺を行うと生じやすい
- 出血：斜角筋間法ではまれに致命的な血腫を形成することがある（気道閉

塞）
- 血管内注入：斜角筋間法で総頸動脈や椎骨動脈に局所麻酔薬が入ると生じる
- 気胸：ブロック後数時間経ってから症状が発現することが多い
- 横隔神経ブロック：重度の低肺機能患者などでは換気困難になる
- Horner（ホルネル）徴候（合併症？）
- 硬膜外ブロック・くも膜下ブロック：椎間孔に針先が刺入されると起こりうる

b) 傍脊椎神経ブロック（平行法）

- 目的の肋間隙で肋骨に平行にリニアプローブを当て横突起下端と傍脊椎腔を描出する
- 外側から刺入し，針先が内肋間膜を貫き傍脊椎腔に達するまで進める
- 単回注入法では，局所麻酔薬，カテーテル挿入時には生理食塩水を注入し，胸膜が腹側に押し下げられることを確認する
- カテーテルを挿入する際にはベベルを腹側に向ける
- 低血圧，血管穿刺（数%），胸膜穿刺・気胸（約1%），硬膜外腔・くも膜下腔穿刺（1～10%）
- 開胸術後鎮痛効果は硬膜外麻酔と同等
- 低血圧や呼吸器合併症，悪心・嘔吐などの頻度は硬膜外麻酔より少ない

c) 胸壁のブロック

①Pecs Ⅰブロック（Pecs＝pectral nerve）

- 胸筋神経・肋間上腕神経・肋間神経（3～6），長胸神経をブロックする
- 胸部の手術で良好な鎮痛手段
- 第3肋骨レベルで大胸筋・小胸筋間に局所麻酔薬を投与する
- 外側胸筋神経，内側胸筋神経をブロック
- 適応：大胸筋部位の手術

②Pecs Ⅱブロック（Pecs Ⅰ＋Pecs Ⅱ）

- Pecs Ⅰ＋小胸筋・前鋸筋間に局所麻酔薬を投与する
- 肋間神経の外側皮枝をブロック
- 適応：乳房切除，腋窩郭清

③前鋸筋-肋間筋面ブロック（serratus-intercostal plane block：SIPB/SPB）

- 前鋸筋と肋間筋膜面間に局所麻酔薬を投与する
- この位置は脈管構造が少なく，安全性が高い

◎肋骨を目標に穿刺すれば胸腔穿刺など起こりにくい

d）transversus abdominis plane block（TAP ブロック）（図 4）

◎腹壁は Th6–L1 の脊髄神経前枝に支配される

◎神経は血管とともに内腹斜筋と腹横筋との間の神経血管面（neurovascular plane）を走行するため，ここに薬液を注入することで，片側多分節の脊髄前枝を遮断する

◎通常のブロック範囲：Th10 or L1⇒下腹部手術が適応

◎中腋窩線より後方でのブロックでは Th8 or L1 がブロックできる（quadratus lumborum block：QLB）

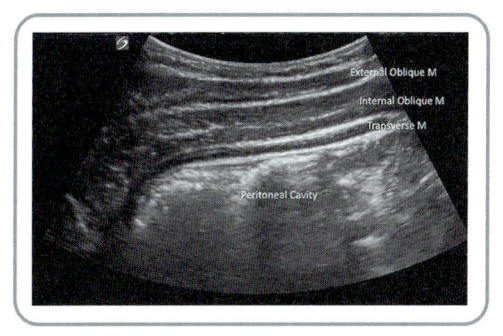

図 4　transversus abdominis plane block
　　　（TAP ブロック）

external oblique M：外腹斜筋，internal oblique M：
内腹斜筋，transverse M：腹横筋，peritoneal cavity：
腹腔

e）腰神経叢ブロック（大腰筋筋溝ブロック）

◎大腰筋と腰方形筋の筋膜間のコンパートメントに局所麻酔薬を注入する

◎腰神経叢と仙骨神経叢の一部を遮断できる

◎腰神経叢の枝には，腸骨下腹神経，腸骨鼠径神経，陰部大腿神経，外側大腿皮神経，大腿神経，閉鎖神経がある

◎仙骨神経叢の枝には，上殿神経，下殿神経，後大腿皮神経，坐骨神経がある

◎片側性のブロックなので，硬膜外麻酔に比べて循環系，呼吸系に大きな影響を与えない

V
麻酔（3）：区域麻酔

f）大腿神経ブロック（図 5）

- ○大腿神経は，L2–L4 前枝が集まって形成される腰神経叢の枝である
- ○膀胱直腸障害がなく，血圧低下も軽度である
- ○坐骨神経ブロックを併用すると下肢全体の痛みのコントロールが可能となる
- ○鼠径溝の上にプローベを置き，平行法で行う
- ○大腿神経 1cm 外側の腸骨筋膜を貫いた箇所で薬液を投与する

g）坐骨神経ブロック（図 6）

- ○複数のアプローチ法が存在し，代表的な手技として臀下部法，膝窩部法，

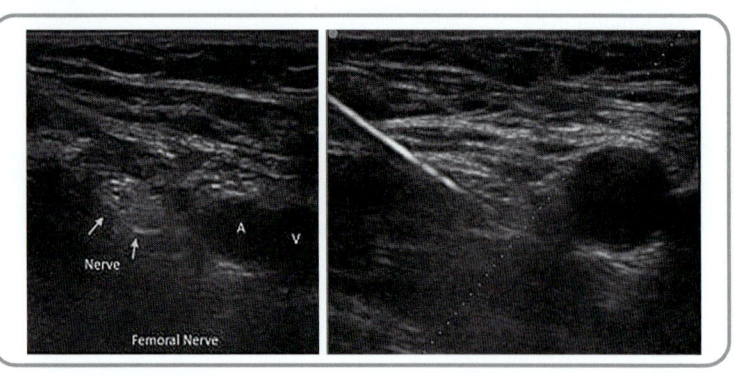

図5　大腿神経ブロック

A：大腿動脈，V：大腿静脈，nerve：大腿神経

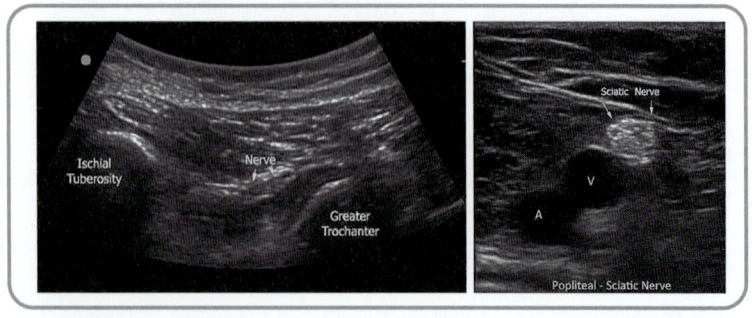

図6　坐骨神経ブロック

ischial tuberosity：坐骨結節，greater tuberosity：大結節，nerve, sciatic nerve：坐骨神経

前方法，さらに坐骨神経を形成する前の仙骨神経叢ブロックがある
- ⦿ 坐骨神経ブロック膝窩アプローチは通常膝下部で脛骨神経と総腓骨神経に分かれている坐骨神経を中枢側に追い，両者が 1 本になった部分でブロックする

h）閉鎖神経ブロック
- ⦿ 閉鎖神経は L2–L4 の前枝から成る
- ⦿ 大腿内側下部の知覚と内転筋群の運動を支配する
- ⦿ 骨盤内→閉鎖管を通り，前枝と後枝に分岐する
- ⦿ 膀胱下側壁，膀胱頸部，外側前立腺部尿道に隣接して走行する
- ⦿ 鼠径溝と平行にプローブを当て，大腿動静脈から内側にプローブをスライドさせる
- ⦿ 恥骨筋（PECT），長内転筋（AL），短内転筋（AB），大内転筋（AM）を描出する
- ⦿ AL と AB の間で前枝を，AB と AM の間で後枝をブロックする

5 合併症

a）神経障害
- ⦿ 神経内注入が起こることもあり，神経障害の危険性はある
- ⦿ 注入時抵抗は，薬液の神経（神経周膜）内注入の重要な徴候である
- ⦿ 放散痛が認められた場合の神経障害発症のオッズ比：1.7

b）局所麻酔薬中毒

c）血管内注入，血管穿刺
- ⦿ 他の手技より偶発的血管穿刺のリスクは低い
- ⦿ ドプラ法で血流を観察することで血管穿刺の危険性は低減する

d）くも膜下腔注入，硬膜外腔注入

参考図書
1）Warman P et al. Best Pract Res Clin Anaesth 2009; **23**: 313-326
2）Liu SS et al. Reg Anesth Pain Med 2010; **35**: 26-35
3）Stuart RM et al. AJR 2004; **182**: 123-129
4）佐倉伸一．探触子とブロック針の操作．図説超音波ガイド下神経ブロック，佐倉伸一ほか（編），真興交易医書出版部，2007: p.64-72
5）Grey AT. Introduction to ultrasound-assisted regional anesthesia technique. Textbook of Regional Anesthesia and Acute Pain Management, Hadzic A (ed), McGraw-Hill Medical, New York, 2007: p.657-661

V
麻酔(3)：区域麻酔

6) Fredrickson MJ et al. Anaesthesia 2009; **64**: 836-844
7) 深澤圭太. ペインクリニック 2013; **34**: 343-352
8) Boezaart AP et al. Reg Anesth Pain Med 2006; **31**: 470-476
9) Powell ES et al. Br J Anaesth 2011; **106**: 364-370
10) Wu CL et al. Lancet 2011; **377**: 2215-2225
11) Horlocker TT et al. Reg Anesth Pain Med 2010; **35**: 64-101
12) Kadam VR. Anaesth Clin Pharmacol 2013; **29**: 550-552

VI

麻酔（4）：各科の麻酔・麻酔合併症

1 ● 各科手術の麻酔

A. 産科麻酔

1 妊産婦の生理的変化

a) 消化管の機能の変化
- 胃噴門，食道の収縮力低下
- 胃における食物停滞時間（排出時間）が長くなる
- 嘔吐・誤嚥の危険が高い（full stomach）
- 意識を保てる脊髄くも膜下麻酔や硬膜外麻酔が選択されることが多い

b) 呼吸機能の変化
- 妊娠子宮による内臓の上方への圧排＋横隔膜が挙上
  ⇒機能的残気量は20%減少する
- 分時換気量は50%増加する
- ホルモンバランスの変化に伴い，呼吸回数は増加する
- SaO_2 は増加する

c) 循環系の変化
- 12週以降は循環血液量の増加する（非妊時より循環血液量が35%増加）
  ⇒非妊婦に比して同程度の出血量ではショックを起こしにくい
- 心拍出量が増大し，妊娠8ヵ月で40〜50%増加する
- 末梢血管抵抗は低下する
- 硬膜外静脈が怒張し，硬膜外腔の容積が減少する

d) 血液凝固系の変化
- 希釈性貧血：Hb量は増加，Ht値は低下（水分が多い）
- フィブリノゲンと第Ⅶ因子が著明に増加する
- プロトロンビンと第ⅩⅠ因子は減少する
- Ⅷ，Ⅸ，Ⅹ，Ⅻ因子は増加する
- 血小板数は安定する

e) 神経系
- 吸入麻酔薬のMACは25〜40%減少する
- 静脈麻酔薬，鎮痛薬，オピオイド鎮痛薬に対する感受性が亢進する
- 局所麻酔薬の感受性が亢進する

f）腎機能の変化
- 腎血流量と糸球体濾過量は，循環血液量増加に伴い増加する
- BUN と Cr は低下する

2 帝王切開の麻酔

a）ポイント
- 緊急手術となることが多い
- 母親と胎児との両方を考慮する
- 新生児に配慮する⇒麻酔薬の選択（sleeping baby に注意）
- 妊娠子宮による腹圧上昇⇒full stomach と考えて対応し，誤嚥・窒息に注意
- メチルエルゴメトリンは冠動脈収縮作用を有する
- PGF2αは気管支収縮，血圧上昇，眼圧亢進作用がある
- 産科 DIC や大量出血の危険性が高い
- 胎盤を通過しない薬物：筋弛緩薬
- 胎盤通過性の低い薬物：大部分の局所麻酔薬
- 安全性の高い麻酔薬：アトロピン，エフェドリン，リドカイン
- 安全性の低い薬物：モルヒネ，フェンタニル，ジアゼパム

b）全身麻酔による帝王切開
- 利点：確実な麻酔，迅速な麻酔完成
- 欠点：娩出した児への影響，嘔吐，誤嚥の危険性
- 十分に酸素化（マスクで高濃度酸素を吸入）する
- 迅速導入（マスク換気を行わない）
- チオペンタール 4〜5mg/kg 投与
- 妊婦に適応のある筋弛緩薬を使用する⇒SCC（またはロクロニウム）
- 過換気による呼吸性アルカローシスは胎盤血流を阻害する
- 嘔吐を予防するために輪状軟骨圧迫を行う
- 気道浮腫がありうるため，細めのチューブを挿管する
- 娩出後は麻酔薬を投与する
- 揮発性吸入麻酔薬は子宮筋弛緩作用があるので，必要最小限の揮発性吸入麻酔薬を投与する
- プロポフォール，ミダゾラム，フェンタニル，亜酸化窒素は使用できる

c）脊髄くも膜下麻酔による帝王切開
- 利点：胎児抑制が少ない．母体の意識を維持できる
- 欠点：全身麻酔と比較して時間を要する．循環動態の変動（低血圧）が

大きい．効果が不確実なことがある
- 0.5％ブピバカインが用いられる
- Th4 までの温冷覚低下を目指す
- 血圧低下時は昇圧薬（エフェドリンまたはフェニレフリン）と HES130 または細胞外液による輸液負荷を行う

3 仰臥位低血圧症候群

- 妊婦が仰臥位をとると，妊娠子宮が下大静脈を圧迫して静脈還流を阻害して低血圧になる現象
- 妊娠子宮により IVC が圧迫されるので，仰臥位は避け，左半側臥位にすると発症しにくい

4 産科的 DIC （図 1）

- 基礎疾患，臨床症状，検査項目の 3 つから構成され，該当する項目の点数を合算して 8 点以上となったら産科 DIC として治療を開始する
- 基礎疾患：常位胎盤早期剝離，羊水塞栓症，DIC 型後産期出血，子癇など
- 臨床症状：急性腎不全，急性呼吸不全（羊水塞栓症を除く），心・肝・脳・消化管の重篤な障害，出血傾向，脈拍（$\geq 100/\min$），収縮期血圧（$\leq 90\,\mathrm{mmHg}$ または 40％以上の低下），冷汗，蒼白
- 検査項目：血清 FDP（$\geq 10\,\mu\mathrm{g/mL}$），血小板数（$\leq 10$ 万 $/\mathrm{mm}^3$），フィブリノゲン（$\leq 150\,\mathrm{mg/dL}$），プロトロンビン時間（PT）（≥ 15 秒（$\leq 50\%$））または HPT（$\leq 50\%$），赤沈値（$\leq 4\,\mathrm{mm}/15$ 分または $\leq 15\,\mathrm{mm/hr}$），出血時間（≥ 5 分），その他の凝固・線溶・キニン因子の異常

5 産科危機的出血 （図 2）

- SI（ショックインデックス）＝心拍数/収縮期血圧
- 妊婦の SI＝1 は約 1,500 mL，SI＞1.5 は 2,500 mL 以上の出血量と推測される（非妊娠患者の 1.5 倍）

a) 産科出血に対する準備

- 妊娠初期検査で血液型判定，不規則抗体スクリーニングを行う
- 妊娠中の感作の可能性もあるので，妊娠後期には再度不規則抗体スクリーニングを行う
- 特に前置・低置胎盤，癒着胎盤，巨大筋腫合併，多胎の症例では高次施設での分娩実施と自己血貯血を考慮する

1 基礎疾患	（該当するものを1つだけ選ぶ）		あり
1) 常位胎盤早期剥離			
[1] 子宮硬直，児死亡		5点	○
[2] 子宮硬直，児生存		4点	○
[3] 超音波断層所見およびCTG所見における早剥の診断		4点	○
2) 羊水塞栓症			
[1] 急性肺性心		4点	○
[2] 人工換気		3点	○
[3] 補助呼吸		2点	○
[4] 酸素放流のみ		1点	○
3) DIC型後産期出血 子宮から出血した血液または採血血液が低凝固性の場合			
[1] 子宮から出血した血液または採血血液が低凝固性の場合		4点	○
[2] 2,000 mL以上の出血（出血開始から24時間以内）		3点	○
[3] 1,000 mL以上2,000 mL未満の出血（出血開始から24時間以内）		1点	○
4) 子癇 子癇発作			
子癇発作		4点	○
5) その他 その他の基礎疾患			
その他の基礎疾患		1点	○

2 臨床症状			
1) 急性腎不全	（該当するものを1つだけ選ぶ）		あり
[1] 無尿（≦5 mL/時）		4点	○
[2] 乏尿（5＜～≦20 mL/時）		3点	○
2) 急性呼吸不全（羊水塞栓症を除く）	（該当するものを1つだけ選ぶ）		あり
[1] 人工換気または時々の補助呼吸		4点	○
[2] 酸素放流のみ		1点	○
3) 心，肝，脳，消化管などに重篤な障害（それぞれ4点を加える）	（該当するものを1つだけ選ぶ）		あり
[1] 心（ラ音または泡沫性の喀痰など）		4点	○
[2] 肝（可視黄疸など）		4点	○
[3] 脳（意識障害および痙攣など）		4点	○
[4] 消化管（壊死性腸炎など）		4点	○
4) 出血傾向			あり
[1] 肉眼的血尿およびメレナ，紫斑，皮膚粘膜，歯肉，注射部位からの出血		4点	○
5) その他（該当するものを1つだけ選ぶ）			あり
[1] 脈拍≧100/分		1点	○
[2] 血圧≦90 mmHg（収縮期）または40％以上		1点	○
[3] 冷汗		1点	○
[4] 蒼白		1点	○

3 検査項目			
	（該当するものを1つだけ選ぶ）		あり
[1] 血清FDP≧10μg/mL		1点	○
[2] 血小板数≦10万/mm³		1点	○
[3] フィブリノゲン≦150mg/dL		1点	○
[4] プロトロンビン時間（PT）≧15秒（≦50％）またはヘパプラスチンテスト≦50％		1点	○
[5] 赤沈≦4mm/15分または≦15mm/時		1点	○
[6] 出血時間≧5分		1点	○
[7] その他の凝固・線溶・キニン因子の異常（例：AT-3≦18mg/dLまたは≦60％，プレカリクレイン，α2-PI，プラスミノゲン，その他の凝固因子≦50％）		1点	○

図1　産科DICスコア

注）　DICと確診するためには，13点中2点またはそれ以上の検査成績スコア（上記の「3 検査項目」で2点以上）が含まれる必要がある

＊　すべてを合算して8点以上となったら，DICとして治療を開始する

（参考図書3，4より引用）

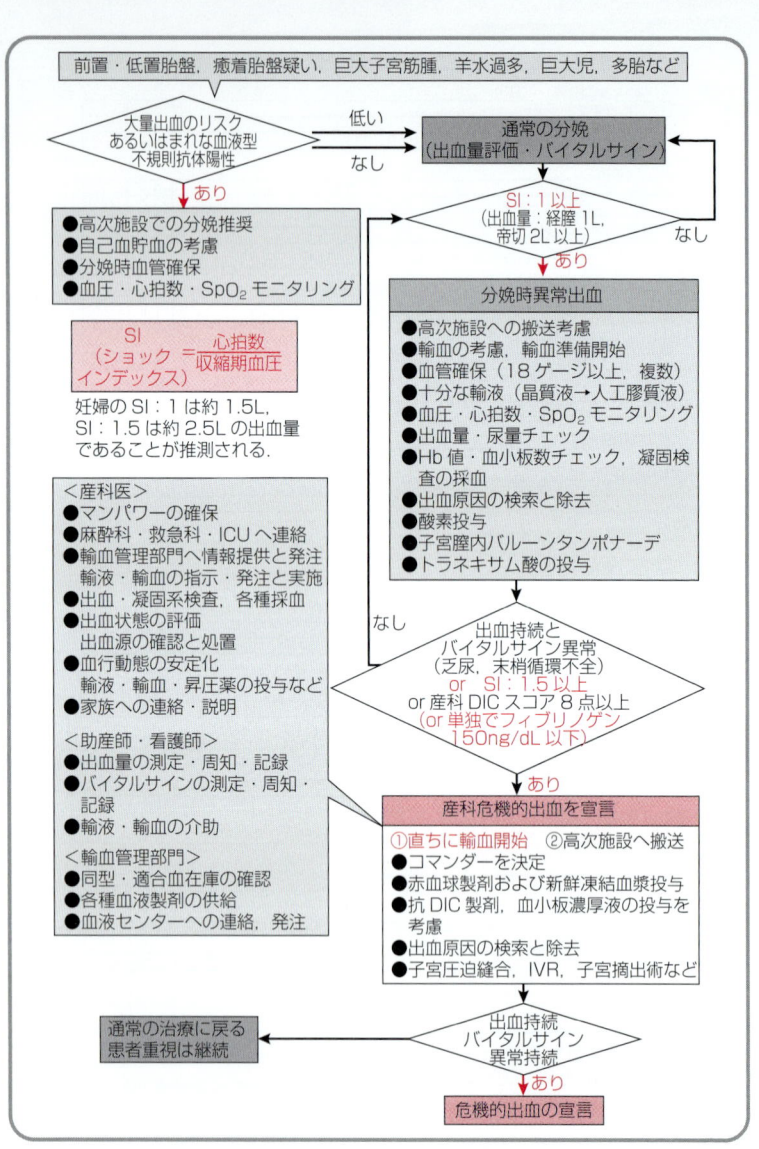

図2 産科危機的出血への対応フローチャート

（参考図書9より引用）

b) SI：1

- 一次施設では高次施設への搬送も考慮し，FFP を含めた輸血を準備する
- 晶質液だけでなく代用血漿薬（HES 製剤など）も投与し，血圧の維持に努める
- 血小板数を評価し，フィブリノゲンを含めた凝固系検査をしておく
- トラネキサム酸 2〜4g を予防投与する
- 弛緩出血では子宮内バルーンタンポナーデを考慮し，高次施設に搬送の際にも実施しておく

c) SI：1.5 以上，産科 DIC スコアが 8 点以上（単独でフィブリノゲン 150mg/dL 以下）

- 「産科危機的出血」を宣言する
- 赤血球製剤と FFP を 1：1 の比率で投与する
- 加温し，低体温を回避する
- 抗 DIC 製剤，血小板濃厚液，クリオプレシピテート，フィブリノゲン濃縮製剤などの投与も考慮する
- 子宮圧迫縫合，IVR（interventional radiology），子宮膣上部摘出術，子宮全摘術などを試みる
- クロスマッチに固執せず，未クロスマッチの ABO 同型赤血球または O 型赤血球などの異型適合血を輸血し，血小板，FFP は緊急時の適合血の選択を参照し使用する

参考図書

1) 宮脇由紀ほか．産科の麻酔．麻酔ポケットマニュアル，中尾慎一（編），中山書店，2016：p.223-233
2) 瓦口至孝．帝王切開術の麻酔．臨床麻酔レジデントマニュアル，古家 仁（編），医学書院，2008：p.184-185
3) 真木正博ほか．産婦治療 1985; **50**: 119
4) Kobayashi T. J Obstet Gynaecol Res 2014; **40**: 1500-1506
5) 野田洋一 日本産科婦人科学会誌 2009; **61**: 6-10
6) 小林隆夫．産婦人科の実際 2013; **62**: 153-161
7) 小林隆夫．産科領域の DIC．臨床に直結する血栓止血学，朝倉栄策（編），中外医学社，2013: p.235-240
8) 日本産婦人科・新生児血液学会ホームページ http://www.jsognh.jp/dic/［最終アクセス 2017 年 12 月 10 日］
9) 日本産科婦人科学会ほか．産科危機的出血への対応指針 2017 http://www.jaog.or.jp/all/letter_161222.pdf［最終アクセス 2017 年 12 月 10 日］

VI
麻酔(4)：各科の麻酔・合併症

B. 小児麻酔

1 小児の解剖学的特徴
- 気道最狭窄部が声門ではなく，少し下の輪状軟骨部とされている
- 近年の小児の喉頭・気管に関する研究では，最狭部は声門部で，輪状軟骨までの形状は成人と同様に円筒形に近いことが示された（上述の喉頭の形状は病理解剖所見に基づくものであった）
- 口が小さく舌が大きい⇒舌根沈下・換気・挿管困難
- 口腔内容積の割に舌が大きい⇒舌が大きく挿管しにくい
- 喉頭蓋がΩ型で比較的長く，柔らかく，咽頭後壁に向いている
- 声門は前が高く，後縁が尾側に下がる
- 横隔膜と肋間筋のⅠ型線維の比率は2歳になると成人と同様になる
- 機能的残気量が小さい
- 気道粘膜が脆弱で抜管後に喉頭浮腫を起こしやすい
- Treacher Collins 症候群，Pierre Robin 症候群，Goldenhar 症候群などの先天性疾患による気管挿管困難症例がある（下顎後退）

2 小児の生理学的特徴
- 乳児は鼻呼吸が主体である
- 低酸素血症により容易に徐脈になる（成人では頻脈）
- 呼吸回数が速い（40 回/min 以上）
- 肺が未熟でガス交換能が低く，無気肺になりやすい
- Hb 値が高い（新生児：$18\sim19\,g/dL$）
- 2ヵ月乳児では生理的貧血の最低点：$9\sim11\,g/dL$
- 小児は熱容量が小さい割に熱喪失が大きく，調節能は乏しい
- 胎児や新生児の血液は成人と比較して，酸素解離曲線が左方に移動している
- 胎児 Hb（HbF）の P50＝$19\,mmHg$（成人 Hb（HbA）の P50＝$27\,mmHg$）⇒Hb と酸素の親和性：胎児 Hb（HbF）＞成人 Hb（HbA）
- 成人よりも体重あたりの酸素消費量が大きい（小児は $10\,mL/kg/min$＞成人は $4\,mL/kg/min$）
- 新生児の腎機能は成長とともに増加し，2歳でほぼ成熟する

3 術前訪問でのチェックポイント

- 出生時体重と手術時の体重（未熟児）
- 出生週数と手術時の年齢（未熟児網膜症，術後無呼吸の有無の確認）
- 特殊合併症（Down 症候群，Pierre Robin 症候群，Treacher Collins 症候群など）
- アレルギー（局所麻酔薬，ラテックス，卵白など）
- 喘息の有無（気管支炎の既往と混同しない）
- 開口状態（扁桃肥大，乳歯のぐらつき）

4 小児麻酔のポイント

- 全身麻酔で管理されることが多い（だって怖いでしょ？）
- 吸入麻酔薬による緩徐導入をすることが多い
- 薬物の使用量は，「単位体重あたり」で計算する
- 下腹部・下肢手術では仙骨硬膜外麻酔を併用することがある
- 心停止・不整脈などが起きたときの致死率が高い
- 成人と比べて，術前の絶飲食・飲水時間に比例して脱水に陥りやすい
  ⇒尿量が確保されるまで積極的に輸液する
- 輸液製剤は，K^+ が含まれない 1 号輸液（開始液）を選択する
- 点滴速度の設定「4–3–2 の法則」
  ⇒例：体重 12.3 kg の場合 $10 \times 4 + 2 \times 3 + 0.3 \times 3 = 46.6$ mL/hr ⇒繰り上げて 50 mL/hr
- 積極的な体温管理が必要

5 麻酔薬使用上の注意点

- MAC が成人より大きい（成人より吸入麻酔薬が効きにくい）
- MAC は生後 3〜6 ヵ月で最も高く，以後は低下する
- レミフェンタニルの半減期は変わらないが，薬物除去が早い
- 非脱分極性筋弛緩薬に感受性が高く，長時間作用する
- SCC の使用は避ける（副交感神経刺激で徐脈・心停止）
- 神経系が未熟で，筋弛緩薬の作用に敏感である

6 Jackson Rees 法

- bag valve mask（BVM）：口腔よりマスクで他動的に換気を行うための医

療機器
- Jackson Rees 法：バッグに換気調整弁を有し，気道内圧の調整が可能な BVM（図 1）
- 部分再呼吸式
- 二酸化炭素吸収剤を使用せずに呼気を再吸入させる
- 呼気 CO_2 を薄めるため，ガス流量を分時換気量の 2 倍以上にする
- 利点：気道抵抗が少ない
- 欠点：流量が少ないと呼気の再呼吸が起こる

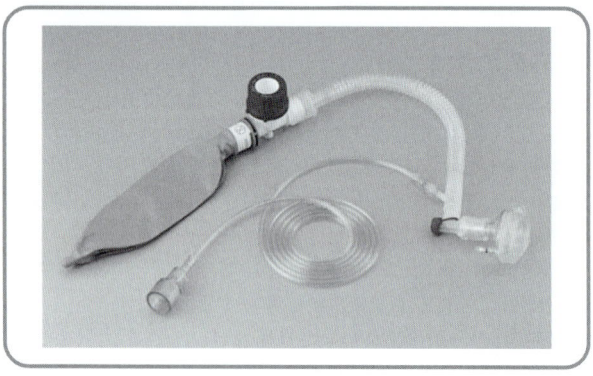

図 1　BVM による Jackson-Rees 法（メイプルソン回路）

7 術後無呼吸

- 早産児（在胎週数 37 週以下，受胎週数 46 週以下）に多くみられる
- 貧血（Ht＜30％）に多くみられる
- 区域麻酔と鎮静の併用では危険度が増す

参考図書

1) Litman RS et al. Anesthesiology 2013; **113**: 500-501
2) 田口智章. 臨床外科 2013; **68**: 504-512
3) Salgo B et al. Acta Anaesthesiol Scand 2006; **50**: 557-561
4) 堀本　洋. 日本臨床麻酔学会誌 2011; **31**: 12-18

C. 高齢者の麻酔

- ◎ 老化に伴う臓器の機能低下によって複数の疾患を有することが多い
- ◎ ストレスに対する代償機能も低い
- ◎ 手術や麻酔時に機能的予備力の低下として認められ，周術期の危険度を増大させている

◼ 加齢による生理機能の変化 (表1，表2)

a) 循環器系

- ◎ 動脈壁が硬化し，血管コンプライアンスが減少する
- ◎ 左室は増加した血管壁圧に抗して拍出するため，負荷が増加して心肥大となる
- ◎ 心肥大は心筋硬化と拡張障害を生じる

表1　加齢による身体機能の変化（1）	
生理学的変化	身体への影響
中枢神経系	
脳血流量，脳代謝，脳酸素消費量の減少 神経細胞数減少，神経伝達速度低下，運動機能低下	認知障害，反射低下
自律神経系	
圧受容体反射↓，α，β，アセチルコリン受容体反応性↓ 自律神経障害，発汗↓，呼吸中枢反応↓ 温度受容体機能↓，末梢血管調節能↓，体温維持能↓	ストレス負荷時の循環不全 低酸素・高二酸化炭素血症時の換気増加反応減少 低体温応低下
循環器系	
心拍出量↓，収縮期血圧↑，末梢血管抵抗↑，左室負荷↑ 心筋内・弁膜結合組織量↑，心室コンプライアンス↓ 予備能↓，左室収縮力↓，駆出率↓	臓器血流分布の変化，冠不全，不整脈 刺激伝導障害，左室肥大 ストレス負荷時の循環不全
呼吸器系	
弾性↓，肺コンプライアンス↓，肺活量↓，PaO_2↓ 機能的残気量↑，クロージングキャパシティー↑ クロージングボリューム>機能的残気量，$PaCO_2$→ 最大分時換気量↓，1秒率↓，呼吸筋弱化 ガス拡散能力↓，$A\text{-}aDO_2$↑，換気増加反応↓ 睡眠時無呼吸↑，気道・咳反射↓	肺下部無気肺増加，二次感染 横隔膜疲労 ストレス負荷時の $PaCO_2$ 上昇 誤嚥

表2　加齢による身体機能の変化（2）	
生理学的変化	身体への影響
代謝系	
脂肪比率　増加 BMR 低下，低体温	脂溶性薬物の分布容積増加，負荷量増大，除去半減期延長
肝機能	
肝実質，肝血流量，蛋白合成能の低下 肝酵素（P450）活性低下	薬物代謝低下，除去半減期延長 薬物排泄低下，除去半減期延長
腎機能	
糸球体数減少，腎血流量，糸球体濾過量低下 濃縮能と尿細管分泌能の低下	水溶性薬物の分布容積減少，血中濃度増大，除去半減期短縮
水分・血液系	
細胞内液量↓，循環血液量↓，循環血漿量↓ 血清電解質→↓，Hb 量↓ 低蛋白血症，血清アルブミン↓	遊離薬物濃度増大，薬物効果増強
消化管	
血流量↓，吸収面積↓，運動↓，胃酸 pH↑	経口摂取薬物の吸収減少

- 左室駆出率（LVEF）の軽度低下ないし正常でも心不全になることがある
- 安静時冠血流量は加齢によって変化しないが，動脈硬化は脈圧の増大を起こし，拡張期圧が低下して冠血流量は減少する
- 弁膜は石灰化が進み，高齢者の約 20％に大動脈弁の石灰化がみられる
- 弁膜疾患は大動脈弁閉鎖不全（AR）と MR が多く，AR は高齢者の約 5％にみられる
- 安静時心拍出量は若年者より 30％減少する
- 不整脈が生じやすくなる（頻度は約 36％）
- 心筋活動電位の経路に生じる線維化と細胞数の減少により，洞不全症候群，房室ブロック，脚ブロックなどの不整脈が増加する
- 心房細動の発生率は，80 歳以上では約 10％に及ぶ
- 脚ブロックは心筋虚血が原因となっていることがある

b）**呼吸器系**
- 肺実質の弾性線維配列と架橋の変化によって，弾性が減少する
- 肋軟骨の骨化や胸郭の硬化によって，胸郭コンプライアンスは低下する
- 肺胞数は減少する⇒1 秒量，残気量（RV）増加，機能的残気量（FRC）増加，肺拡散能低下

- 減少するもの：1秒率，V25，拡散能力，PaO_2
- 増加するもの：機能的残気量，残気量，残気率，$A-aDO_2$
- 肺胞は加齢とともに大きくなり，肺容量は増加し，肺気腫の傾向となる
- small airway が早期に閉鎖するために closing capacity が増加し，約60歳で FRC を越える．したがって，安静時に気道が閉塞するためにガス交換が障害される
- PaO_2 は低下し，20歳以降は10年ごとに3〜5mmHg ずつ低下する（$PaO_2 = 100 - 0.323 \times$ 年齢）
- $PaCO_2$ は加齢による影響をほとんど受けず，pH も正常範囲にとどまる
- 予備能は低下（以下に70歳と20歳を比較）
- 肺活量は40％低下，最大努力換気量は60％低下

c）肝機能

- 肝での合成能，肝細胞再生，酵素活性，アルブミン産生能が低下する
- 薬物やアルコール，肝炎ウイルスなどによる肝障害を併発しやすい
- 肝臓の体積は減少し，肝血流量は20〜40％減少する⇒薬物代謝が低下する⇒薬物代謝が遅延する
- 70歳では肝血流は若年成人の50％になる
- チトクロム P450 の活性も約半分程度に減少する⇒薬物の肝代謝は遅延
- 肝臓は予備能力が高い（高齢者でも肝機能が良好に維持される場合が多い）

d）腎機能

- 腎臓の大きさと重量は減少する（腎皮質の重量は，80歳で20〜25％減少）
- 糸球体数が減少：80歳までに糸球体数が若年成人の半分になる
- ネフロン数が減少：残存ネフロンは代償性に大きくなるが，10〜30％が80歳までに硬化する
- 腎血流は10歳ごとに約10％減少し，クレアチニンクリアランス（Ccr）は最大で40％低下する
- 細胞内液量は減少する（高齢者の体内水分量は体重の約55％（一般成人は約60％））
- 細胞外液が相対的に増加しているため，細胞外液の過剰投与で容易に浮腫を生じる
- 薬物の代謝と排泄が送れ，薬物の作用時間は延長する
- 腎血漿流量（RPF）も糸球体濾過率（GFR）も低下する

e）代謝系
- 30 歳を超えると基礎代謝は 1 歳毎に 1% 低下し，80 歳までに半減する
- 薬物の代謝や排泄も低下する
- 体温の調節能が下がることにより，術中に低体温が起こりやい
- 耐糖能はインスリン分泌低下とインスリン受容体数減少，骨格筋量減少により低下する
- コリン作動性ニューロン活性が低下しているため，体温調節障害が生じる
- 自律神経系反応は減弱，遅延する
- 体重に対する全体液水分量の割合は幼児で 75%，青年で 60% なのに対し高齢者では 50% と低下している

f）神経系
- 加齢によって脳の体積と重量は減少する
- 脳血流/単位質量は不変
- 神経細胞や神経線維数が減少する
- 酸素消費量は不変だが，灰白質量は相対的に減少し，灰白質の血流や酸素消費は低下
- Ach 受容体数減少
- Ach 系の神経伝達物質の活性低下と代謝酵素減少がみられる
- 脳血流が減少し，脳代謝や神経伝達物質の活性が低下する
  ⇒認知機能や情動反応などの高次脳機能の低下
- 85 歳以上の高齢者では，約半数に有意な認知機能障害を認める
- 触覚，温度覚，深部覚，聴覚，視覚を含む刺激閾値が上昇し，知覚鈍麻になる
- 咽頭周辺の筋肉や延髄における嚥下中枢の機能が低下している

g）高齢者の薬物動態
- 体内水分量が減少し，分布容積が減少する⇒血中濃度が若年者に対して高くなる
- 心拍出量が低下し，組織血液量は減少する⇒コンパートメント間の移行が少なくなるため，薬物の分布に要する時間が長くなる
- 未変化体として尿中に排泄される薬物は糸球体において濾過される⇒高齢者では排泄に時間がかかり，半減期は延長する

2 高齢者麻酔の注意点

a) 高齢者患者を麻酔する際の IC に必要な情報

- ◎ 65 歳以上の患者はそれ以下の年齢層に比して麻酔合併症の頻度が高い
- ◎ 高齢者が虚血性心疾患を有する割合：3〜4%
- ◎ 高齢者の周術期心臓合併症の発症率：15%
- ◎ 高齢者の周術期心筋梗塞合併率：1%
- ◎ EF<40%は周術期合併症が起こる可能性が高くなる
- ◎ 高齢者の5〜15%に周術期の心臓合併症が発症する
- ◎ 若年者と比べて術後肺合併症の発生率が20倍高い
- ◎ 65 歳以上の周術期死亡の約40%に術後呼吸器合併症が関与している
- ◎ 腎動脈硬化があると，手術中の体液バランスや腎血流量の変化によって腎虚血を起こす
- ◎ 術後腎不全は周術期死亡の約20%を占める

b) 高齢者麻酔時のポイント

- ◎ 吸入麻酔薬の MAC は減少する（脳の灰白質量の減少）⇒80 歳では30 歳の患者の70〜80%まで減少する
- ◎ バルビツレート，プロポフォール，オピオイド鎮痛薬，ベンゾジアゼピンは30%減量できる（静脈麻酔薬などの蛋白結合量が低下する）
- ◎ フェンタニルの半減期は約4倍に延長する
- ◎ ベンゾジアゼピンの半減期も約2倍に延長する
- ◎ 高齢者では筋肉量が減少するが，Ach 受容体の数は増加する⇒非脱分極性筋弛緩薬の必要量は変わらない
- ◎ 血漿 ChE 濃度が減少するため，脱分極性筋弛緩薬に対する感受性は増加する
- ◎ 血中の消失速度が低下することから，持続時間は延長する
- ◎ 麻酔による循環変動が顕著になる
- ◎ 骨髄が脂肪変性を起こしていて造血機能が低下しているため，出血に対する代償能力が低い
- ◎ 耐糖能力が低下しているため，血糖値が上昇する
- ◎ 骨格筋が減少しており，ふるえ（shivering）による体温調節に限界がある

c) 術後に起こりうる合併症

- ◎ 覚醒遅延，高血圧，低体温，肺合併症，虚血性心疾患

①術後認知障害（postoperative cognitive dysfunction：POCD）

- ◎ 手術・麻酔を契機に起こる高次脳機能の低下

- 脳機能検査成績の低下のみ示す程度のものから術後せん妄（postoperative delirium：POD）を呈するものまで含まれる
- 症状の持続は一定ではなく，数ヵ月から数年で経過する場合もある
- 高齢者の約7％に生じる
- 65歳以上の患者では1週間後に26％，3ヵ月に10％残存する．多くは可逆的だが，約1％は持続する⇒そのまま認知障害になる
- メジャートランキライザーなどによる鎮静が必要となることがある

参考図書

1) 石原　晋．日本臨床麻酔学会誌 1992; **12**: 594-596
2) Tiret L et al. Can Anaesth Soc J 1986; **33**: 336-344
3) Jin F. Br J Anaesth 2001; **87**: 608-624
4) Finlayson EV et al. Eff Clin Pract 2001; **4**: 172-177
5) Edwards AE et al. Anesthesia 1996; **51**: 3-10
6) Forrest JB et al. Anesthesiology 1992; **76**: 3-15

D. 心臓麻酔

1 心臓麻酔のポイント

- レミフェンタニルを中心とし，吸入麻酔や静脈麻酔を使用する．全静脈麻酔（＋吸入麻酔）
- ミダゾラムは麻酔導入時の血圧低下を避けるために有用である
- プロポフォール TCI は投与速度を調節できないので，急激な血圧低下が起こる危険性が高い
- 人工心肺（CPB）時の血液希釈や回路への吸着による麻酔薬の減少が生じるため，CPB 中の麻酔深度を BIS でモニターする
- 笑気は体循環に残っている空気を拡張することが危惧されるので，CPB 中や CPB 後には使用されない
- 吸入麻酔薬は術中に低用量で意識消失を得るために投与する（CPB 中も含めて 0.5〜1 MAC）
- 線維素溶解阻止物質（トラネキサム酸）は弁手術を受ける患者の出血と輸血量を減少させる
- ACT が補正されているのに CPB 後に大量出血がある，腎機能低下，最近のアスピリン摂取の既往がある場合はデスモプレシンが有用である

2 モニタリング（表1）

- A-line，CVP 測定は心臓手術で必要となる
- PAP モニタリングと TEE は選択的に用いられる
- 術中の TEE による僧帽弁機能の評価が術後の弁機能と患者の予後を予測する

表1 肺動脈カテーテルで測定できる項目

右房圧 （RAP）	0〜8mmHg 平均圧＜5mmHg	↓循環血液量の減少 ↑右心不全，心タンポナーデ
右室圧 （RVP）	収縮期圧：17〜35mmHg 拡張期圧：1〜7mmHg	↑肺高血圧症，肺動脈狭窄 ↑右心不全，心タンポナーデ
肺動脈圧 （PAP）	収縮期圧：17〜35mmHg 拡張期圧：4〜13mmHg	↑左右短絡，肺梗塞 ↑左心不全，僧帽弁狭窄
肺動脈楔入圧 （PCWP）	5〜13mmHg 平均圧＜15mmHg	↑左心不全，僧帽弁異常 心室コンプライアンス低下

- MVR では，TEE が人工弁などの機能異常と人工弁周囲のリークを見つけ出す
- Swan-Ganz カテーテルは，心拍出量（CO），心係数（CI），混合静脈血酸素飽和度（SvO_2），肺動脈圧（PAP），肺動脈楔入圧（PCWP）などを測定できる
- 肺動脈末梢をバルーンで閉塞して，左心房圧とほぼ同じ圧を得ることができる
- 肺動脈楔入圧 ≒ 平均左房圧 ≒ 左心室拡張末期圧

3 開心術時の麻酔管理のポイント

- 開心術時の麻酔管理のポイントを表2に示す

4 虚血性心疾患の麻酔管理

- 冠動脈狭窄部位，心筋可動域（asynergy），内科的な治療経過について評価する
- 心筋虚血の増悪因子：心拍数，前負荷上昇＞心収縮力増強，後負荷上昇
- 管理のポイント：頻脈を避ける，容量負荷を避ける，拡張期圧（BPd）を下げ過ぎない（冠血流は拡張期圧に依存している）
- 心電図はⅡ誘導と V_5 誘導をモニターする
- 術前の冠拡張薬を確認し，CPB 前から投与する
- NO donors：ニトログリセリン（NTG），イソソルビド（ISDN），ニコランジル（NIC）
- 体内で加水分解されて生じる硝酸が，さらに還元されて一酸化窒素（NO）になり，それがグアニル酸シクラーゼ（GC）を活性化して cGMP の産生を増やす
- その結果，細胞内の Ca 濃度が低下し，血管平滑筋が弛緩して拡張する
- NIC には pre-conditioning 作用がある（投与量は 2〜4 mg/hr）
- NTG は前負荷軽減に有益である（投与量は 0.4〜0.8 γ）
- 吸入麻酔薬には心筋保護作用が認められている⇒必要に応じて使用を躊躇わない

5 弁膜症の麻酔管理

- 各弁膜疾患の特徴と管理上の注意点を表3に示す

表2　人工心肺（CPB）の管理	
手順	**ポイント**
CPB 準備	
①ヘパリン投与	200～300U/kg 2 分後に活性凝固時間（ACT）測定し，ACT＞400 秒を確認する ACT が 300 秒台であれば，ヘパリン 2,000～3,000U を追加投与する ヘパリンによる血液粘稠度低下のため，投与後は血圧が低下する
②送血管挿入	BPs を 100mmHg 以下にする（BP が高いと動脈解離を起こす） 送血管内の動脈血拍動を確認 挿入後は，脱血管挿入に向けて血圧を上昇させる TEE で上行大動脈の解離が起きていないことを確認する
③脱血管挿入	CABG，大血管手術では右房に脱血管を挿入する（1 本） 開心術では上下大静脈の両方に脱血管を挿入する（計 2 本） TEE で脱血管挿入位置を確認する（特に下大静脈と肝静脈分岐を確認）
④心筋保護液（CPS） 注入用カテ挿入	上行大動脈に挿入（順行性） 右房から冠静脈洞に逆行性カテーテルを挿入する（TEE で確認）
CPB 開始～終了	
⑤ pump on （CPB 開始）	目標心拍出量に達するまで，送血ポンプ回転数を上げていく 血液粘稠度低下による血圧低下がみられる（initial drop） （術者が「ポンポン」と言っているように聞こえる）
⑥ Ao clamp	上行大動脈遮断後に CPS を投与し，心停止を確認
⑦灌流圧（PP）管理	PP が 60～80mmHg になるように循環作動薬を投与 NA，フェニレフリンなどを適宜投与 PP＞90mmHg 以上ならば，ニカルジピンや PGE_1 で適宜降圧する
⑧ CPB 中の情報確認	臨床工学士と Hb，Ht，K 値，尿量を相談しながら輸血や透析などを検討
⑨ Ao declamp	加温した CPS（hot shot）を投与したあとに大動脈遮断解除 自己心拍（own beat）がみられる前に pacing することもあるので用意
⑩ weaning の準備	脱血量をやや少なくして，A-line の波形（kick）がみられることを確認 Hb や K などの異常値がないことを確認 TEE で心内空気残存（左心系）を確認し，あれば除去する
⑪ weaning （CPB 終了）	ポンプ回転数を下げていく（3/4 ⇒ 1/2 ⇒ 1/4 ⇒ OFF） 終了時の BPs は 70mmHg 台後半 CPB 終了後
⑫血圧の管理	術野からの出血を減らすために BPs は 100mmHg 以下に保つ 吸入麻酔薬による調節が有用
⑬プロタミンの投与	初回投与のヘパリン 1,000U につきプロタミン 10mg を投与する 10mg を投与して血圧低下がみられるか，確認する 投与量が目標投与量の半分に達したら，術者と臨床工学士に伝える （術野からのポンプ回路への吸引を止めるタイミング） 全量投与後，2 分経過したら ACT を確認する
⑭止血	必要に応じて，止血目的に凝固因子や血小板を投与する

VI

麻酔（4）：各科の麻酔・合併症

表3　各弁膜症の麻酔管理上の注意点	
疾患	疾患の特徴と麻酔管理上の注意点
大動脈弁狭窄 （AS）	○狭心症，失神，CHF などは後期に始まる ○圧較差（PG）＞50mmHg，弁口面積（AVA）＜1cm^2 以下（正常 2〜3cm^2） ○PG は心カテでは 5〜20mmHg 過小評価される（LVP と AoP を同時に測定できない） ○中等度〜重度 AS（AVA≦0.7cm^2）では左室（LV）の弾性がなくなる ○正常洞調律と高い充満圧が LVEDP を得るために必要 ○徐脈には耐えられない（LVH が HR 減少した分の SV を増加させられない） ○SVR と LV の動きは連結しない ○血管拡張は重度 AS の LV の動きを減少させない（大動脈弁の部位で抵抗が固定されているから） ○血管拡張は冠還流圧を低下させ，心筋虚血を起こしやすくする ○心筋収縮力の減少はよく耐えられる ○収縮力増加や頻脈は冠動脈疾患がなくても心筋虚血を起こす
大動脈弁閉鎖不全 （AR）	○弁の先天欠損，弁輪の解離，細菌性心内膜炎によって生じる ○急性 AR は充満圧増加と肺水腫の原因となる ○慢性 AR は LV の進行性拡張の原因となる ○慢性 AR の患者は特徴的な拡張期雑音，心拡大，脈圧拡大を示す ○最初の逆流代償機構は SV の増加である ○逆流は拡張期に生じるので，徐脈にすると重症度が増す ○血管拡張薬は有用だが，BPd がすでに低いので心筋虚血のリスクが上がる
僧帽弁狭窄 （MR）	○リウマチ性心疾患によって生じる ○中等度（弁口面積（MVA）1〜1.5cm^2）や重度（1cm^2 以下）の MS は CHF と関連する ○LAP は慢性的に上昇し，Af，肺うっ血と肺高血圧（PHT）が生じる ○除細動は左房血栓が体循環に移動する危険がある ○PG は HR に依存する（HR が 2 倍になると心拡張は 3 倍以上減少する） ○頻脈では LAP が上昇し，と肺水腫が起こりうる ○血管拡張薬は肺血圧（PAP）よりも体血圧（SBP）を低下させ，右室虚血が起こる（適切な冠環流を要する BPd を保つために高い SVR が必要） ○心筋収縮力の減少は耐えられるが，低酸素，高二酸化炭素血症，アシドーシスは PHT を増加させて右室不全を生じる
僧帽弁閉鎖不全 （MR）	○急性 MR は乳頭筋の虚血性障害，腱索断裂，細菌感染によって生じる ○慢性 MR は進行性僧帽弁逸脱，リウマチ性心疾患が原因となって生じる ○MR では LAP は上昇し，PHT や CHF となる ○MR の慢性 Af の HR 調節のために digoxin を投与される ○中等度〜重度 MR は SVR 増加には耐えられない（逆流量を急激に増加させる） ○頻脈は左室充満を減少させ，僧帽弁輪膨張を低下させるために有用である ○収縮力の減少に耐える

参考図書

1) Practice guidelines for pulmonary artery catheterization: a report by the American Society of Anesthesiologists Take Force on Pulmonary Artery Catheterization. Anesthesiology 1993; **78**: 380-394
2) Bonow RO et al. JACC 1998, **32**: 1486-1588
3) Eagle KA et al; Guidelines for perioperative cardiovascular evaluation for noncardiac surgery. Circulation 1996; **93**, 1278-1317
4) 川村隆枝ほか. 総論 心臓麻酔・術中管理—a. 成人(2)—心臓手術—周術期管理の実際. 川副浩平, 佐野俊二, 一色高明(編), メジカルビュー社, 2003: p.92-103

Ⅵ
麻酔(4)：各科の麻酔・合併症

2 ● 術中合併症とその対策

1 低血圧（☞零章の DOs and DON'Ts（p.4）も参照）

a) 血管内を流れる液体の不足（絶対的）
- 出血，脱水⇒輸液，輸血

b) 血管内を流れる液体の不足（相対的）：血管床の増加（後負荷の減少），静脈での pooling（前負荷減少）
- 麻酔薬，血管拡張薬の過量投与⇒麻酔薬の減量，血管収縮薬の投与
- 脊髄麻酔，硬膜外麻酔（交感神経遮断と副交感神経優位による血管拡張）⇒副交感遮断と交感神経刺激，血管収縮をバランスよく行う
- 神経反射，神経原性ショック（迷走神経反射）⇒アトロピン投与
- アナフィラキシーショック，細菌感染によるエンドトキシンショック⇒原疾患の治療

c) 心臓への in put 低下（前負荷の減少＝静脈還流量↓による右心系への血液供給↓）
- 循環血液量不足，脱水⇒輸液，輸血
- 下大静脈圧迫，胸腔内圧上昇⇒圧迫介助や内圧低減
- 下肢への血液貯留，下肢手術時の駆血帯解除⇒下肢挙上や一時的な輸液，血管収縮薬投与
- 気道内圧上昇⇒換気設定の変更

d) 心臓からの out put 低下（心拍出機能低下）
- 心原性ショック（右心不全，左心不全）⇒昇圧薬投与，心肺補助の検討
- 低酸素血症と高炭酸ガス血症（末期）（迷走神経優位による徐脈+低血圧）⇒とにかく酸素投与と換気に努める！
- 肺塞栓（左心系への血液供給↓）⇒酸素投与，PCPS の考慮，緊急手術（血栓除去）の考慮
- 不整脈による1回拍出量減少または心拍数減少⇒抗不整脈薬（☞Ⅳ章-7-**3**（p.179）参照）

e) 副交感神経優位
- 神経反射，神経原性ショック（迷走神経反射）⇒アトロピン投与
- 低酸素血症と高炭酸ガス血症（末期）（迷走神経優位による徐脈+低血圧）⇒とにかく酸素投与と換気努める！

ONE POINT LECTURE

- 多くの麻酔薬は用量依存性に体血管抵抗を低下させる
- 多くの麻酔薬は用量依存性に心筋収縮力を減少させる

2 高血圧 (☞零章の DOs and DON'Ts (p.4) も参照)

a) 血管内を流れる液体の増加（絶対的）
- 過剰輸液，過剰輸血⇒輸液量制限，利尿，血管拡張をして一時的に回避

b) 血管内を流れる液体の増加（相対的）：血管床の減少＝後負荷の増大
- 血管収縮薬の過量投与，既存疾患（本態性高血圧，褐色細胞腫）⇒血管拡張薬投与，麻酔深度を深めて対応
- インジゴカルミン色素（α刺激作用がある）の使用，大動脈遮断⇒血管拡張薬投与，麻酔深度を深めて対応

c) 心臓への in put 増加（静脈還流量↑＝右心系への血液供給↑）
- 過剰輸液，過剰輸血，トレンデレンブルグ体位⇒輸液量制限，利尿，血管拡張をして一時的に回避

d) 心臓からの out put 増大（心拍出量増加）
- カテコラミン，β刺激薬投与，PDⅢ阻害薬投与⇒投与減量または中止，交感神経遮断薬投与

e) 交感神経優位な状態
- 浅麻酔⇒麻酔深度を深める
- 低酸素症，高 CO_2 症に伴うカテコラミン過剰⇒O_2 投与量増加，換気条件変更

f) 頭蓋内圧亢進⇒マンニトール投与

3 徐脈・頻脈・不整脈
- 周術期に問題となる徐脈・頻脈・不整脈の特徴を表 1 に示す

4 低酸素血症
- 不十分な酸素供給
- 低換気
- 換気血流不均等，シャント
- 片肺挿管

表1　周術期に問題となる徐脈・頻脈・不整脈	
洞性徐脈	○ 60bpm 未満 ○ 心房，心室の異所性補充収縮や心房，心室調律が生じることもある ○ 低酸素血症，迷走神経反射，頭蓋内圧亢進などで生じる
洞性頻拍（ST）	○ 心拍数が 100bpm 以上の規則的な調律（＜160bpm） ○ カテコラミン過剰，浅麻酔，高二酸化炭素血症，低酸素血症，循環血液量減少，高熱（悪性高熱を含む）などで生じる
Ⅰ度房室ブロック（Ⅰ°AVB）	○ PR 間隔＞0.2 秒 ○ すべての心房刺激が心室に伝えられる
Ⅱ度房室ブロック（Ⅱ°AVB）	○ Mobitz Ⅰ型：伝導障害が房室結節に存在する場合に生じ，PR 間隔の延長の結果として非伝導性の P 波を生じる ○ Mobitz Ⅱ型：伝導障害が房室結節内か遠位に存在する ○ PR 間隔は一定だが，ランダムな非伝導性 P 波を伴い，Ⅲ度房室ブロックに移行しやすい
Ⅲ度房室ブロック（Ⅲ°AVB）	○ His 側より遠位の病変による房室伝導の欠如 ○ P 波は規則的で QRS 群とは独立（＝房室解離）
接合部調律（JR）	○ P 波の消失あるいは異常な P 波と正常な QRS 群を特徴とする ○ 虚血性疾患を示唆する場合があるが，正常な患者にも認める
心房期外収縮（APC）	○ 洞結節から次の刺激が到達する以前に心房内異所性発火が生じる ○ P 波の形と PR 間隔が異なる
心房細動（Af）	○ 350〜600bpm の不規則な心房調律で心室収縮はいずれかの心房収縮に伴う
心房粗動（AF）	○ 250〜350bpm の規則的な心房調律で鋸歯状波形を呈する
上室性頻拍（SVT）	○ 房室接合部付近で 150〜250bpm 程度の頻繁な興奮が発生 ○ P 波はしばしば確認できない ○ QRS 波は幅の狭い正常な形 ○ 血圧は正常 or 低くなる
心室期外収縮（VPC）	○ 次の刺激が到達する前に心室内異所性発火が生じることでみられる ○ QRS は幅広い ○ カテコラミン過剰，低酸素血症，高二酸化炭素血症に伴って認められる ○ 心筋虚血，ジギタリス中毒や低 K 血症の徴候でもある
心室頻拍（VT）	○ 心拍数が 150〜250bpm の幅広い QRS 群を伴う頻脈性不整脈 ○ 状態が不安定な場合，心肺蘇生とカルディオバージョンの適応
心室細動（Vf）	○ 無秩序な心室活動，無効な心室収縮 ○ 除細動と心肺蘇生が必要

◦ Hb の酸素運搬能の低下（CO-Hb の増加など），Hb-酸素解離曲線の左方移動

5 高二酸化炭素血症

◦ 肺胞低換気
◦ $Ca(OH)_2$ がすべて $CaCO_3$ に置換したソーダライムの使用
◦ 悪性高熱症

6 気道閉塞

◦ 舌根沈下，気道分泌物，吐物，血液，義歯，肥大扁桃，咽喉頭腫瘍，声門浮腫など
◦ 挿管チューブの屈曲，チューブを咬むことによる閉塞など
◦ 喉頭痙攣，気管支痙攣
◦ 脊椎側弯症（特に胸椎前弯症例）

7 喉頭痙攣

◦ 声帯付近の筋肉が痙攣することで声門が閉じて呼吸困難となる
◦ 気道分泌物，吐物，血液，エアウェイによる舌押し込み，浅麻酔，刺激性の揮発性麻酔薬吸入，超短時間作用性バルビタール薬
◦ 喉頭痙攣には上喉頭神経が関係している
◦ 上喉頭神経内側枝（迷走神経）：喉頭蓋喉頭面や声門上粘膜の知覚
◦ 上喉頭神経外側枝：声門下粘膜前面の知覚と輪状甲状筋（内転）の運動
◦ 下喉頭神経（反回神経）：声門下粘膜の知覚，声帯ヒダの知覚，甲状披裂筋の運動
◦ 喉頭痙攣の機序：上喉頭神経⇒中枢⇒下喉頭神経による甲状披裂筋収縮⇒声門閉鎖（喉頭反射）

8 気管支痙攣

◦ 喘息様の気管支攣縮
◦ バルビタール，ネオスチグミン，モルヒネ，β遮断薬，浅麻酔，低酸素血症，高二酸化炭素血症

9 誤嚥性肺炎（嚥下性肺炎）（Mendelson 症候群）

◦ 胃内容物の気管内吸引による肺炎

- 1946 年に Mendelson により婦人科患者で報告された
- 麻酔による婦人科患者の死亡の 1/3 を占めていた
- 発生後 2 時間以内に呼吸器症状が生じない場合は予後良好

【発生条件】

- 酸度の高い胃液（pH 2.5 以下）
- 胃内容が 0.4 mL/kg（成人で 20〜25 mL 以上）

10 肺塞栓

- 全身麻酔下に大侵襲手術や長時間手術を受けると生じる
- 血栓が体動時（覚醒時や術後離床時）に遊離して肺塞栓を生じる
- 肺塞栓子：静脈血栓，空気，悪性腫瘍，脂肪，羊水
- 症状：不整脈，チアノーゼ，血圧低下，$PaO_2\downarrow$，$PaCO_2\uparrow$，$ETCO_2\downarrow$
- 深部静脈の内皮障害，血流，うっ滞，血液凝固亢進などで血栓が形成⇒深部静脈血栓症
- その血栓が形成部位から離れて肺に達する⇒肺血栓塞栓症
- 肺塞栓の危険因子（表 2）

表 2　肺塞栓の危険因子	
危険因子	危険因子
弱い	肥満，エストロゲン治療（低用量ピルの術前服用），下肢静脈瘤
中等度	高齢，長期臥床，うっ血性心不全，呼吸不全，悪性疾患 中心静脈カテーテル留置，癌化学療法，重症感染症
強い	静脈血栓塞栓症の既往，血栓性素因，下肢麻痺，下肢ギブス包帯固定

a）予防対策

- 弾性ストッキング
- 術中に両下肢の間欠的反復圧迫治療器での連続的マッサージ
- 低用量未分画ヘパリンの投与
- 早期離床

b）治療

- 抗凝固療法，血栓溶解療法，外科的血栓摘出術，昇圧剤，補助循環装置，人工呼吸

11 低体温

a) 原因

- 熱の分布：心臓，脳などの深部領域から四肢，皮膚などの末梢組織への熱移動
- 放熱：末梢血管の拡張によって熱が放出される（皮膚血流量と露出体表面積に依存）
- 蒸発：粘膜，漿膜表面，皮膚などからの水分蒸発とともに熱を喪失（露出面積と大気の相対湿度に依存）
- 伝導：高温の物体から低温の物体に熱が伝達する（熱伝導率に依存）
- 対流：移動している気体への熱伝導による損失（手術室内の速い空気流速に依存）

b) 低体温による麻酔への影響

- MAC は低下する
- 脱分極性筋弛緩薬と非脱分極性筋弛緩薬の作用は延長する
- 体温1℃低下につき，脳酸素消費量は7％減少する

c) 合併症

- Hb-酸素解離曲線の左方移動による低酸素
- 体血管抵抗上昇（血圧上昇），心室性不整脈，心筋収縮力抑制
- 代謝率低下
- 血液粘稠度上昇，凝固因子の障害，血小板機能の低下
- 脳血流量減少，脳血管抵抗増加⇒覚醒遅延，精神症状
- 肝血流減少による肝代謝低下
- 腎血流量とクリアランスの低下
- 血糖値は上昇する
- shivering（ふるえ）：熱産生を100〜300％増加させ，酸素消費量を最大で500％増加させる

d) 治療

- 室温管理（維持と上昇）
- 露出体表面の被覆と加温（ブランケット）
- 輸液，輸血の加温
- 低流量閉鎖循環式麻酔
- 人工鼻（気道の加温と加湿）

🔢 悪性高熱症（malignant hyperthermia：MH）

a）概念
- 全身麻酔による最も死亡率の高い疾患
- 手術中に急激に40℃以上の高熱が生じる
- 骨格筋細胞の1型リアノジン受容体（RyR1）の先天異常
- 通常は常染色体優性遺伝
- 頻度：全身麻酔症例10万に1～2人
- MH劇症型の日本での分布⇒男女比は約3：1（男に多い）
- 死亡率は1960年代の70～80％から2000年以降では15％まで減少した
- 30歳未満が66％を占める
- 全身麻酔に使用される薬剤がCa誘発性Ca放出（CICR）を惹起⇒筋小胞体内Caと筋細胞内ATPを消費する
- 既往歴：こむらがえりを起こしやすい
- 家族歴：親戚が手術中に筋強直と高熱で死亡したことがある

b）症状（日本麻酔科学会悪性高熱症管理ガイドラインより抜粋）
- 初発症状：55mmHgを超える，説明のできない呼気終末二酸化炭素分圧（$ETCO_2$）の増加，原因不明の頻脈，筋強直（開口障害を含む）など
- 15分間に0.5℃以上の体温上昇速度が認められ，40℃を超えることもまれではない
- 高度な呼吸性・代謝性アシドーシス，不整脈
- 尿の色調は，赤褐色，コーラ色となる
- 血清K値は上昇し，心電図上はテント状T波を示す
- 誘発薬剤：イソフルラン，セボフルラン，デスフルランなどのすべての揮発性吸入麻酔薬，脱分極性筋弛緩薬
- 悪性高熱を起こしにくい薬物：静脈麻酔薬：バルビツレート，プロポフォール，ケタミン，オピオイド，亜酸化窒素（吸入麻酔薬），非脱分極性筋弛緩薬，局所麻酔薬

c）治療（日本麻酔科学会悪性高熱症管理ガイドラインより抜粋）
- 起因薬剤となる吸入麻酔薬やスキサメトニウムの投与を中止
- 人手を集め，執刀している外科医には手術を早期に終了するよう要請する
- 筋弛緩薬は非脱分極性筋弛緩薬を投与する
- 呼吸回路内の麻酔薬濃度を下げるため，高流量純酸素（10L/min以上）を用いて過換気（分時換気量を2倍以上に設定）にする

- ダントロレン：最大 7.0 mg/kg の量を確保する
- ダントロレンを 1.0 mg/kg（できれば 2.0 mg/kg），15 分程度で投与する
- $ETCO_2$ が低下し，筋強直が改善し，心拍数が低下するまで繰り返し投与する（最大 7.0 mg/kg まで）
- 冷却した生理食塩水を点滴静注（最大用量 50～60 mL/kg）する
- 室温を下げ，送風により体表を積極的に冷却する（中枢温が 38℃以下になれば中止）
- Ca 拮抗薬とダントロレンとの併用で心停止をきたす可能性がある
- グルコース・インスリン療法：レギュラーインスリン 10 U＋50％ブドウ糖 50 mL 静注
- 1.0 mL/kg/hr の尿量を確保する（フロセミド 0.5～1.0 mg/kg（最大 20 mg））
- CK や K 値の上昇，ミオグロビン尿の増加に対しては，炭酸水素ナトリウム（1.0 mEq/kg/hr）を投与
- 代謝性アシドーシス（＜−8.0 mEq/L）には炭酸水素ナトリウム 1～2 mEq/kg の投与（最大 50 mEq）
- 高 K 血症（＞5.9 mEq/L or 心電図異常）には CaCl 10 mg/kg（最大 2,000 mg）or グルコン酸カルシウム 30 mg/kg（最大 3,000 mg）
- 症状安定化の判断：①$ETCO_2$ が低下しているか正常化，②心拍数が安定しているか不整脈が減少，③体温管理の必要性がなくなっている（平熱に戻っている），④筋硬直が消失している

13 アナフィラキシー

a) 一般的事項

- 麻酔中のアナフィラキシーの発生率：1/1,250～20,000 例
- 日本での麻酔中のアナフィラキシー発生は 0.01％，死亡率は 4.75％
- 周術期アナフィラキシーの原因：筋弛緩薬（第 1 位），抗菌薬（15％），ラテックス，スガマデクス

b) 治療

- アドレナリン投与（第一選択）
- 静脈路が確保されている周術期管理部門では静注がよい選択となる
- 人出を集める
- 患者の経過・治療内容を厳密に記録する
- マスクにて酸素投与（8～10 L）

- 喉頭・咽頭浮腫が進行すれば気管挿管
- 仰臥位で下肢挙上
- アドレナリン $20\,\mu g/kg$ を静注し，必要に応じて追加する
- H_1 ブロッカー（ジフェンヒドラミン $25 \sim 50\,mg$ 静注）
- H_2 ブロッカー（ラニチジン $50\,mg$ 静注，小児では $1\,mg/kg$）を投与
- コルチコステロイドを投与（ヒドロコルチゾン $1 \sim 5\,mg/kg$）
- アドレナリンで症状の改善しないときはグルカゴン $1 \sim 5\,mg$（小児 $20 \sim 30\,\mu g/kg$，最大 $1\,mg$）静注
- 血圧の回復がみられないときはバソプレシン $2\,IU$ を投与し，血圧に応じて $2 \sim 5\,IU$ を繰り返し投与

c) Kounis 症候群

- アレルギー反応に伴い急性冠症候群をきたす症候群
- 冠攣縮に合併したタイプ 1 とプラーク破裂に伴う血栓形成に起因するタイプ 2 に分類される
- 冠動脈に存在する肥満細胞に対して，アレルギー反応により脱顆粒が起こり，遊離されたヒスタミンが強い血管収縮を起こす

参考図書

1) 岩田正人ほか．日本臨床麻酔学会雑誌 2002; **22**: 84-90
2) 川島康男ほか．日本臨床麻酔学会雑誌 2003; **23**: 98-109
3) 日本麻酔科学会悪性高熱症管理ガイドライン　http://www.anesth.or.jp/guide/pdf/guideline_akuseikounetsu.pdf［最終アクセス 2017 年 12 月 10 日］

Appendix　BS，K，Ca の補正

1 術中血糖値（BS）の補正

a）術中血糖管理
- 術中血糖管理の目標：血糖値（BS）150～200 mg/dL，尿中ケトン（-）を基本とする
- 耐糖能異常のない患者では，フィジオ 140 の継続で BS は 110～120 mg/dL に維持できる
- 輸液は含有されるブドウ糖 5 g に速効型インスリン（ヒューマリン R）1～2 U を添加して持続投与

b）当院での高血糖時の治療（以下のいずれか）
① 速効型インスリン（ヒューマリン R）2 U（IV）
② 速効型インスリン（ヒューマリン R）0.5～1.0 U/hr（DIV）
③ 生食水 49.5 mL＋速効型インスリン（ヒューマリン R）0.5 mL（50 U）を 3 ～5 mL/hr で持続投与

※ ブドウ糖＋速効型インスリンの投与によって血清カリウム（K）値が低下する可能性があるので，必要に応じて L-アスパラギン酸カリウム注射液（10 mEq）を持続投与すること

2 血清カリウム（K）の補正

a）術中 K 値管理
- 3.5～4.5 mEq/L 内で管理する．6 mEq/L までは心電図上の T 波の増高だけにとどまることが多い

b）当院での高 K 血症の治療（以下のいずれか）（GI 療法）
① 50％ブドウ糖 40 mL＋速効型インスリン（ヒューマリン R）5～10 U を 30 分で持続投与
② ブドウ糖 5 g＋速効型インスリン（ヒューマリン R）1 U を間欠投与
③ ブドウ糖 5 g＋速効型インスリン（ヒューマリン R）1 U を 5 mL/hr で持続投与

c）急速な高 K 血症の治療（高 K 血症による致死性不整脈を防ぐ場合）
- 塩化カルシウム（$CaCl_2$）：20 mg/mL（200 mg/10 mL）を 5 分以上かけて静注

◎グルコン酸カルシウム（カルチコール）（850 mg/10 mL）を3〜4分かけて静注

3 血清カルシウム（Ca）の補正

a）血清Caの正常値は様々

◎2.1〜2.6 mmol/L（電極法：1.2〜1.3 mmol/L）

◎4.1〜5.1 mEq/L（電極法：2.3〜2.6 mEq/L）

◎8.3〜10.2 mg/dL

b）体内のCa分布

◎イオン化Ca：55%，非イオン化Ca：45%（10%は蛋白と結合，35%が実際の値）

c）Ca値の計算

①「mmol/L から mEq/L への換算」

◎Ca^{++}は2価なので mmol/L を mEq/L に換算する場合は通常2倍する．
⇒しかし，mmol/L で表示される Ca 値は55%しかないイオン化Caであるため，血清中の総Caを mEq/L で表示する場合は次の式で算出する
⇒X（mmol/L）÷55×100×2＝X×3.6（mEq/L）

②「mEq/L から mg/dL への換算」

◎mEq/L から mg/dL に換算する場合は2倍する⇒X×3.6（mEq/L）×2＝X×7.2（mg/dL）

d）当院での低Ca血症の治療（Caの補正）

◎ヒトの循環血液量は　BW（kg）÷1.2（dL）で算出できる．

◎例題：Ca値が0.8 mmol/L と測定された．これを1.2 mmol/L まで上昇させるには？
解答：1.2−0.8＝0.4 mmol/L の Ca を投与する

◎したがって，0.4×7.2（mg/dL）×BW÷1.2（dL）＝BW×6×0.4（mg）の Ca を投与すればよい

※Ca製剤のCa含有量は以下のとおりである

①カルチコール：7.85 mg/mL（78.5 mg/10 mL）

②塩化カルシウム（$CaCl_2$）：20 mg/mL（200 mg/10 mL）

3 ● 術後合併症とその対策

1 術後（遷延性）低酸素血症

a）原因
- 吸入酸素濃度の低下，術後投与のための酸素チューブの接続の外れ
- 低換気（主に術後創部痛か麻酔薬の効果残存）
- 換気血流比低下領域の増大
- 肺内シャントの増大：無気肺，肺水腫，誤嚥，呼吸器感染，加齢，肥満など
- 機能的残気量の減少
- 心拍出量低下
- 代謝率の増加：shivering（ふるえ）は酸素消費量を 500% 増加する

b）対策
- 酸素投与
- 必要に応じて人工呼吸（pressure support：PS が主となる）
- 経皮的気管穿刺針（トラヘルパー®）を挿入して気管吸引を行う

2 術後痛

a）術後痛対策の意義
- 生理的，心理的に生体に悪影響を及ぼす要因を減少させる
- 周術期合併症を減少させる：痛みによる交感神経緊張は頻脈，高血圧を惹起し，周術期心筋虚血を生じうる．また，呼吸器合併症や麻痺性イレウスも生じうる
- 患者の満足度を高める
- 病院滞在日数を減少させる

b）multimodal analgesia（MMA）
- 手術部位と痛みの原因に基づいて鎮痛法を選択する
- 鎮痛法の組み合わせで，相乗効果と副作用の低減を図る
  ①鎮痛薬投与：オピオイド鎮痛薬，NSAIDs，アセトアミノフェン など
  ②局所麻酔薬による持続神経ブロック，持続硬膜外注入

c）患者自己調節鎮痛法（patient controlled analgesia：PCA）
- 経静脈 PCA（iv-PCA），経硬膜外 PCA（patient controlled epidural anal-

gesia：PCEA）

● PCA 用電動式ポンプやディスポーザブルポンプがある（図 1）

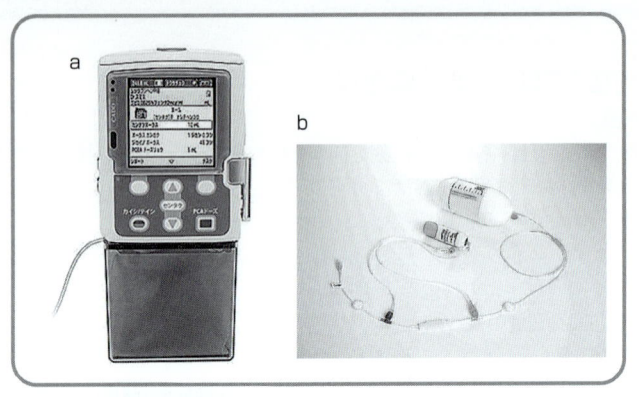

図 1　PCA 用ポンプ

a：CADD®-Solis PIB（提供：スミスメディカル・ジャパン）（電動式）
b：シュアーフューザー® A PCA セット（提供：ニプロ）（ディスポーザル式）

3 術後悪心嘔吐（postoperative nausea and vomiting：PONV）

a）PONV の危険因子（表 1）

表 1　PONV の危険因子	
1）麻酔薬	揮発性麻酔薬（セボフルラン≒デスフルラン），亜酸化窒素
2）性差	女性．特に月経周期（排卵期，黄体期で高い）
3）喫煙の有無	非喫煙
4）年齢	乳児，高齢者以外（乳児，高齢者では低い）
5）手術内容	長時間手術，腹腔鏡手術，開頭術，耳科手術，産婦人科手術，胃内容残存
6）PONV の既往	PONV の既往があると高くなる？
7）乗り物酔いの既往	乗り物酔いがあると高い
8）術後オピオイド鎮痛薬	術後オピオイド鎮痛薬投与

● 全静脈麻酔（TIVA）を選択する（レミフェンタニル＋セボフルランはレミフェンタニル＋プロポフォールよりも PONV を発症しやすい）

- 制吐薬の投与：メトクロプロミド，ドロペリドールなど（錐体外路症状発症に注意）
- トラベルミン®（ジフェンヒドラミンサリチル酸塩・ジプロフィリン）：鼓室形成術や聴神経腫瘍摘出術の術後に非常に有用である（抗コリン作用のため，緑内障，前立腺肥大症では禁忌）
- デキサメサゾン 4〜8 mg の投与

4 術後せん妄

- 術前の認知障害は周術期死亡率を増加させる
- 高齢者の外科手術後のせん妄の発症率：10〜50%
- 予測因子：年齢（70歳以上），低い教育レベル，術前の認知障害，アルコール飲用の常習，抑うつ疾患の存在，術式，薬物の多剤投与，視力・聴力障害，脱水，電解質・血糖値異常，貧血（Hb 10 g/dL 以下）
- 相関因子：術中大量出血，術後大量輸血，30%以下の Ht，ベンゾジアゼピン，H_2 遮断薬，抗不整脈薬，スコポラミンの投与
- 心臓手術における術後せん妄のリスク因子：脳血管疾患の既往，認知症（MMSE 低値），血清アルブミン値低値，うつ状態
- 原因薬物の推定と中止
- ハロペリドール 0.75〜2.25 mg（0.375〜1.125 mL）投与（QT を延長する可能性がある）

5 ふるえ（shivering）

- 全身の筋肉をふるわせて，熱を産生させる
- 麻酔による中枢から末梢への熱の移動するため，中枢温が低下する
- 炎症性サイトカインの関与も考えられている
- 覚醒遅延の原因となる
- 高血圧，頻脈，心筋虚血を惹起する
- 術後創部感染の原因にもなる
- 酸素消費量を最大で 500%増加する
- 治療：まずは加温．NSAIDs，Mg，アミノ酸投与，ペチジン 0.5 mg/kg の投与

6 末梢神経損傷後疼痛

a）術中体位や手術操作

- 術中体位による末梢神経の圧迫伸展，手術操作による直接的神経損傷で生じる
- 術後末梢神経損傷の発生率：0.03%
- 術中体位による神経損傷：腕神経叢，大腿神経，外側大腿皮神経，坐骨神経など
- 砕石位による下肢神経障害は1.5%でみられ，2時間以上の砕石位で起こりやすい

b）神経ブロック

- 発生率：腕神経叢ブロック（1.4～2.8%）＞大腿神経ブロック（0.3%）＞くも膜下・硬膜外ブロック（0.02～0.03%）
- 超音波ガイド下神経ブロックでの発生率：0.0037%
- 症状が1年以上持続する場合は0.07%以下で，一過性であることが多い

参考図書

1) 安本和正ほか. 昭和医学会雑誌 1981; **41**: 1-6
2) 濱口眞輔ほか. 術後鎮痛法の基本的な考え方. 麻酔科診療プラクティス—これだけ知っておきたい術後管理，稲田英一（編），文光堂，2004: p.46-49
3) Schug SA et al. Pain 1993; **55**: 387-391
4) Walder B et al. Acta Anaesthesiol Scand 2001; **45**: 795-804
5) Seymour DG et al. Age Ageing 1989; **18**: 316-326
6) Ancelin ML et al. Br J Psychiatry 2001; **178**: 360-366
7) Marcantonio ER et al. J Am Med 1998; **105**
8) Welch MB et al. Anesthesiology 2009; **111**: 490-497
9) Warner MA et al. Anesthesiology 2000; **93**: 938-942
10) Macrae WA. Br J Anaesth 2008; **101**: 77-86
11) Ecoffey C et al. Eur J Anaesthesiol 2014; **31**: 606-610
12) Dyer CB et al. Arch Intern Med 1995; **155**: 461-465
13) 堀内行雄. BRAIN and NERVE-神経研究の進歩 2014; **66**: 1459-1469

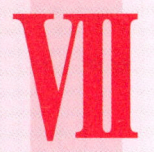

ペインクリニック (1)：基礎

（ペインクリニック学会治療指針と教育 GL に準拠）

1 ● 痛みの定義と分類

1 「痛み」の定義
- ◎「実際に何らかの組織損傷が起こったとき，あるいは組織損傷が起こりそうなとき，あるいはそのような損傷の際に表現されるような不快な感覚体験および情動体験」（国際疼痛学会）
- ◎「組織の実質的あるいは潜在的な傷害に結びつくか，このような傷害を表す言葉を使って述べられる不快な感覚，情動体験」（MerskeyandBogduk, 1994）

2 急性痛，慢性痛
a）急性痛（急性疼痛）
- ◎4〜6週間以内持続する疼痛
- ◎組織損傷や炎症などで生じる
- ◎血圧上昇，頻脈，呼吸促迫，発汗などの交感神経緊張症状を呈する
b）慢性痛（慢性疼痛）
- ◎組織損傷や炎症などが治癒したと推定される期間を超えて持続する痛み（4〜6週間以上持続）
- ◎自律神経異常が習慣性を示すようになり，精神症状として全身倦怠感，睡眠障害，不安，抑うつ，食欲低下，性欲減退，行動意欲減退，無気力などが出現する

3 体性痛，内臓痛，関連痛
- ◎痛みは，発生部位によって体性痛と内臓痛に分類される
- ◎両者の痛みの性状は異なっており，その評価は痛みの原因の推定に有益である
a）体性痛
- ◎皮膚，筋骨格系，結合織などへの刺激が原因で発生する
- ◎拍動性の痛みや疼く痛みを特徴とする
- ◎急性期には痛みは損傷部位に限局し，圧痛を伴うことが多い
- ◎体動によって痛みが増強する
- ◎非ステロイド性抗炎症薬（NSAIDs）や筋攣縮に対する中枢性筋弛緩薬が

有用である

b）内臓痛

- 腸管のような管腔臓器の平滑筋の伸展，拡張，痙攣，また実質臓器の虚血，壊死などによって生じる痛み
- 非拍動性かつ痛みの部位が明確でない
- 締めつけられるような痛み，特有な不快感を伴う痛みが多い
- 悪心，嘔吐，発汗などが随伴することが多く，病巣から離れた部位に痛みを生じる関連痛がみられることもある
- さらに，疝痛発作のように激痛を生じることもある
- 痛む部位を擦るような触覚，圧覚の刺激（Aβ線維の刺激），気を紛わせるような心理的刺激で軽快する「修飾効果」があれば内臓痛と考えられる

c）関連痛

- 深部痛や内臓痛を生じる疾患において，実際に障害されている部位と異なる部位が痛む現象
- 性状は内臓痛に近く，局在は明確でないことが多い
- 心筋梗塞，狭心症，胸部大動脈解離，胆嚢炎などでみられる肩部痛が関連痛の主なものとしてあげられる
- 肩痛を主訴に受診した症例で，整形外科的に異常がないためペインクリニックに紹介されたが，肩痛を関連痛と考えて精査した結果，噴門部胃癌と診断された症例もある

４ 侵害受容痛，神経障害痛，心因痛（精神疾患による痛み，心理・社会的要因による痛み）

- 病態生理学的な発症原因から，侵害受容痛，神経障害痛，その混合痛，心因痛に分類される
- 神経伝達物質には興奮性アミノ酸（アスパラギン酸，グルタミン酸）やニューロペプチド（サブスタンス P（SP），カルシトニン遺伝子関連ペプチド（CGRP））などがある

a）侵害受容痛

- 組織が傷害を受けた場合，または強い侵害刺激が加わった場合に生じる侵害受容器を介した痛み
- 上述の体性痛と内臓痛は侵害受容痛に分類される
- 痛みの性状は体性痛や内臓痛と同様であるが，反復する痛み刺激が侵害受容器の感受性を変化させ（感作），知覚神経に影響した場合には長期間

　痛みが持続する慢性痛に移行する

b）神経障害痛

- 傷害された神経の支配領域に発生する様々な痛みや感覚異常
- 痛む部位の知覚は低下していることが多い
- しばしば運動障害や自律神経異常（発汗，皮膚色調の変化）を伴う
- 「灼けるような」と表現される灼熱痛，「ビーンと走るような」，「槍で突き抜かれたような」，「ビリビリするような」と表現される電撃痛，通常では痛みを感じない程度の痛み刺激に対しても痛みを感じる痛覚過敏，通常では痛みを起こさないわずかな接触や温感などの刺激で痛みが生じる allodynia が特徴的である
- 異常感覚に関しては不快を伴わない異常感覚である paresthesia と，不快を伴う dysesthesia であるかを評価する

c）精神疾患による痛み，心理・社会的要因による痛み（≒心因痛）

- 以前には「心因痛」といわれていたが，適切な表現ではないため，近年ではこの用語は用いられないことが多い
- 中枢神経系の変化や神経系の機能異常の一部として捉えられている
- 精神生物学的，社会的要因などが複雑に関与している可能性も指摘されている
- 「痛みに見合うだけの病変が見いだされない」という除外診断を行うが，米国精神医学会の「精神障害のための診断と統計のマニュアル」（DSM）と，WHO による「国際疾病分類第 10 版」（ICD）によると，心因痛は「身体表現性障害」と「うつによる身体症状」に大別される
- 痛みを訴える疾患として，虚偽性障害，統合失調症，心身症，パーソナリティ障害，パーキンソン病，機能性身体症候群などが考えられるため，その評価には精神科専門の医師の協力を必要とする

参考図書

1) 濱口眞輔．疼痛の発生・抑制のメカニズムおよび薬物療法，第Ⅰ講〜がん性/慢性/神経障害性/侵害受容性疼痛〜．技術情報協会通信教育講座テキスト，技術情報協会，2009

2) Caterina MJ et al. Nature 1997; **389**: 816-824

3) Ikeda R et al. Cell. 2014; **157**: 664-675

4) 濱口眞輔．神経障害性疼痛．技術情報協会（編），痛み治療の現状とメディカルニーズ DATA BOOK，技術情報協会，2010: p.412-421

2 ● 痛みのメカニズム

1 痛みの伝達 （痛みは以下の a から e の順に伝達される）

a) 侵害受容器への刺激入力

- 物理的刺激や，炎症などの化学的刺激が侵害受容器を刺激すると，知覚神経を興奮させる電気信号に変換される（末梢変換）
- 侵害受容器は 2 種類がある
  - ①強度の機械刺激に反応する高閾値機械受容器
  - ②熱刺激，中等度以上の機械刺激，発痛物質のいずれにも反応するポリモーダル受容器
- ポリモーダル受容器終末の細胞膜には侵害刺激ごとに特異的に反応するイオンチャネルやブラジキニン（BK）受容体，ヒスタミン受容体，ATP受容体，プロスタグランジン（PG）受容体などがある

b) 侵害受容器の興奮

- 疼痛刺激が受容器終末に到達すると受容器電位が発生し，受容器電位が電位依存性 Na チャネルの活性化閾値を越えると活動電位が生じる
- 炎症性メディエータなどの結合する受容体にはイオン型受容体と代謝型受容体がある
- イオン型受容体は ATP の結合により Ca，Na の細胞内への流入が生じて，受容器電位が発生する
- 化学的刺激は血漿中から放出されるブラジキニン（BK），肥満細胞から放出されるヒスタミン，肥満細胞や活性化された血小板から放出されるセロトニン（5-HT）などが関与する

c) 末梢神経を介する刺激の伝達

- 疼痛情報伝達に関与する神経には Aδ 線維と C 線維の 2 つが知られている
- 伝導速度は Aδ 線維の方が速く，C 線維が遅い
- 最初に局在が明確な鋭い痛みが Aδ 線維を介して伝わる
- 後から局在が不明確な鈍痛が C 線維を介して伝わる

d) 脊髄に到達した痛み情報の処理

- 速い鋭い痛み：Aδ 線維（有髄）を介して Ⅰ，Ⅱ層に終末する（一部は Ⅴ層に終末する）

- 持続性の遅い痛み：C線維（無髄）で Ⅰ，Ⅱ層に伝えられる
- 触覚などの非侵害情報：Aβ線維によって Ⅲ層以下の深層に伝えられる

①脊髄後角第Ⅰ層

- 辺縁細胞と呼ばれる大型の細胞が存在し，痛み情報を受けている（痛み特異性ニューロン）
- 痛み情報は反対側の視床を介し大脳皮質に伝えられている

②脊髄後角第Ⅱ層

- 小型の細胞が密に存在し，組織学的特徴から「膠様質」と呼ばれている
- 侵害性と非侵害性の感覚情報を受けている
- 上位中枢からの下行性痛覚抑制系の主な終末部位である
- 痛覚関連ペプチドが多く存在する
- モルヒネ投与で，深層の投射ニューロンの侵害刺激応答のみが選択的に抑制される

③脊髄後角第Ⅲ層〜Ⅵ層

- 比較的大型の細胞が存在する
- Ⅳ／Ⅴ層には視床への投射ニューロンが存在する
- 機械的，熱，化学的な侵害性と非侵害性の感覚情報を受容している．
  ⇒「広域作動性ニューロン（wide dynamic range neuron：WDR）」

④シナプス伝達

- シナプス伝達には早速調節反応と遅速調節反応がある
- 早速調節反応はシナプス小胞に含まれるグルタミン酸が関与する
- グルタミン酸はシナプス後の AMPA 型または NMDA 型グルタミン酸受容体と結合し，Na イオンや K イオンの透過性を高めて興奮性後シナプス電位（EPSC）を生じさせる
- 遅速調節反応はシナプス小胞に含まれるサブスタンス P（SP）などの神経ペプチドが関与する
- 末梢変換で生じた電気刺激は末梢神経を介して後根神経節を経由して脊髄後角第Ⅰ〜Ⅵ層に刺激が到達し，一次求心性 C 線維と二次ニューロンの間のシナプス伝達が生じる

e）大脳での痛みの認識

- 末梢から脊髄後角に伝わった疼痛刺激は脊髄を上行して視床に到達する
- 視床に投射された痛み情報は，頭頂葉の中心後回の体性感覚野に伝えられる
  ⇒一次感覚野

2 炎症性メディエータ

◎各炎症性メディエータの特徴を表1に示す

表1　各炎症性メディエータの特徴
セロトニン（5-HT）
○視床下部や大脳基底核，延髄縫線核などに高濃度に分布しているモノアミン神経伝達物質 ○精神活動に関与している
ブラジキニン（BK）
○血圧降下作用や神経細胞に作用して痛みを感じさせるノナペプチドで血漿中から放出される ○炎症の発生など多彩な作用を有し，発痛作用は PGE_2 により増強される
プロスタグランジン E_2（PGE_2）
○生理活性を持つエイコサノイド ○ホスホリパーゼ A_2（PLA_2）によって細胞質内に遊離したアラキドン酸（AA）にシクロオキシゲナーゼ（COX）が作用することで PG が合成される ○type E prostanoid（EP）受容体と結合する ○PGE_2 は平滑筋収縮，末梢血管拡張，骨新生・骨吸収，発熱，痛覚伝達作用を有する
ヒスタミン
○ヒスタミンは肥満細胞から遊離する活性アミン ○血管透過性亢進，血圧降下，平滑筋収縮，血管拡張作用を有する ○神経組織では神経伝達物質として働く
ATP（アデノシン三リン酸）
○エネルギー保存および利用に関与するヌクレオチド ○神経末端のシナプス小胞から放出されて，疼痛の発生や血管収縮に関与する

3 神経伝達物質

◎各神経伝達物質の特徴を表2に示す

4 侵害受容痛

◎侵害受容器の興奮による痛み
◎外傷後疼痛，熱傷痛，術後痛，関節炎，急性帯状疱疹痛などが含まれる
◎軽度侵害刺激による痛みの増強（痛覚過敏）を生じる

表2　各神経伝達物質の特徴
サブスタンス P（SP）
○一次知覚神経の神経伝達を行う神経ペプチドで，痛覚情報を伝達する ○ SP 受容体拮抗薬は NA や 5-HT 系にかかわらずにうつ状態を軽減する
グルタミン酸
○イオンチャネル型受容体である NMDA 型グルタミン酸受容体と結合して，陽イオンを透過させることで神経細胞を活性化させる ○ NMDA 受容体の活動は細胞外 Mg^{2+} が阻害しているために通常は不活性状態（Mg ブロック） ○ NMDA 受容体を流れる電流は AMPA 受容体に比べて遅く，持続的である
γ-アミノ酪酸（GABA）
○抑制性神経伝達物質として機能しているアミノ酸 ○海馬，小脳，脊髄などのシナプス前膜から放出される ○シナプス後膜上にある GABA 受容体と結合して神経興奮を抑制する
グリシン
○ GABA と同様の抑制性神経伝達物質のアミノ酸 ○グリシン作動性ニューロンは脊髄を含む脳に局在して痛みシグナルの伝達を調節している ○グリシン神経系の活性化は神経損傷初期には侵害的に作用し，その後に侵害抑制作用を示す
カルシトニン遺伝子関連ペプチド（calcitonin gene-related peptide: CGRP）
○中枢神経，心臓や血管など末梢の一次知覚神経の終末や遠位端に存在するペプチド ○ α CGRP は主に末梢の感覚神経節の Aδ 線維および C 線維内に分布する ○片頭痛は三叉神経末端が刺激され，CGRP が分泌されることで血管拡張を誘発して起こる

a）痛覚過敏（局所的発症機序）

- BK が侵害受容器を活性化する
- ヒスタミンや 5-HT が発痛作用を示す
- PGE_2 が知覚神経終末の EP 受容体と結合して痛覚過敏状態を形成する
- 炎症細胞からはサイトカインが遊離して知覚神経を活性化する
- 侵害受容器の興奮が軸索反射によって逆行性に伝播し，一次痛覚神経終末から神経ペプチドを遊離する
- SP は肥満細胞を脱顆粒化させてヒスタミン遊離を起こす

- 線維芽細胞やシュワン細胞に神経成長因子（NGF）が産生される
- NGF は高親和性 NGF（Trk A）受容体を興奮させて痛覚過敏を形成する

b）痛覚過敏（神経活動を介した発症機序）

- 末梢からの侵害情報入力によって，脊髄後角の求心性線維中枢側では電位依存性 Ca チャネル（VDCC）が開口し，二次ニューロンのシナプス後興奮が起こる
- 組織損傷によって C 線維を介した求心性侵害入力が起こると，脊髄後角ニューロンの反応が進行性に増強する（wind-up 現象）
- wind-up 現象が起きると，$A\beta$ 線維を介する低閾値刺激や高閾値刺激に対する反応が増強し，脊髄ニューロンへの刺激に対応する末梢受容野の面積が拡大する
- C 線維はグルタミン酸などを遊離して脊髄後角の AMPA 受容体，NMDA 受容体，タキキニン受容体を介して二次ニューロンを興奮させる
- AMPA 受容体活性化によって短時間潜時性脱分極が生じる
- NMDA 受容体活性化によって多シナプス性伝達が起きる
- タキキニン受容体活性化と NMDA 受容体活性により細胞内 Ca イオン濃度が上昇して PLA_2 や NO などが合成される
- その結果，PGE_2 が産生されて EP 受容体などが活性化されてさらに細胞興奮，神経伝達物質の遊離が起こる

5 神経障害痛

- 痛みの伝達にかかわる神経が傷害されることで，痛覚伝導路での機能異常が生じ，脊髄後角，脊髄視床路，脳幹での刺激に対する神経過興奮や異常反応が生じる
- 開胸術後痛，三叉神経痛，帯状疱疹後神経痛，糖尿病性ニューロパチー，幻肢痛，脊髄損傷後疼痛，視床痛などが含まれる
- 以下の神経異常が生じる
  - ①末梢での変化：末梢神経の感受性増大，自発発火増大の持続
  - ②脊髄・上位中枢での変化：シナプス部位での伝達効率の変化，関与する受容体の量と質の変化，回路網自体の変化

a）末梢での変化

- 形態学的変化，電気生理的変化，イオンチャネルの変化，交感神経活動の変化が生じる（表3）

表3　神経障害痛における末梢での変化
形態学的変化
○軸索変性，神経腫形成，損傷側より末梢の有髄線維の減少が生じる
電気生理学的変化
○痛覚受容器を介さずに損傷神経からの異所性発射活動が生じる ○損傷神経の後根神経節（DRG）ニューロンからの異所性発射も生じる ○神経線維間の絶縁状態が破壊されると，近傍の非損傷神経線維に損傷刺激のインパルスが伝達される⇒エファプス（ephapse） ○非侵害刺激（Aβ線維）が侵害刺激（Aδ，C線維）へと伝達されて痛み刺激になる
イオンチャネルの発現と分布の変化
○損傷神経にイオンチャネル発現や分布変化が生じ，軸索興奮性が増大する ○異所性 Na チャネルの発現は神経損傷に引き続く一次求心性軸索の過剰興奮の原因となる
交感神経活動の変化
○末梢神経切断により交感神経線維が DRG や軸索へ発芽し，機能的なシナプスを形成する ○損傷神経の軸索に α_2 アドレナリン受容体が増加する ○これらの現象から，交感神経活動亢進による異所性発射が発生する

b）脊髄・上位中枢での変化
  ◎中枢性感作，構造的変化，脱抑制が生じる（表4）

6 痛みの悪循環
  ◎疼痛刺激によって交感神経興奮が生じ，疼痛部位の血管が収縮する
  ◎また，運動神経の興奮によって筋収縮が生じ，局所虚血が生じる
  ◎虚血組織は低酸素状態になり，低酸素状態で産生される発痛物質がさらに知覚神経を刺激して疼痛が増強する
  ◎この一連の現象を「疼痛の悪循環」という

7 疼痛抑制のメカニズム
a）下行性痛覚抑制系路
  ◎痛みを抑制しようとする脳幹部から脊髄後角への下行性の神経調節機構
  ◎セロトニン（5-HT）系とノルアドレナリン（NA）系がある

表4　神経障害痛における脊髄・上位中枢での変化

中枢性感作

- 脊髄の一次求心性線維からのグルタミン酸放出により，AMPA 受容体が活性化され，後角ニューロンを脱分極させる
- SP がニューロキニン$_1$（NK$_1$）受容体と結合して NMDA 受容体のリン酸化を生じ，Mg による神経遮断（Mg ブロック）を解除する
- NMDA 受容体活性化によって細胞内 Ca イオン濃度上昇によって NO が産生される
- NO は求心性無髄線維のシナプス前にてサイクリック GMP（cGMP）を生成し，グルタミン酸放出を促進する（NMDA-NO-cGMP カスケード）
- 脊髄後角ニューロン内の Ca イオン濃度上昇によって PG が合成される
- PGE$_2$ は EP 受容体の活性化を介して脊髄求心性線維からグルタミン酸などの遊離を促進する
- BK チャネルも侵害刺激を脊髄後角表層に伝える
- 脊髄後角ニューロンの興奮性が増大し，脊髄後角における知覚処理が変化して神経傷害部位の範囲を超えて疼痛範囲が拡大する

構造的変化

- 脊髄内感覚線維の軸索発芽が起こる（II-III層境界より深層に終末していた Aβ線維の一部が軸索発芽を起こし，II層やI層に枝を伸ばす）
- ネトリン（netrin）などの物質が膠様質に分泌されると Aβ線維が膠様質に誘導される
- 非侵害刺激触覚を伝える Aβ線維がII層（膠様質）に刺激を伝えることで触刺激でも痛みを引き起こす⇒アロディニア
- Aβ線維からII層への直接入力は時間経過によって増加する
- 神経伝達物質と結合する成熟期の感覚回路受容体から幼若期の受容体サブユニットへの組み替えが起きる（幼若期では C 線維が細いために発達が遅れ，II層には C 線維からの入力は少ない代わりに Aβ線維からの入力が多い）

脱抑制

- 末梢神経損傷後に脊髄後角の GABA 介在ニューロンが減少，または死滅する
- その結果，抑制性入力が低下して，脊髄後角ニューロンの興奮性が増大する

①セロトニン（5-HT）系

- 脳幹の縫線核（特に大縫線核）に起始し，大細胞性網様核を経由して脊髄後角（I層，II層）に終末して痛みを抑制する
- 大縫線核を刺激すると脊髄後根を介して入力される痛覚信号が抑制される
- 視床下部から中脳水道周囲灰白質内へβエンドルフィンニューロンが投

　　射し，さらに中脳水道周囲灰白質内にはエンケファリンニューロン，
　　GABA作動性ニューロンが関与し，大縫線核にはアミノ酸作動性ニュー
　　ロンが投射している
- 痛覚過敏に関与している
- 5-HTはAδとC線維終末に存在する5-HT受容体を活性化してシナプス
  前の伝達物質放出を抑制して痛みを抑制する

②ノルアドレナリン（NA）系

- 青斑核のNA作動性ニューロンは脊髄の腹外側を下行して脊髄後角に投
  射する
- 青斑核ニューロンが興奮すると，脊髄内にNAが放出されてα_2受容体刺
  激が生じて侵害受容ニューロンの反応を抑制する
- 5-HT系の調節を行っている

b）上行性疼痛抑制経路

- 中脳の背側縫線核と中脳灰白質から視床の腹側基底核群へ向かう疼痛抑
  制機構が存在する

参考図書

1) 横田敏勝．痛みの一般的性質．臨床医のための痛みのメカニズム，第2版，
   南江堂，1997: p.24, p.153-186
2) 加藤　実．痛みの生理．麻酔科学スタンダード，克誠堂出版，2004: p.198-
   204
3) Rexed B. J Comp Neurol 1952; **96**: 415-495
4) Yoshimura M. Slow synaptic transmission in the spinal dorsal horn.
   Progress in Brain Research, Kumazawa T, Kruger L, Mizumura K (eds),
   Elsevier, Amsterdam, 1996: p.443-462
5) 森田克也ほか．日本薬理学雑誌 2007; **130**: 458-463
6) Furukawa N et al. Neuroscience Letters 2008; **444**: 79-82
7) Woolf CJ et al. Nature 1992; **355**: 75-77
8) Randic. M et al. J Neurosci 1993; **13**: 5228-5241
9) Bennett DL et al. Mol Cell Neurosci 1996; **8**: 211-220
10) Takahashi T et al. Neuron 1992; **9**: 1155-1161
11) Fitzgerald M et al. J Comp Neurol 1994; **348**: 225-233

3 ● 痛みの評価

- ◎ 痛みは患者の内的経験であるため，その評価は主観的な評価法となる
- ◎ 主観的な痛みの評価のみでは信憑性を欠くので，複数の項目に関して多面的な評価を行って客観性を有することが重要である

1 痛みの性質の評価

- ◎ 痛みの性状：体性痛，内臓痛，侵害受容痛，神経障害痛であるかを判断する際の参考となる
- ◎ 痛みの経過：痛みが急性痛なのか，慢性痛なのか，慢性痛の増悪なのかを判断する
- ◎ 痛みのパターン：持続痛と一過性に増悪する痛みに分類される
- ◎ 持続痛：24 時間中，12 時間以上持続する痛み
- ◎ 突出痛：持続痛の有無や程度にかかわらず発生する一過性の痛みの増強
  ⇒痛みの発生からピークまでが短く，15～30 分程度持続し，発生部位は約 80％が持続痛と同じ場所
- ◎ 痛みの増悪因子と軽快因子：体動，寒冷，ストレス負荷など

2 スケールによる痛みの強度の評価

a）視覚的評価スケール（Visual Analog Scale：VAS）

- ◎「視覚的スケール」を用いた主観的評価法（図 1）

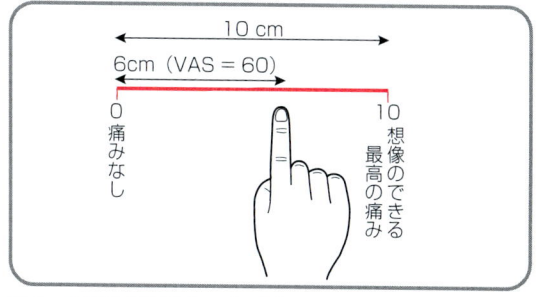

図 1　視覚的評価スケール（Visual Analog Scale: VAS）
（参考図書 5, 6 を参考に著者作成）

- 痛みのない状態を 0 mm，想像しうる最も強い痛みを 100 mm として，痛みの程度に適した目盛上の部位を選ばせ，その部位に対応した数値で痛み強度を評価する
- 痛みが VAS で 20 mm 以上変化⇒有意な変化と判断
- 痛みが VAS で 40 mm 以上低下⇒治療が著効と判断
- 感度が高く，再現性もある
- 計量心理学的に有用で，痺れの判定にも応用できる

b）**数値評価スケール**（Numerical Rating Scale：NRS）

- 直線上に 0～10 の 11 段階の目盛と数値が記入されているスケールを用いる
- 痛みのない状態を 0，想像しうる最も強い痛みを 10 のスコアの中から選択して，痛みの強さを表現する（図 2）

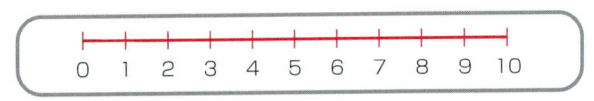

図 2　数値評価スケール（Numerical Rating Scale：NRS）

- 痛み日記などの記載に取り込まれていることが多い

c）**言語式評価スケール**（Verbal Rating Scale：VRS，Verbal Description Scale：VDS）

- あらかじめ定めた痛みの強さのスコアを口頭で伝える
- 0：痛みなし，1：少し痛い，2：かなり痛い，3：耐えられないほど痛い，の 4 段階で評価を行う

d）**表情評価スケール**（Face Rating Scale：FRS）

- Wong らによる "Wong-Baker Face Scale" が多く使用されている（図 3）

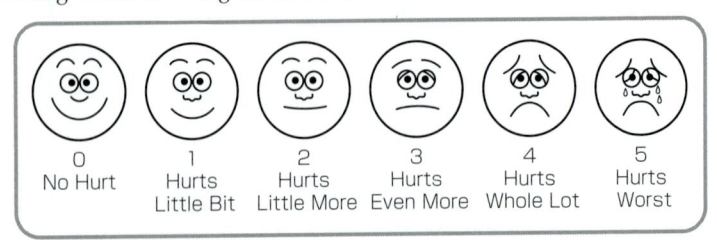

図 3　表情評価スケール（Face Rating Scale：FRS）
（参考図書 7 を参考に著者作成）

- 笑顔から泣き顔までを書いたスケールを用いて，患者の気分に最も合致する表情を選ばせて痛みを量的に評価する
- 小児や高齢者の痛みの評価に頻用される
- VAS による評価との相関は高い
- 被験者の感情が含まれやすい

e）痛み減少度スコア（Pain Relief Score：PRS）

- 治療開始前の痛みを 10 点，痛みなしを 0 点として，治療による痛みの軽減度を評価する

3 神経障害痛を評価するスケールによる痛みの評価

- 神経障害痛を識別，評価するスケールが臨床で用いられている（表 1）

表 1　神経障害痛を評価するスケール
神経障害性痛スケール（Neuropathic Pain Scale：NPS）
○神経障害性痛の強さと痛みによる不快感に関するやや多面的要素を含んだ評価法 ○痛みを sharp, hot, dull, cold, sensitive, itchy, deep, surface の項目ごとに数値評価スケールに準じて 0〜10 の 11 段階で評価する
Pain DETECT questionnaire（PDQ）
○痛みを神経障害痛と侵害受容痛とに鑑別する鑑別用スクリーニングツール（質問紙法）（日本語版の "The Pain DETECT Questionnaire-Japanese version（PDQ-J）" がある） ○痛みの段階付 7 項目，経過パターン 1 項目，広がり 1 項目の計 9 項目の合計で採点される ○簡便で，汎用性，信頼性，再現性，一貫性がある
Leeds assessment of neuropathic symptoms and signs（LANSS）
○神経障害痛と侵害受容痛を判別するスクリーニングツール ○痛みに関するアンケートに加えてアロディニアと痛覚閾値に関する検査を行い，点数化する
Douleur Neuropathique 4 Questions（DN4）
○神経障害痛のスクリーニングツール ○痛みの性質，随伴する異常感覚，知覚障害や痛みの誘発因子について質問形式で評価する
Neuropathic Pain Scale（NPS）
○痛みの強さと不快感を評価するスケール ○神経障害痛の性質をあらわす各項目の該当点数に X をつけて判定する ○有痛性神経障害の治療による影響を評価する際に有用である
Pain Quality Assessment Scale（PQAS）
○痛みの質と神経障害痛の程度を評価する NPS に，新たな 20 項目を追加して作られたスケール ○神経障害痛の評価と侵害受容痛の痛み強度の評価に有用 ○治療薬の選択に際して有益である

VII
ペインクリニック(1)：基礎

4 その他の特別な痛みの評価

a) McGill Pain Questionnaire（MPQ）：マクギル（マギル）の疼痛質問表
- 痛みを表現する感覚・情動などの言葉から，患者が選択した言葉について分析する質問紙法
- 痛みに関しては痛みの場所，性質，時間的変化，強さの4項目に分けて評価が可能
- 感覚，情動，評価の3側面について合計16項目からなる
- 簡易な short form-MPQ（SF-MPQ）や short form-MPQ-2（SF-MPQ-2）を使用することが多い

b) Roland-Morris Disability Questionnaire（RMDQ）
- 腰痛患者の疾患特異的な評価法
- 計量心理学的にも有用性が認められている
- 日本語版は日本人の腰痛患者の疾患特異的評価方法として信頼性がある

5 機器による痛みの評価
- 痛みを伴わない弱い電流刺激に対する反応から計算し，痛みの程度を数値として算出する医療機器を用いる方法

参考図書
1) 濱口眞輔．痛みの測定法．ペインクリニック Q & A．麻酔科学レクチャー，小川節郎（編），総合医学社，2011：p.613-619
2) 濱口眞輔．ペインクリニック 2012；**31**：1085-1093
3) 濱口眞輔．痛みの強さの評価．メカニズムから読み解く痛みの臨床テキスト，小川節郎（編），南江堂，2015：p.92-99
4) 濱口眞輔．痛みの性質の評価．メカニズムから読み解く痛みの臨床テキスト，小川節郎（編），南江堂，2015：p.100-109
5) 日本ペインクリニック学会ホームページ
6) 長櫛 巧．ペインクリニックと東洋医学，真興交易医書出版部，2004
7) Hicks CL et al. Pain **93** (2): 173-183

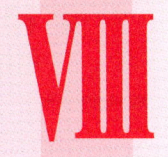

ペインクリニック (2)：臨床

（ペインクリニック学会治療指針と教育 GL に準拠）

1 ● 神経ブロック（1）：交感神経ブロック，脊椎疾患に対する神経ブロック，トリガーポイント注射

1 星状神経節ブロック（stellate ganglion block：SGB）

- 星状神経節（下頸神経節＋第1胸神経節±第2胸神経節からなる交感神経節）とその周囲に局所麻酔薬を注入する
- 星状神経節，頸部交感神経幹の節前，節後線維を遮断するコンパートメントブロック
- ランドマーク法（傍気管法）（図1）と超音波ガイド下穿刺法（図2）がある

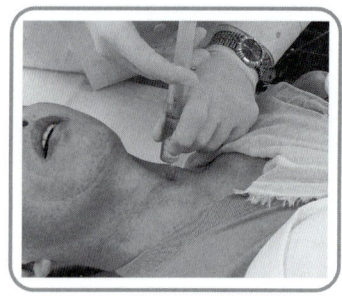

図1　ランドマーク法（傍気管法）

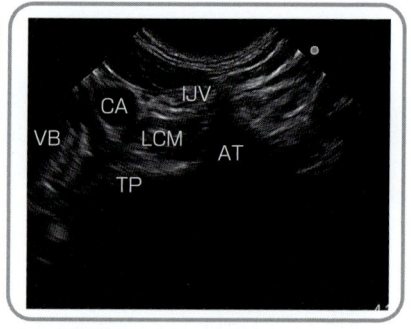

図2　超音波ガイド下穿刺法
LCM：頸長筋，CA：総頸動脈，AT：前結節，
TP：横突起，VB：椎体，IJV：内頸静脈

- 超音波ガイド下穿刺法では，頸長筋を確認してその筋内に局所麻酔薬を投与する
- 効果判定（ブロック成功後にみられる徴候）
  - ①交感神経遮断によるブロック側の顔面・口腔領域の血流増加（顔面紅潮，鼻粘膜充血による鼻閉），上肢温上昇
  - ②コリン作働性交感神経の遮断による発汗停止，結膜充血，
  - ③Horner症候群（節後線維の遮断による上眼瞼挙筋の麻痺による眼瞼下垂，瞳孔散大筋の麻痺による縮瞳，Muller筋の麻痺による眼球陥凹）

a）合併症

- 嗄声（反回神経麻痺），ブロック側上肢の脱力・痺れ（腕神経叢麻痺）

- 血管穿刺（椎骨動脈注入），食道穿刺，硬膜外腔注入，くも膜下腔注入，C7で穿刺の場合には下甲状腺動脈穿刺，胸腔穿刺（気胸）
- 咽後間隙血腫（頸部血腫）：遅発性（ブロック後3〜4時間）に発生する場合があるので，帰宅後にも注意が必要
- 感染（椎体炎，椎間板炎，咽後膿瘍）

2 交感神経ブロック

a）胸部交感神経節ブロック（thoracic sympathetic nerve block：Th-SNB）

- 後方傍脊椎法と前方傍気管法がある（現在では後方傍脊椎法が主）

①後方傍脊椎法（図3）

- 第2,3胸部交感神経節に対するブロック
- 棘突起から外側約4cmでX線透視下にブロック針を刺入する

②前方傍気管法（図4）

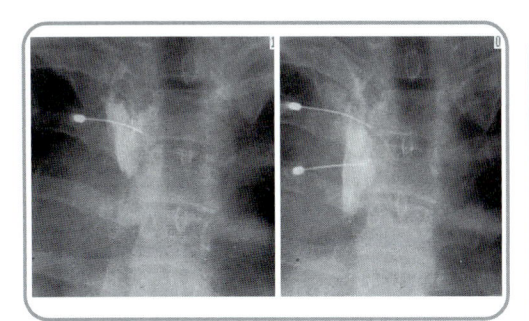

図3　胸部交感神経節ブロック：後方法

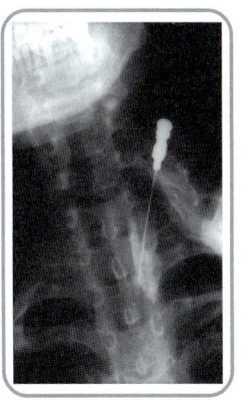

図4　胸部交感神経節ブロック：前方傍気管法

- 第2,3胸部交感神経節に対するブロック
- 前方からTh2〜3椎体側面の肋骨頭靱帯内に針を進める

③合併症

- 静脈穿刺：椎体外側面は，肋間動静脈，奇静脈，半奇静脈が走行している
- 気胸：前方法は後方法よりも気胸の発生率が高い

◉Horner 徴候

b）**腰部交感神経節ブロック**(lumbar sympathetic nerve block：L-SNB)

◉通常，第 2, 3, 4 腰椎で行う（交感神経幹は L2, L3 レベルで椎体前側面を縦走する）

◉椎体側方からアプローチする傍脊椎法（図 5）と，椎間板を貫く経椎間板法がある

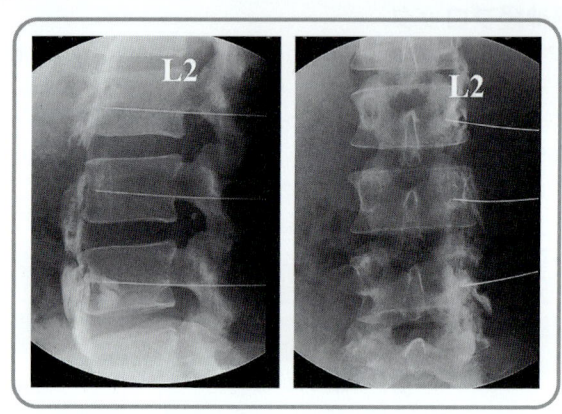

図 5　腰部交感神経節フェノールブロック

◉試験ブロック 20 分後に，鼠径部を中心とした下肢の知覚・運動麻痺がなければ，エタノール投与または熱凝固を施行する

①**合併症**

◉神経根損傷，椎間板炎

◉深部出血：大腰筋での出血は強い痛みを伴う

◉陰部大腿神経炎：エタノールが大腰筋の筋溝に注入されると生じる

◉深部出血・血管損傷：腎筋膜後葉の前方には腹部大動脈と下大静脈が走行しており，各脊椎分節に腰動静脈を出しているため

◉射精障害：両 L1 レベルで交感神経が遮断されると生じる

c）**不対神経節ブロック**

◉脊髄の一番末梢（尾側）に位置している交感神経節を遮断する

◉仙尾接合部の線維軟骨板を穿刺する経仙尾接合部垂直アプローチが安全である

◉Plancarte の方法：尾骨先端から 1 cm 肛門側の部位から曲針を用いて穿

刺する（筆者は Plancarte の方法が好みである）

①合併症

◎直腸穿刺

3 硬膜外ブロック

- ◎ 硬膜外腔に局所麻酔薬を注入することにより脊髄神経，交感神経を遮断する
- ◎ 薬液を注入して針を抜く単回法と，カテーテルを留置して行う持続注入法がある
- ◎ 刺入部位は，目的とする支配神経に対応した椎弓間隙より頸部，胸部，腰部の硬膜外腔からブロックを，または仙骨裂孔より仙骨硬膜外ブロックを行う
- ◎ 一般的な注意事項は硬膜外麻酔に準ずる（☞Ⅴ章-2-**2**（p.189）参照）

4 神経根ブロック（nerve root block：NRB）（図6）

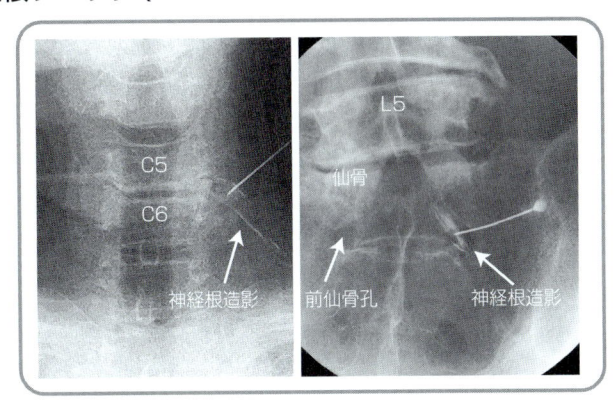

図6 神経根ブロック（NRB）

- ◎ 椎間孔から脊柱管外に出た神経根とその周囲に局所麻酔薬とステロイド薬を注入する
- ◎ 神経根は，頸神経8対，胸神経12対，腰神経5対，仙骨神経5対，尾骨神経1対の計31対ある
- ◎ 頸部では，超音波ガイド下に施行する方法も普及しているが，Ｘ線透視

下に比して，椎間孔より外側でブロックされることが多い

①合併症

- ◉神経損傷：放散痛を求め過ぎて何度も穿刺を繰り返したりすると起こしやすい
- ◉針先の位置によっては，くも膜下・硬膜下・硬膜外ブロックになる危険性がある
- ◉頸部神経根ブロック：脊髄梗塞・脊髄浮腫（前脊髄動脈症候群），脳梗塞・脳浮腫，皮質性盲，脊髄・脳合併症など（致死的）
- ◉胸部神経根ブロック：気胸
- ◉腰部神経根ブロック：対麻痺
- ◉合併症回避のために，同一神経根ブロックは約2〜3週間の間隔をあけて実施する

5 椎間関節ブロック（facet block：FB）（図7）

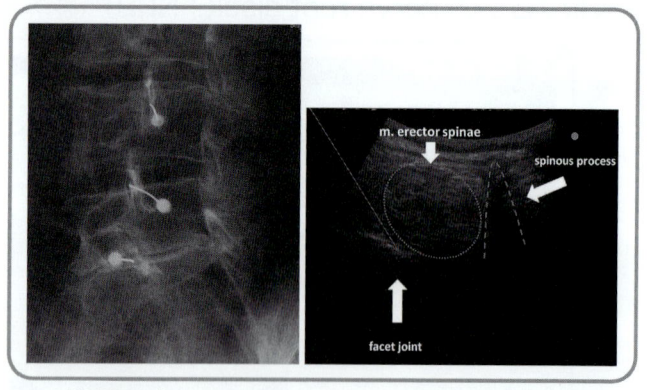

図7　椎間関節ブロック（FB）

- ◉脊椎椎間関節内やその近傍に針を刺入し，局所麻酔薬とステロイドを注入する
- ◉椎間関節は，上下の後枝内側枝，前方より背側枝から支配も受けている（複数神経支配）
- ◉効果が短期間の場合は，後枝内側枝高周波熱凝固法（facet rhizotomy）を考慮する
- ◉1椎間あたり局所麻酔薬（1〜2％リドカイン0.5〜1 mL＋とステロイド薬

2～4 mg）

- X線透視下では，目的とする椎体終板のラインが一直線になるように調整した上で，目的とする椎間関節の裂隙を確認できる方向から刺入する
- 超音波ガイド下に行う場合は，長軸像で施行高位を確認したあとにプローブを回転させて短軸像とし，目的椎間関節を同定したうえで平行法で外側より穿刺する

① 合併症

- 胸椎椎間関節ブロック：気胸
- 後頭環椎・環椎軸椎関節ブロック：椎骨動脈穿刺
- 頸椎椎間関節ブロック側方法：くも膜下腔注入，脊髄穿刺，硬膜外腔注入

6 傍脊椎神経ブロック （☞ Ⅴ章-3（p.191）参照）

- 椎間孔から神経根が出た付近に局所麻酔薬を注入する神経ブロック（または麻酔手技）
- 注入部位の頭・尾側の体性神経と交感神経ブロックが得られる
- 傍脊椎腔は脂肪組織と，肋間神経，脊髄神経後枝，交通枝，交感神経幹を含む
- 注入液は，肋骨を越えて頭・尾側に，外側は肋間腔に，内側は硬膜外腔に拡がりうる
- 内胸筋膜があり，傍脊椎腔を腹側コンパートメントと内胸筋膜下の背側コンパートメントに二分する
- 肋間神経・動静脈は背側コンパートメントに，交感神経幹は腹側コンパートメントに存在する

① 合併症

- 低血圧，血管穿刺，胸膜穿刺，気胸，神経障害や硬膜外穿刺，くも膜下穿刺，神経障害，局所麻酔薬中毒など

7 トリガーポイント注射

a)「トリガーポイント」とは

- 圧迫や針の刺入，加熱，冷却などによって関連域に痛みを引き起こす部位
- 索状硬結（palpable band）上に限局した圧痛部位
- 刺激により立毛，発汗などの自律神経反応が出現する部位
- 局所単収縮反応（LTR）や逃避反応（jump sign）が発生する部位

- その部位への刺激で症状が再現し，典型的な関連痛が発現する
- 周囲組織では認められない自発電気活動も認められる
- 多くは筋筋膜性疼痛症候群（MPS）に関連する

b) トリガーポイントが発生する機序

- 異常な神経終板の電位が神経筋接合部の過剰な Ach 放出につながり，持続的な筋収縮により局所の虚血，低酸素，疼痛誘発物質の放出が起こり，末梢の侵害受容器を感作する
- 持続的な一次求心性神経の活性化は脊髄後根神経節や脊髄後角神経の機能や構造変化という中枢性感作を生じる
- γ運動ニューロンによる調節異常，交感神経系の調節異常も存在する

c) 鎮痛機序

- PG などの疼痛誘発物質が希釈されて洗い流される
- 筋緊張を緩和し，血流を改善して悪循環を遮断する

d) 手技

- 施行者が患部を指で圧迫して索状硬結として触れる最も過敏な点を確認する
- 消毒後，針をすばやく皮下まで刺入し，さらに進めて軽い抵抗の後に筋膜を貫いた感覚が得られた部位で薬液を注入する
- 抜針はできるだけ緩徐に行う（速刺緩抜）
- リニアプローブを使用し，筋膜下への薬液注入を視認する（トリガーポイントは低エコーとして認められる）
- ブピバカインは注入時痛が強く，骨格筋への毒性が強いために避ける

参考図書

1) 日本ペインクリニック学会インターベンショナル痛み治療ガイドライン作成チーム．インターベンショナル痛み治療ガイドライン，日本ペインクリニック学会，真興交易医書出版部，2014
2) 日本ペインクリニック学会・日本麻酔科学会・日本区域麻酔学会合同抗血栓療法中の区域麻酔・神経ブロックガイドライン作成 WG．抗血栓療法中の区域麻酔・神経ブロックガイドライン　http://www.anesth.or.jp/guide/pdf/guideline_kouketsusen.pdf［最終アクセス 2017 年 12 月 10 日］
3) 原田修人ほか．日本臨床麻酔学会誌 2013; **33**: 619-628
4) 高崎眞弓（編）．麻酔科診療プラクティス 12　ペインクリニックに必要な局所解剖，文光堂，2003，p.188-192

2 ● 神経ブロック（2）： 顔面・頭頸部・上肢・体幹・下肢の神経ブロック

1 三叉神経ブロック（trigeminal nerve block：TNB）

a）頭蓋底の解剖

①中後頭蓋窩にある解剖学的構造と通過する組織

- 上眼窩裂：V1，Ⅲ，Ⅳ，Ⅵ，眼静脈
- 正円孔：上顎神経（V2）
- 卵円孔：下顎神経（V3），小錐体神経（舌咽神経→鼓室神経の延長）
- 棘孔：中硬膜動脈，下顎神経硬膜枝
- 破裂孔：上行咽頭動脈硬膜枝，導出動脈
- 頸動脈管：内頸動脈
- 茎乳突孔：顔面神経，後耳介動脈

②後後頭蓋窩にある解剖学的構造と通過する組織

- 内耳道：Ⅶ，Ⅷ（内耳神経），迷路動静脈
- 頸静脈孔：S状静脈洞，下錐体静脈洞，Ⅸ，Ⅹ，Ⅺ
- 舌下神経管：Ⅻ，上行咽頭動脈（硬膜枝）

b）三叉神経中枢枝ブロック（上顎神経，下顎神経）

①上顎神経ブロック（maxillary nerve block）

- 上顎神経（V2）は，正円孔から眼窩内に入り，眼窩下孔を経て眼窩下神経となり，頰部，鼻翼，上口唇などに分布する
- 外側口腔外アプローチで，下顎窩裂方向に針を再刺入し，上顎神経領域に放散痛が得られたところで，薬液を注入する

②下顎神経ブロック（mandibular nerve block）

- X線透視（anteroposterior oblique view）で卵円孔を確認する
- 刺入点・ブロック針は上顎神経ブロックと同じである
- 卵円孔の中央後壁寄りに針先を進め，下顎神経領域に放散痛の得られたところで薬液を注入する

c）三叉神経終末枝ブロック（前頭神経，眼窩下神経，おとがい神経）

①前頭神経ブロック（V1 末梢枝）（frontal nerve block）

- 眉毛上縁で正中から2.5cm 耳側の眼窩上切痕部位でブロックを行う
- 眼窩上神経と滑車上神経の両方をブロックする

②眼窩下神経ブロック（V2末梢枝）（infraorbital nerve block：IONB）
- 鼻翼から耳側に0.5cmの部位を刺入点とし，開眼した患者の瞳の中心を目安として，神経ブロック針を眼窩下孔に刺入する

③オトガイ神経ブロック（V3末梢枝）（mental nerve block）
- オトガイ孔の耳側0.5cm，上方0.5cmを刺入点とし，オトガイ孔に刺入する

d）三叉神経節ブロック（ガッセル神経節ブロック）（gasserian ganglion block：GGB）
- 三叉神経の複数枝の罹患症例や末梢枝ブロックの無効症例に用いられる
- X線透視で卵円孔を確認後，口角の外側3cmを刺入点とし，100mmの神経ブロック針を卵円孔の後壁＋内側寄りに向けて進める
- 卵円孔の入り口に達すると，下顎神経領域に放散痛が生じる
- この部位から抵抗消失法を用いて三叉神経槽入口部まで針先を進めて薬液を注入する

e）各三叉神経ブロックの合併症
- 視力障害：前頭神経ブロックと眼窩下神経ブロックで眼窩に出血すると眼圧が上昇する
- 浮腫：神経破壊薬を用いたブロックで起こりやすい
- 外眼筋麻痺：V1，V2のブロックで複視を起こしうる
- 咀嚼筋麻痺：V3の運動枝ブロックによる．両側がブロックされると咀嚼ができなくなる
- アルコール性神経炎：ジリジリした灼熱痛が生じる
- 髄膜炎

2 耳介側頭神経ブロック（auriculotemporal nerve block）

- X線透視下に卵円孔を確認し，口角の3cm外側かつ20mm頭側から神経ブロック針を卵円孔の下壁，やや耳側へ向けて刺入する
- こめかみから側頭への放散痛が得られたところで薬液を注入する

［各三叉神経ブロックの合併症］
- 視力障害：前頭神経ブロックと眼窩下神経ブロックで眼窩に出血すると眼圧が上昇する
- 浮腫：神経破壊薬を用いたブロックで起こりやすい
- 外眼筋麻痺：V1，V2のブロックで複視を起こしうる
- 咀嚼筋麻痺：V3の運動枝ブロックによる．両側がブロックされると咀

嚼ができなくなる
- ◎ アルコール性神経炎：ジリジリした灼熱痛が生じる
- ◎ 髄膜炎

3 頭頸部・上肢の神経ブロック

a）頸神経叢ブロック（cervical plexus block：CPB）
- ◎ 頸神経叢は C1～C4 の前枝から構成されている

①浅頸神経叢ブロック（superficial cervical plexus block：SCPB）
- ◎ 頸神経叢の皮枝（浅枝）をブロックする手技で，胸鎖乳突筋後縁に沿って局所麻酔薬を投与する
- ◎ 小後頭神経（C2～C3）：後頭部，大耳介神経（C2～C3）：耳介後部と耳下腺付近，頸横神経（C3）：側頸部と前頸部，鎖骨上神経（C3～C4）：鎖骨上下と肩

②深頸神経叢ブロック（deep cervical plexus block：DCPB）
- ◎ 頸神経叢の筋枝（深枝）をブロックする手技で，筋枝胸鎖乳突筋と前斜角筋・中斜角筋の間，もしくは頭長筋内に局所麻酔薬を注入する
- ◎ 後頭筋群，副神経と吻合，C2～C4 を主体に胸鎖乳突筋と僧帽筋，頸神経ワナとして舌下神経と吻合，横隔神経（C3～C5）
- ◎ くも膜下，硬膜下，硬膜外，血管内注入，神経損傷，横隔神経麻痺，反回神経麻痺も生じうる

b）大後頭神経ブロック（greater occipital nerve block：GONB）
- ◎ C2 の後枝内側枝のブロック
- ◎ 並走する後頭動脈穿刺の危険性がある

c）副神経ブロック
- ◎ 胸鎖乳突筋と僧帽筋の運動枝を遮断して筋緊張の緩和を得る

d）舌咽神経ブロック
- ◎ 舌咽神経痛の治療に用いるが効果は一過性である

e）腕神経叢ブロック
- ◎ Ⅴ章-3-4（p.192）の項を参照

f）肩甲上神経ブロック
- ◎ 肩甲切痕，棘上窩を走行する肩甲上神経の周囲に局所麻酔薬を注入する

①解剖と手技
- ◎ 肩甲上神経：C4, C5, C6 神経根より形成された腕神経叢の上神経幹から，鎖骨上で分枝した神経

- 分枝後は肩甲骨前面より上縁にいたり，肩甲切痕を通って棘上窩に入る
- 知覚・運動神経線維と，中頸神経節からの交感神経線維を含む（混合神経）
- 皮膚への知覚支配はない
- Moore の原法：肩甲棘に沿って，肩峰先端から肩甲骨内側縁への線を引く．線の中点から脊柱に平行な線を引いて作られた外上方角の二等分線を引き，同線上で各線の交点から 2.5cm の部位を刺入点とする
- 簡便法：母指と中指で肩甲棘と鎖骨を挟み，両者の間にできるくぼみに示指を当てて，指先がすっぽり入ったところを刺入点とする（部位は Moore 原法の刺入点とほぼ一致する）
- 局所麻酔薬の浸潤や高周波熱凝固により肩関節包周辺の知覚遮断および棘上筋麻痺（上腕の外転運動障害）と棘下筋麻痺（上腕の外旋運動障害）が生じる
- 高周波熱凝固術を組み合わせることもある

②合併症

- 気胸，肩甲上神経損傷，肩甲上動脈穿刺，骨膜反射による低血圧

4 体幹の神経ブロック

a）肋間神経ブロック

- 肋骨下縁にブロック針を刺入して薬液を投与し，肋間神経由来の痛みを緩和する
- 肋間神経は各神経根の腹側枝に発し，後腋窩線から前方に向かって感覚枝を腋窩中線に出し，その後，前皮枝として前方に続く
- Th6～Th11 の前皮枝は前腹壁の腹横面に入り，腹部の皮膚・筋肉・壁側腹膜に分枝を出す（図 1）

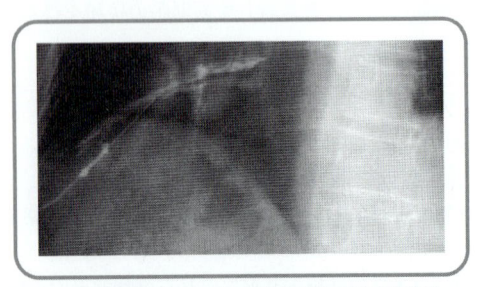

図 1　肋間神経ブロック（肋間神経の造影所見）

b）腹腔神経叢ブロック

- 腹腔神経叢・内臓神経（交感神経）に局所麻酔薬・神経破壊薬を注入する
- 針先が横隔膜脚の腹側に位置⇒腹腔神経叢ブロック（狭義）
- 針先が横隔膜脚の背側に位置⇒内臓神経ブロック
- 有効率：施行3ヵ月までは70～80%

①解剖と手技

- 腹腔神経叢は，腹大動脈と横隔膜脚の前方（腹側）で腎臓・副腎，肝臓，膵臓に囲まれた領域に位置し，各内臓神経は，腹大動脈および横隔膜脚の後方（背側）で横隔膜脚と椎体に囲まれたコンパートメント（後横隔膜脚腔：retrocrural space）に位置している
- 椎体外側法，経椎間板法，CTガイド下アプローチが施行される
- 施行前に，CT画像でTh12, L1, L2レベルの後横隔膜脚腔（retrocrural space）の状態と体位保持が可能であるかどうかを評価しておく

②合併症

- 低血圧・起立性低血圧（30～40%）
- 腸蠕動亢進による下痢（約50%），腹痛，腹部膨満感
- 酩酊（20～30%）
- 血管穿刺：腹大動脈穿刺，大動脈解離
- 臓器穿刺：横隔膜・腎・尿管・肝・肺（気胸）
- 神経障害：腰部交感神経ブロックや下肢の知覚神経ブロック，対麻痺や前脊髄動脈症候群
- 右側からの椎体外側アプローチでは，胸管や奇静脈の穿刺が起こりやすい
- 排尿障害，性機能障害，急性胃拡張など

c）下腸間膜動脈神経叢ブロック

- 下部消化管，腹大動脈周囲への浸潤による下腹部痛，腰痛に有用である

①解剖と手技

- 下腸間膜動脈神経叢は総腸骨動脈分岐部から約4～7cm程度上方の腹部大動脈全面（L3レベル）にある
- 椎体外側法と経椎間板法がある
- 運動，感覚，排尿，排便への影響はない
- 腫瘍やリンパ節浸潤の部位によっては腹腔神経叢ブロック（内臓神経ブロック），上下腹神経叢ブロックなどと併用される

②合併症
- 低血圧および起立性低血圧（約20%），下痢（約25%），酩酊（20〜30%）
- その他：血管損傷，後腹膜出血，射精障害，椎間板炎・椎体炎

c) 上下腹神経叢ブロック
- L5からS1前面に位置する上下腹神経叢の交感神経をブロックする（仙骨前神経）

①解剖と手技
- 上下腹神経叢は，下腸間膜動脈起始部下端から左右腸骨動脈分岐間の高さで，大動脈神経叢に腰内臓神経の枝が加わって形成されている
- 上下腹神経叢は，左右内腸骨動脈の内側を下行する下腹神経になる
- 下腹神経は，仙骨内臓神経，骨盤内臓神経，腸骨動脈神経叢からの枝が合して骨盤神経叢（下下腹神経叢）を形成する
- 下腹神経は骨盤内臓器および外陰部に分布している
- 椎体外側法，経椎間板法，CTガイド下アプローチが施行される
- 経椎間板アプローチは，L5，S1間の狭小化や変形があると困難なので，施行前に腰椎単純X線で確認する

②合併症
- 椎間板炎：経椎間板アプローチで生じることがある
- 腸骨動脈穿刺：椎体外側アプローチで生じることがある
- L5神経損傷
- 排尿機能障害・射精障害

5 下肢の神経叢・神経ブロック

下肢の神経ブロックは，近年では麻酔時の
①腰神経叢ブロック（大腰筋筋溝ブロック）（☞Ⅴ章-3-4 (p.195) 参照）
②大腿神経ブロック（☞Ⅴ章-3-4 (p.196) 参照）
③外側大腿皮神経ブロック
- 大腿外側の皮膚知覚を支配する神経で，同部位の痛みを遮断するブロック
- 「外側大腿皮神経痛」の緩和に有効
- コルセットの着用，窮屈な下着やズボンの着用，ベルトの締め過ぎなどで前上腸骨棘部の外側大腿皮神経が圧迫されて痛みや知覚異常が生じる
- 腰神経叢（T12, L1〜L4）⇒外側大腿皮神経（L1〜L3）
④坐骨神経ブロック（☞Ⅴ章-3-4 (p.196) 参照）
⑤閉鎖神経ブロック（☞Ⅴ章-3-4 (p.197) 参照）

参考図書

1) 日本ペインクリニック学会インターベンショナル痛み治療ガイドライン作成チーム．インターベンショナル痛み治療ガイドライン，日本ペインクリニック学会，真興交易医書出版部，2014

2) 日本ペインクリニック学会・日本麻酔科学会・日本区域麻酔学会合同抗血栓療法中の区域麻酔・神経ブロックガイドライン作成 WG．抗血栓療法中の区域麻酔・神経ブロックガイドライン　http://www.anesth.or.jp/guide/pdf/guideline_kouketsusen.pdf［最終アクセス 2017 年 12 月 10日］

3) 原田修人ほか．日本臨床麻酔学会誌 2013; **33**: 619-628

4) 高崎眞弓（編）．麻酔科診療プラクティス 12　ペインクリニックに必要な局所解剖，文光堂，2003，p.188-192

3 ● 高周波熱凝固，パルス高周波療法，脊髄刺激療法

1 高周波熱凝固（radiofrequency：RF）

- 無髄 C 線維や細い Aδ 線維は 60〜70℃ で損傷するが，有髄の Aβ は損傷されない
- 高周波電流エネルギーは針先端の限局した範囲のみに伝わる
- 血管内では熱が発生しないので血管損傷の可能性は低い
- 凝固巣は針の非絶縁部を中心とする円錐形に形成される
- 治療範囲は非絶縁部の長径と凝固温度で決定される
- 組織破壊の程度は凝固時間の設定で決定される
- 神経破壊薬と比して予期せぬ部位への影響が少なく，完全知覚脱出となることも少ない
- 非可逆的な変化を期待する場合には設定温度を 44℃ 以上とする
- 均一な組織で均等な凝固巣を形成するためには 60 秒の凝固時間が必要となる
- 60 秒で熱平衡に達した以降の通電は，凝固巣の大きさではなく，神経破壊の程度に寄与する

a）神経根高周波熱凝固
- 責任神経根の同定も行える
- 通常，神経根 RF の温度設定は 40〜70℃ で行われる
- 筋力低下を伴うので，運動機能の温存したい場合にはパルス高周波療法（後述）を選択する

b）後枝内側枝高周波熱凝固（percutaneous radiofrequency facet rhizotomy）（図 1）
- 難治性椎間関節症に対して，脊髄神経の後枝内側枝を熱凝固する

c）その他
- 交感神経節，三叉神経，肋間神経の高周波熱凝固，経皮的コルドトミー，椎間板内高周波熱凝固などがある

2 パルス高周波療法（pulsed radiofrequency：PRF）

- 500,000 Hz（0.02 秒の持続刺激を 0.5 秒間隔）の高周波をパルス状に出力す

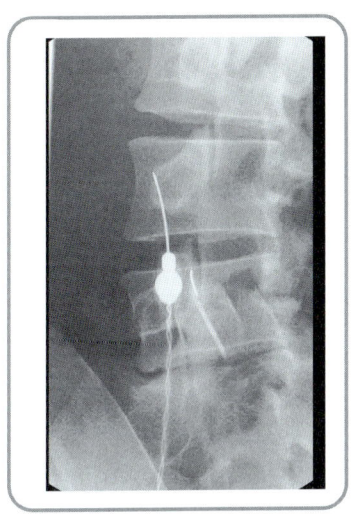

図1　後枝内側枝高周波熱凝固

る
- 熱が周囲に拡散して針先の温度は 42℃以下に保たれ，神経組織の変性を起こす可能性が低く，筋力低下や知覚障害などを起こしにくい
- 運動機能温存が必要な難治性の神経根症状を有する患者には神経根 PRF が選択される
- 鎮痛機序として，高周波による電磁場による効果，経皮的電気刺激によって引き起こされる脊髄や上位中枢における long-term depression 効果が関与している
- 通常，120～180 秒間のパルス高周波治療を行う

3 RF，PRF の合併症とその対処

- 刺針部痛：90℃で施行した場合に刺針部痛が起こるが，80℃では軽減する
- 知覚障害・運動障害：45～85℃の RF ではすべての神経組織が破壊される
- 神経根 RF による知覚障害・運動障害：まずは 40℃の設定から実施し，設定温度を漸増していく
- 三叉神経 RF による知覚障害：三叉神経 RF 後の有痛性感覚脱出が約

1.5%生じる．温度設定を 70℃ からの低温で施行する

- PRF による知覚障害・運動障害：PRF の施行時間の長さと神経損傷の可能性に因果関係はない
- 熱傷：対極板の接触不良（インピーダンス＞1,500Ω は対極板が密着していない可能性がある）
- 脊髄梗塞：脊髄動脈の攣縮や血栓形成で，後根や脊髄後角の血流障害が生じる

4 脊髄刺激療法（spinal cord stimulation：SCS）（図2）

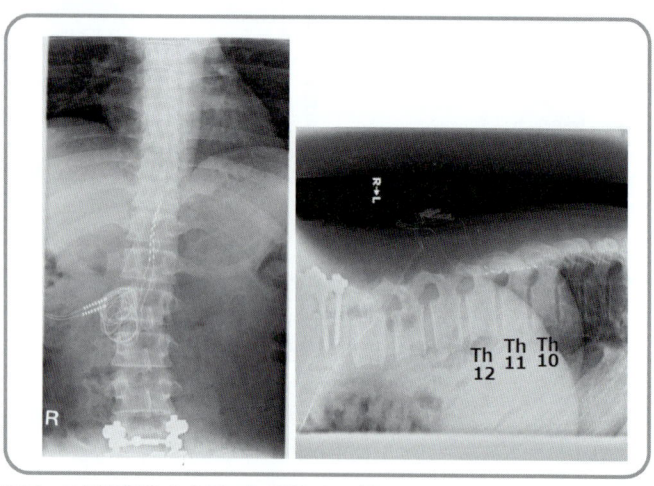

図2　8極電極2本を用いた SCS の一例

a）鎮痛機序
- 抑制性介在ニューロンの活性化による痛覚入力の抑制
- 脊髄後角の広作動域ニューロン（WDR ニューロン）の異常活動の抑制
- 下行性痛覚抑制系の刺激・賦活
- γ-アミノ酪酸（GABA）などの内因性鎮痛系の賦活などが考えられている
- 交感神経活動抑制

b）施行時の注意点
- 試験刺激を行い，鎮痛効果が得られるか否かを見極めることが重要となる

c）合併症

- ○ 施行中の合併症：硬膜・くも膜穿刺，神経損傷，脊髄損傷，血腫形成
- ○ 術後の合併症：硬膜穿刺後頭痛，気脳症，術中神経損傷や脊髄損傷による遷延性神経障害，硬膜外血腫，硬膜外感染や膿瘍形成，位置異常，機械トラブルなど

参考図書

1） 塩谷正弘．ペインクリニック 2006; **7**: 592-600
2） Smith HP et al. J Neurosurg 1981; **55**: 246-253
3） 大瀬戸清茂．ペインクリニック 2006; **7**: 870-880
4） 日本ペインクリニック学会ペインクリニック治療指針検討委員会．高周波熱凝固法．ペインクリニック治療指針，第4版，2013: p.50-52
5） Sluijter ME et al. Pain 1999; **80**: 437-439
7） Van Zunderd J et al. Anesthesiology 2005; **102**: 125-131
8） 濱口眞輔．脊髄刺激療法を有効に行うためのコツと注意点，ペインクリニシャンのための痛み診療のコツと落とし穴，宮崎東洋（編），中山書店，2007: p.201-203
9） 濱口眞輔ほか．ペインクリニック 2014; 35: 1637-1645
10） 日本ペインクリニック学会ペインクリニック治療指針検討委員会．硬膜外脊髄刺激療法．ペインクリニック治療指針，第4版，2013: p.52-54

4 ● 痛みの薬物療法（各論）

1 アセトアミノフェン

a）鎮痛機序

- 代謝物（p-アミノフェノール）が脊髄でアラキドン酸と結合して産生された AM404 が作用する

①AM404 の薬理作用

- 脳・脊髄の COX1，COX2 活性を阻害して PG 産生を抑制
  ⇒視床と大脳皮質の痛覚閾値上昇
- 中脳中心灰白質（PAG）内の TRPV1 受容体に作用
  ⇒抗侵害作用
- PAG-吻側延髄腹側部（RVM）系のカンナビノイド-1（CB1）受容体に作用
  ⇒下行性抑制系を賦活化
- 抗炎症作用はない
- 解熱作用はアスピリンと同等である

b）使用法

- 1 回 300〜1,000 mg，間隔は 4〜6 時間以上（1 日総量 4,000 mg 以下）（小児では 60 mg/kg/日以下）

①フェナセチン（アセトアニリド誘導体）

- 加水分解されてアセトアミノフェンとなる
- フェナセチンでは腎障害，溶血性貧血，メトヘモグロビン血症，腎腫瘍，膀胱腫瘍などの副作用が出現するため，現在は供給されていない（昔の「セデス G®」）

c）副作用

- 「アセトアミノフェン中毒」：アセトアミノフェンの大量摂取による急性肝不全，毒性代謝物による急性腎尿細管壊死（ATN）
- 10,000 mg 以上内服すると中毒域となる（15,000 mg 以上摂取で死亡例が報告されている）
- ショック，アナフィラキシー（呼吸困難，全身潮紅，血管浮腫，蕁麻疹など）
- 中毒性表皮壊死融解症（toxic epidermal necrolysis：TEN）（頻度不明），皮膚粘膜眼症候群（Stevens-Johnson 症候群）（頻度不明），急性汎発性発疹性

膿疱症（頻度不明）

- 肝機能障害
- 間質性肺炎（咳嗽，呼吸困難，発熱，肺音の異常など），間質性腎炎，急性腎不全

2 非ステロイド性抗炎症薬（non-steroidal anti-inflammatory drugs：NSAIDs）

a）鎮痛機序

- NSAIDs は細胞膜のリン脂質がホスホリパーゼ A_2（PLA_2）によって変換されたアラキドン酸からプロスタグランジン（PG）を合成するシクロオキシゲナーゼ（cyclooxygenase：COX）の活性を抑制して鎮痛効果と抗炎症効果を示す
- COX 非選択的阻害薬（NSAIDs（狭義））と COX-2 阻害薬（COX2I）に分類される

①COX 非選択的阻害薬：短時間作用性

- ロキソプロフェン（ロキソニン®），ジクロフェナク（ボルタレン®），ロルノキシカム（ロルカム®），ザルトプロフェン（ソレトン®）など
- 消化器症状が出やすいので H_2 ブロッカーやプロトンポンプ阻害薬（PPI）を併用する

②COX 非選択的阻害薬：長時間作用性

- メロキシカム（モービック®），エトドラク（オステラック®），ナブメトン（レリフェン®）
- COX2I ではないが，COX2 選択性が高い

③COX-2 選択的阻害薬（COX2I）

- セレコキシブ（セレコックス®）
- 本邦唯一の COX2I
- 非選択的 COX 選択薬と COX2 選択的阻害薬の作用機序の違い（図 1）

b）相互作用

- ワルファリンの抗凝固作用が増強する
- サリチル酸系薬剤が，SU 薬，インスリン製剤などの血糖効果作用を増強 ⇒低血糖
- メトトレキサート（MTX）と NSAIDs（ジクロフェナク，インドメタシン，ナプロキセンなど）との併用で MTX の血中濃度が上昇し，骨髄抑制，消化性障害，口内炎などが発現する

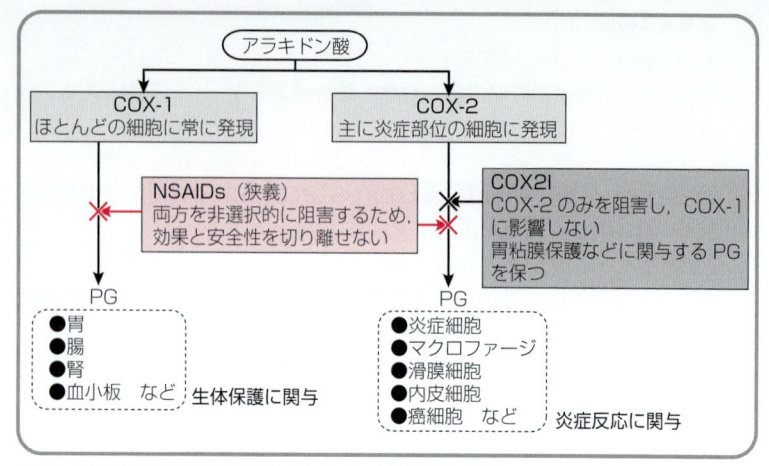

図1　従来の基本的な鎮痛薬：NSAIDs/COX2I の違い
（参考図書 13 を参考に著者作成）

- ニューキノロン系抗菌薬と NSAIDs の併用で中枢性痙攣が生じる（GABAA 受容体の阻害作用が NSAIDs 存在下で増強）

c）副作用

①消化管粘膜障害

- NSAIDs の副作用で最も頻度が高い．消化性潰瘍の患者への投与は禁忌
- 高齢者では NSAIDs の消化管障害リスクが高い⇒プロドラッグ製剤や，腸溶性製剤など，比較的消化性障害の少ない薬剤を選択する
- 消化性潰瘍治療薬，制酸薬などを併用する

②腎障害

- 腎臓で PG 生合成を抑制⇒腎の細動脈拡張阻害，腎血流量を減少
- 水・電解質代謝に影響し，腎障害を惹起，悪化させることがある
- 半減期の長いものや腎蓄積性の薬剤に注意する

③血液凝固障害

- NSAIDs は COX を阻害し，トロンボキサン A_2（TXA_2）の血小板形成を抑制する

④喘息

- アスピリンに対して過敏性を示す「アスピリン患者」への NSAIDs の投

与は禁忌

⑤坐剤，経皮外用剤による副作用

◉ 直腸粘膜より吸収されて血中に移行するので，多数枚貼付すると全身性の副作用を生じる

３ 麻薬性鎮痛薬（オピオイド鎮痛薬）（各論）（表1）

◉ 麻薬性鎮痛薬（オピオイド鎮痛薬）の総論的事項はⅡ章–3を参照されたい

表1 各オピオイドの特徴

	オピオイド受容体結合親和性			その他の鎮痛作用	未変化帯腎排出率	主な代謝経路	活性化代謝産物
	μ受容体	δ受容体	κ受容体				
トラマドール (TRAM)	＋ (代謝産物)			SNRI？ 局麻作用	30	CYP2D6 CYP3A4	O-M1：μ作用
ペンタジン	＋＋ (部分作動)	＋	＋＋		5〜8	グルクロン酸抱合	
ブプレノルフィン (BUP)	＋＋＋ (部分作動)	＋＋ (部分作動)	＋＋＋ (部分作動)	GIRK開口？	1	CYP3A4	ノルブプレノルフィン（弱）
タペンタドール	＋			SNRI (NA＞5-HT)	3	グルクロン酸抱合	
オキシコドン (OXY)	＋			Naチャネル遮断 (Nav1.7)	5.5〜19	CYP3A4 CYP2D6	オキシモルフォン (OXYの14倍強)
モルヒネ (MOR)	＋＋＋		＋	Naチャネル遮断？	8〜10	グルクロン酸抱合	M6G (MORの3〜4倍) M3G
フェンタニル (FEN)	＋＋＋				10	CYP3A4	
メサドン	＋＋＋			NMDA受容体拮抗	21	CYP2D6 CYP3A4	
メペリジン (ペチジン)	＋		＋	Naチャネル遮断？ 局麻作用	2〜10	加水分解 N-脱メチル化	ノルメペリジン (メペリジンの50%)

a）塩酸モルヒネ，硫酸モルヒネ徐放錠（MOR）

◉ μ受容体に作用して鎮痛作用を示す（κ，δ受容体の数十倍の選択性）

◉ 生体内利用率は平均25％

◉ 延髄咳中枢の興奮を抑制⇒鎮咳作用

◉ 延髄のμ受容体に作用 ⇒呼吸中枢抑制

◉ 肝でグルクロン酸抱合により，約44〜55％がモルヒネ-3-グルクロニド（M3G），約9〜10％がモルヒネ-6-グルクロニド（M6G）に代謝され，8〜10％が未変化体として尿中から排泄される

◉ M6GとM3Gは腎臓から排泄される

- M3G には薬理活性はないが，M6G は薬理活性がある（モルヒネの 3〜4 倍）
- 腎障害時には M6G が蓄積して傾眠や呼吸抑制などの副作用が増強する
- 肝機能低下時にも MOR の代謝は肝性昏睡にいたる直前まで保たれる
- MOR の LD50：120〜500 mg/kg（経口）

b）リン酸コデイン（COD）

- O-脱メチル化されてモルヒネになり，μ 受容体に作用する
- 肝臓の CYP2D6 で代謝されて，約 10% がモルヒネとなる
- 鎮痛力価：モルヒネ（経口）の 1/6
- コデイン 30 mg の鎮痛力価はアセトアミノフェン 650 mg に相当する
- 鎮咳作用，止痢作用を有する
- 活性物質のモルヒネ-6-グルコナイド（M6G）は腎臓で代謝，排泄される
- 腎機能障害患者に対する投与は避ける
- 副作用：悪心・嘔吐，便秘，眠気

c）フェンタニル（FEN）

- μ_1 受容体に対する選択性が高い合成オピオイド（μ 完全作動薬）
- 脂溶性が高く，血液脳関門を速やかに移行する
- 経皮，静脈内，皮下，硬膜外，くも膜下腔へ投与できる
- 静脈投与後に最大鎮痛効果に達する時間は約 5 分
- 鎮痛力価：MOR の 50〜100 倍
- ヒスタミン遊離作用がない
- 肝臓で CYP3A4 によってノルフェンタニル（非活性代謝物）に代謝される
- 副作用として悪心・嘔吐があるが，便秘と眠気は少ない

d）オキシコドン（OXC）

- 半合成テバイン誘導体の強オピオイド
- μ 受容体を介して鎮痛効果を発揮する
- 速放性経口製剤は約 1.7〜1.9 時間で最高血中濃度に到達する
- 徐放性経口製剤は約 4.0 時間で最高血中濃度に到達する
- 生体内利用率は約 60%
- CYP2D6 と CYP3A4 によってノルオキシコドンとオキシモルフォンに代謝される
- ノルオキシコドン：主代謝物だが，非活性である
- オキシモルフォンは鎮痛活性を示すが，ごく微量である
- ほぼ肝臓で代謝される

◎約 5.5～19％が未変化体として尿中から排泄される

e）ヒドロモルフォン（HMOR）

◎強オピオイド（中等度から強度の強さの痛みに用いるオピオイド）

◎μ受容体を介して鎮痛効果を発揮する

◎HMOR 経口剤の効力はモルヒネ経口剤の 5 倍

◎モルヒネに比して鎮痛効果が高いが，有害作用には差がない

◎CYP450（CYP3A4，CYP2D6）の阻害作用が少ない

◎代謝物には鎮痛効果がない（1/2280）

4 麻薬拮抗性鎮痛薬（部分作用薬）

a）ペンタゾシン（PENT）

◎κ受容体に対して作動薬として作用し，μ受容体に対しては拮抗薬もしくは部分作動薬として作用する

◎鎮痛，鎮静，呼吸抑制を含めモルヒネなどのオピオイドとほぼ類似する作用を示す

◎鎮痛作用の天井効果を有する

◎経口製剤は約 2 時間で最高血中濃度に到達する

◎未変化体で腎より排泄される PENT は 5～8％

◎ほとんど肝臓でグルクロン酸抱合される

◎代謝物には活性は存在しない

◎MOR を投与されている患者に対して PENT を投与すると，μ受容体拮抗作用により離脱症候や鎮痛効果の低下を引き起こす

◎不安，幻覚などの精神症状が発現することがある

◎ナロキソンで拮抗される

b）ブプレノルフィン（BUP）

◎μ受容体に対して部分作動薬として作用し，κ受容体に対しては拮抗作用を示す

◎鎮痛力価：MOR の 25～50 倍

◎天井効果を有する

◎オピオイド受容体に対して親和性が高く，脂溶性が高いために受容体からの離脱が緩徐である

◎長時間の作用（約 6～9 時間）を示す

◎ナロキソンで拮抗されにくい

◎主に肝臓で代謝され，CYP3A4 によりノルブプレノルフィンに代謝され

　　　　る
- 直腸内，静脈内，皮下，経皮で投与できる
- μ受容体に対する親和性がモルヒネよりも強いため，MOR を投与している患者に投与すると，μ受容体に結合できる MOR と競合することで鎮痛効果が弱まる（追出し作用）
- 副作用として，悪心・嘔吐，便秘，眠気がある

c) トラマドール（TRAM）

- コデイン類似の合成化合物
- 代謝産物の M1 が μ受容体に対する弱い親和性を示す
- 代謝されない TRAM が SNRI 様作用を示す⇒神経障害痛に有効
- μに対する親和性は COD の 1/10，MOR の 1/6,000
- 鎮痛力価：MOR（経口）の 1/5
- 作用発現時間と持続時間はモルヒネと同程度である
- 局所麻酔作用を示す
- 身体依存は生じにくい
- 生体内利用率：75%
- CYP2D6 と CYP3A4 で代謝され，O-デスメチルトラマドールと N-デスメチルトラマドールに変換される
- 腎より TRAM として約 30%，代謝物として約 60%が排泄される
- 便秘，悪心・嘔吐の発生頻度は低い
- 高用量で痙攣発作を引き起こす

d) タペンタドール

- 中等度から高度の慢性痛の治療薬
- μ受容体作動作用と NA 再取り込み阻害作用を有する⇒鎮痛作用が強い
- μ受容体作用に対する親和性はモルヒネの 1/100〜1/10
- 肝でグルクロン酸抱合される
- 代謝物の活性はなく，代謝物はほとんど（99%）腎排泄される
- TRAM と比較して，遺伝的多様性や代謝による影響を受けにくく，5-HT 再取り込み作用を減弱して NA 再取り込作用を強化したこと，脳移行性も高い
- CYP2D6 の活性による効果の変化がない
- 副作用として眠気，消化器症状などの有害事象が少ない

5 抗うつ薬

◎抗うつ薬の総論的事項は II 章-1 と II 章-4 を参照されたい

a）三環系抗うつ薬（TCA）

◎神経障害痛治療ガイドラインでの神経障害性疼痛に対する第一選択薬

◎アミトリプチリンが「末梢神経障害性疼痛」として効能・効果を有している

◎アミトリプチリンは糖尿病性神経障害，帯状疱疹後神経痛で高いエビデンスを有している（NNT は各々2.1 と 2.8）

◎片頭痛の予防やアロディニアの改善，緊張型頭痛，非特異的慢性腰痛，過敏性腸症候群による慢性腹痛に対する有用性も示されている

◎ノルトリプチリンは，アミトリプチリンと比較して鎮痛効果に有意差がない

◎抗コリン作用による口渇，便秘，尿閉，抗 α_1 作用による起立性低血圧が高頻度にみられる

◎ヒスタミン H_1 受容体遮断による傾眠や鎮静，H_1 受容体遮断による体重増加がみられる

◎抗コリン作用，抗 α_1 作用，キニジン様作用に起因する QT 延長が生じる

◎禁忌：緑内障，尿閉，MAO 阻害薬との併用

b）四環系抗うつ薬（TeCA）

◎神経障害痛治療ガイドラインでは推奨されていない

◎マプロチリンはノルアドレナリン（NA）トランスポーターを阻害する

◎ミアンセリン，セチプチリンはシナプス前の α_2 受容体を阻害して NA 放出を促進する

◎抗コリン作用，抗 α_1 作用，抗ヒスタミン作用が生じうるが，全般的にその程度は弱い

c）セロトニン・ノルアドレナリン再取り込み阻害薬（SNRI）

◎5-HT 再取り込み阻害作用はミルナシプラン（MLN）≪デュロキセチン（DLX）（約 40 倍）

◎NA 再取り込み阻害作用は MLN≪DLX（約 5 倍）

◎DLX は有痛性糖尿病性神経障害（DPN），線維筋痛症（FMS），慢性腰痛症（CLBP），変形性関節症（OA）に保険適応が認められている

◎DLX の NNH は 17.5 で，TCA に比べて副作用は少ない

◎DLX は投与早期の頭痛，悪心，胃腸症状，不眠，肝障害を生じる

◎MLN は尿閉，頭痛，頻脈，血圧上昇に注意する

d) セロトニン選択的再取り込み阻害薬（SSRI）

- 選択的に 5-HT の再取り込み阻害を行う（NA の再取り込み阻害作用はない）
- SSRI は TCA，SNRI などに比して NNT が大きく，神経障害痛の第一選択にはなり得ない
- フルボキサミン（FVX）は κ_3 受容体と親和性が高く，BUP と類似した鎮痛効果が期待できる
- パロキセチン（PXT）やセルトラリン（STL）は神経細胞の Na チャネル遮断作用を示す
- エスシタロプラム（ESC）は有痛性多発性ニューロパチーに対して SF-36 や抑うつ尺度を変化させずに痛みのみを軽減させる
- 抗コリン作用や抗 α_1 作用は弱い⇒口渇，便秘，尿閉，起立性低血圧は起こりにくい
- 5-HT$_3$ 受容体刺激による胃腸症状（悪心・嘔吐，下痢など）が多い

e) その他に分類される抗うつ薬

- 5-HT$_{2A}$ 受容体拮抗・再取り込み阻害薬（SARI）のトラゾドン（TZD），ノルアドレナリン作動性・特異的セロトニン作動性抗うつ薬（NaSSA）のミルタザピン（MIR），スルピリド（SULP）などがあげられる
- TZD は 5-HT$_2$ 受容体を強く阻害して 5-HT を増やし，入眠潜時短縮や睡眠効率改善を示す
- TZD は DPN に対する報告があるが，臨床使用例が少ないために鎮痛効果は明確ではない
- MIR は疼痛閾値を上昇させることにより痛みの訴えを減少させる可能性が高い
- MIR はうつ症状および不眠を伴っている慢性痛患者に有用である
- SULP は，女性ではプロラクチン上昇に伴う生理不順や乳汁分泌，男性では女性化乳房，パーキンソン病の症状悪化がさせる可能性がある

6 抗痙攣薬（1）：プレガバリン（PGB）とガバペンチン（GBP）

- GABA 類縁化合物＝ガバペンチノイド
- シナプス前の電位依存性 Ca チャネル（VDCC）の $\alpha_2\delta$ サブユニットに結合し，興奮性神経伝達物質の遊離を抑制する
- VDCC を介した神経細胞興奮を抑制するために神経障害による異常発火

が減弱され，痛みが緩和される

- 転写因子 NF-κB を介した作用や痛みの下行性抑制系賦活作用などもある
- PGB と GBP は神経障害痛薬物療法の第一選択薬となっている
- PGB は「神経障害性疼痛（末梢性，中枢性を含む）」と「線維筋痛症」に効能・効果が認められているが，GBP は痛み疾患に対する保険適応を有していない
- PGB は GBP に比して $\alpha_2\delta$ サブユニットへの親和性が高く，薬物投与時の血中濃度上昇（薬物動態）は直線的である⇒至適用量決定までの薬物投与期間が短い
- PGB は GBP より生物学的利用効率が高く，高用量でも利用率が低下しない
- GBP は L-アミノ酸トランスポーターを介して細胞に吸収され，中枢神経系に分布する
- PGB はそれ以外のアミノ酸トランスポーターを介しても吸収される
- 腎排泄であるため，腎機能低下患者や透析患者へは減量に投与する

a）副作用

- 眠気，ふらつき，めまいが副作用として多くみられる（特に投与開始時や増量時に多い）
- 体重増加，複視などの眼症状なども報告されている
- L型 Ca チャネルに作用して，末梢血管拡張と間質への体液移動が生じる⇒浮腫
- 高齢者や腎機能障害，うっ血性心不全，血管浮腫既往の患者では少量から慎重に投与するなどの注意が必要である
- PGB と経口糖尿病薬のチアゾリジンジオン系薬物の併用で，低血圧や浮腫が生じる

⑦ 抗痙攣薬（2）：その他の抗てんかん薬

- 電位依存性 Na^+ チャネルに結合して不活性化を延長し，神経細胞膜を安定化する
- $GABA_A$ 受容体に作用し，Cl^- チャネルを開口させることにより神経細胞膜の興奮を抑える
- Ca^{2+} チャネルに作用し，Ca^{2+} 流入阻害により神経細胞膜の興奮を抑える
- GABA の脳内濃度を高めることで，脳内 DA 濃度上昇と 5-HT 代謝促進を来し，抑制系神経系を賦活化する

◎カルバマゼピン（CBZ）：三叉神経痛
◎バルプロ酸ナトリウム（VPA）：片頭痛の発症抑制目的

a) 副作用

◎眠気，めまい，ふらつき，倦怠感，運動失調，薬疹
◎骨髄抑制による無顆粒球症
◎中毒性表皮壊死融解症（toxic epidermal necrolysis：TEN）
◎皮膚粘膜眼症候群（Stevens-Johnson 症候群）
●SLE 様症状，過敏症症候群，アナフィラキシー反応，血栓塞栓症，肝機能障害，黄疸，急性腎不全（間質性腎炎など），好酸球増多性肺浸潤症候群，間質性肺炎，徐脈，うっ血性心不全，房室ブロック，洞機能不全，抗利尿ホルモン不適合分泌症候群（SIADH），無菌性髄膜炎，悪性症候群など

補足：NeP 薬物療法ガイドライン 2016．日本ペインクリニック学会（図2）

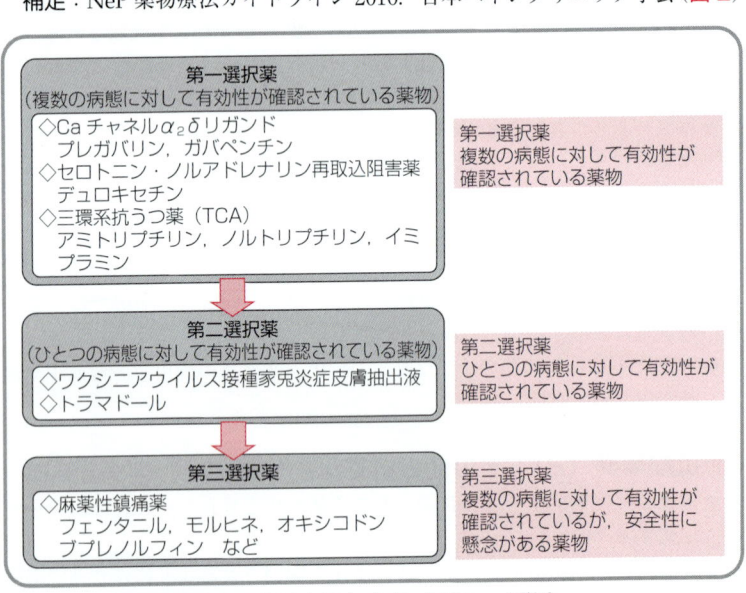

図2　「NeP 薬物療法 GL2016」日本ペインクリニック学会

（参考図書7を参考に著者作成）

8 漢方薬

a) 漢方薬による治療が有用な場合

- 西洋医学で病態機序が特定できない場合，循環障害や心理的要因など全身的な体調の変化がみられる場合や西洋医薬の副作用で治療が困難な場合に漢方薬は有用となる
- 最も奏効するのは，古典に基づく経験的に東洋医学の有用性が知られている場合である

b) 漢方薬による痛みの治療手段（治法）

- 漢方薬による治療は，患者の痛みに併せた治療法にあった方剤を選択する．この治療法の原則は「治法」という

①解表：血管拡張や発汗によって体表の症状を緩和する
- 関節などの運動器の慢性炎症性痛の緩和に有用である
- 麻黄，桂枝，防風，生姜，白芷，細辛などを含む方剤として，葛根湯，桂枝加朮附湯，五積散などが用いられる

②清熱：炎症や自律神経過興奮で生じる症状を改善する
- 消炎・解熱・鎮痛作用のある薬物で構成されている
- 石膏，知母，黄連，黄芩，山梔子，竜胆などを含む方剤として，黄連解毒湯，竜胆瀉肝湯，白虎加人参湯などが用いられる

③散寒（温裏）：経絡を温めて凝滞した寒邪を祛散する
- 関節痛が固定性で夜間に増強・歩行の不自由がみられるときや，寒冷で痛みが増強する場合に用いる
- 附子，桂枝，乾姜，呉茱萸などを含む方剤として，呉茱萸湯や当帰四逆加呉茱萸生姜湯などが用いられる

④祛風祛湿：鎮痛，循環促進，利尿や消炎によって，関節や軟部組織の病変を改善する
- 独活や薏苡仁などを含む方剤として，疎経活血湯，薏苡仁湯，桂枝加苓朮附湯などが用いられる

⑤駆瘀血（化瘀活血）：組織の血液循環を改善する
- 血流うっ滞による生理機能異常（瘀血）による身体症状（打撲など）に対して行う
- 桃仁・牡丹皮・芍薬・紅花・牛膝・莪朮・丹参などを含む方剤として，桂枝茯苓丸，桃核承気湯，加味逍遥散などが用いられる

⑥利水：体の水分の分布と代謝を改善して痺れなどを緩和する
- 体内の血液以外の水分の偏在（水滞）による痺れや痛みに行う

◎猪苓・沢瀉・防己・黄耆・蒼朮・白朮・茯苓などを含む方剤として，五苓散，猪苓湯，真武湯などが用いられる

⑦理気：慢性痛に随伴する体の機能停滞（気滞）を改善する

◎自律神経系の緊張による消化管・血管平滑筋過緊張などを緩和する

◎桂枝・陳皮・枳実・香附子・木香・厚朴・蘇葉・薄荷・柴胡などを含む方剤が用いられ，半夏厚朴湯や柴朴湯が痛みの治療に用いられる

◎柴胡を含む柴胡剤も理気剤の項に記述されることが多く，気逆の治療に用いられる

⑧補気：胃腸の調子を整えて元気をつける

◎慢性痛による全身倦怠感，易疲労感，意欲低下などを緩和

◎人参・黄耆・白朮・蒼朮・甘草・大棗・茯苓などを含む方剤として，補中益気湯や六君子湯が用いられる

⑨補血：血液による滋潤作用や栄養作用の低下を補い，抵抗力を高める

◎当帰・芍薬・地黄・何首烏・枸杞子・竜眼肉などを含む方剤が用いられ，芍薬には鎮痙・鎮痛作用がある

⑩補腎：加齢に伴う生命力の低下を高める

◎加齢による脊柱管狭窄症などの腰下肢痛の治療に用いられる

◎地黄・山薬・山茱萸・附子・枸杞子・杜仲などを含む方剤として，八味地黄丸や牛車腎気丸が用いられる

c）副作用

◎甘草の投与量が多い偽アルデステロン作用（水分貯留，浮腫，血圧上昇，K排出増加）がみられる

◎当帰，地黄を含む方剤は胃痛を生じる可能性がある

参考図書

1）　Warner TD et al. Proc Natl Acad Sci 1999; **96**: 7563-7568
2）　Zygmunt PM et al. Eur J Pharmacol 2000; **396**: 39-42
3）　Savage SR et al. J Pain Symptom Manage 2003; **26**: 655-667
4）　Ozyilmaz K et al. J Neurosurg Anesthesiol 2012; **24**: 331-335
5）　日本緩和医療学会．がん疼痛の薬物療法に関するガイドライン 2014 年版
6）　Attal N et al. Eur J Neurol 2010; **17**: 1113-1123
7）　日本ペインクリニック学会．神経障害性疼痛薬物療法ガイドライン，第 2 版，真興交易医書出版部，2016
8）　Boyle J et al. Diabetes Care 2012; **35**: 2451-2458
9）　Finnerup NB et al.Pain 2010; **150**: 573-581

10）Misra UK et al. Clin J Pain 2013; **29**: 577-582
11）Kalita J et al. J Neurol Sci 2014; **342**: 127-132
12）濱口眞輔ほか．臨床麻酔 2016; **40**: 61-67
13）横田敏勝．臨床医のための痛みのメカニズム，第 2 版，南江堂，1997: p.71

5 ● ペインクリニック外来で診る疾患

1 頭痛

a）片頭痛

- 発作性，反復性，拍動性の頭痛
- 前兆がある場合には閃輝暗点などの可逆性視覚症状，チクチク感，感覚鈍麻などが先行する
- 有病率は約 8.4％（前兆あり：2.6％，前兆なし：5.8％）
- 嘔吐などを随伴して数時間持続し，持続性頭重感に変わり，眠気が出現して軽快する（1〜2 日間で推移）
- 誘発因子：ストレス，精神的緊張，月経周期，天候変化，温度差，アルコールなど

b）三叉神経・自律神経性頭痛（TACs）

- 短時間の片側性の頭痛発作と結膜充血，流涙，鼻漏などの頭部副交感神経系の自律神経症状を伴う病態
- 三叉神経系の活動が高まり，上唾液核に達して翼口蓋神経節から頭蓋内の大血管や涙腺・鼻粘膜にいたる神経系が興奮し，自律神経症状を呈する
- 群発頭痛，発作性片側頭痛，「結膜充血と流涙を伴う短時間持続性片側神経痛様頭痛発作（SUNCT）」がある

c）群発頭痛

- 短期持続性（1〜数時間持続）の眼窩部，眼窩上部，側頭部の一側性の激しい頭痛
- 20〜40 歳代で男性に多い（男女比＝3〜7：1）
- 頭痛が群発する期間（数週間〜数ヵ月間）と無症状の完全寛解期間（6 ヵ月〜数年間）を繰り返す
- 群発期間では飲酒後，睡眠中，朝方などの一定時間帯に前兆のない発作が連日起こる

d）筋緊張性頭痛

- ストレス，不自然な姿勢などによって起こる頭頸部筋群の持続的な収縮が原因となる
- 圧迫感・緊張感・締めつけ感（非拍動性）を伴う頭痛が両側性に起こる

- こめかみ部や項部に筋硬直（しこり）と圧痛を認める
- 筋群の活動性の異常，疼痛感受性の亢進，中枢性機能異常が複雑に関与している

2 顔面痛

a）三叉神経痛

- 三叉神経の1枝あるいはそれ以上の分枝の支配領域に現れる発作性の激しい痛み
- 刃物で突き刺されたような短時間の痛みが反復する
- 数分の1秒～2分間持続する発作性の激痛を繰り返す
- 電気ショックのような，ズキンとするような，突き刺すような，鋭いと表現される痛みを呈する
- 患側の顔面への非侵害刺激によって突発する

b）非定型顔面痛

- 「国際頭痛分類第3版beta版」では持続性特発性顔面痛（PIFP）である
- 臨床的神経学的欠損症候を伴わないが，3ヵ月間を超え，1日2時間以上持続し，毎日繰り返す，様々な症状を伴う顔面または口腔の持続性の痛み

c）トロサ・ハント（Tolosa-Hunt）症候群

- 海綿静脈洞の非特異的炎症で生じた肉芽腫が原因で，同部を通過する脳神経（Ⅲ，Ⅳ，Ⅴ，Ⅵ）の障害と内頸動脈周囲交感神経叢の刺激症状を呈する症候群
- 眼窩周囲の持続痛，眼筋麻痺による眼球運動障害を呈する

d）大後頭神経三叉神経症候群（great occipital trigeminal syndrome：GOTS）

- 後頭神経領域の病変や環軸関節障害などでC2やC3が刺激されると，目の疲れ，羞明，眼窩周囲痛，前額部痛，後頭部痛が同時に生じる疾患
- C2，C3と三叉神経が三叉神経脊髄路核に収束するために起こる

e）口腔内灼熱症候群（いわゆる舌痛症）

- 3ヵ月を超え，かつ毎日2時間以上の再発を繰り返す，舌や口腔内の灼熱感，異常感覚
- 臨床的に明らかな原因病変を認めない
- 舌尖部に好発し，痛み以外に，口腔内乾燥感，異常感覚，味覚異常を有する場合がある

◉閉経後の女性の有病率が高い

3 脊椎疾患

a）椎間板の神経支配
- ◉椎間板の線維輪背側部は洞脊椎神経に，側方部，腹側部は傍脊椎交感神経幹に支配されている
- ◉脊椎後縦靱帯は椎間板前方の交感神経線維により両側性，非分節性に支配されている

b）頸椎椎間板ヘルニア
- ◉慢性反復性負荷で椎間板線維輪の変性・亀裂が生じ，外力によって髄核が脱出した病態
- ◉外側ヘルニアは神経根を圧迫し，障害神経根に一致した上肢への放散痛，痺れなどが生じる
- ◉正中ヘルニアは脊髄を前方から圧迫して，痙性歩行，膀胱機能障害などを呈することがある
- ◉発生部位は下部頸椎間が多く，頸部の後屈によって症状が増強する
- ◉男性に多く，40〜60歳代に多い

c）頸椎症性神経根症
- ◉頸椎症性変化で椎間孔周辺で神経根が絞扼される
- ◉障害神経根の支配領域に痛み，感覚障害，筋力低下，筋萎縮が生じる
- ◉頸椎の運動や位置によって痛みや痺れが誘発され，胸背部へ放散することもある
- ◉障害神経根：C7＞C6＞C8＞C5
- ◉患側上肢のみ障害され，両側が同時に障害されることはまれである

d）頸椎症性脊髄症
- ◉頸部脊柱管内で脊髄が圧迫される病態
- ◉Ⅰ型（脊髄中心部障害），Ⅱ型（Ⅰ型＋後側索障害），Ⅲ型（Ⅱ型＋前側索障害）に分類される
- ◉四肢の痺れ，巧緻運動障害，歩行障害，膀胱・直腸障害，痛み，感覚障害，神経反射異常などが出現する

e）頸部後縦靱帯骨化症
- ◉後縦靱帯が肥厚骨化することにより，脊髄が圧迫されて循環障害をきたし，肩凝り，頸部痛，頸椎可動性の減少，手指の痺れ・巧緻運動障害，痙性歩行などの症状を呈する

f）頸椎椎間関節症

- 頸部脊柱管の後方支持と前後屈・回旋運動にかかわる椎間関節あるいはその周囲から生じる痛み
- 関節構造物の一部が関節内に絞扼され，炎症や関節症性変化が起こる
- 椎間関節造影時に誘発痛がみられ，局所麻酔薬注入によって痛みが消失する

g）胸椎椎間板ヘルニア

- 椎間板の退行変性などで髄核が線維輪の破綻部位から脱出し，神経根・硬膜・脊髄を圧迫した病態
- 高位診断には髄節徴候（segmental sign），局在診断には長経路徴候（long tract sign）が有用である
- 髄節徴候として分節性運動麻痺，同分節の全感覚鈍麻，腱反射消失，筋萎縮などがみられる
- 長経路徴候として痙縮，腱反射亢進，病的反射がみられる

h）腰椎椎間板ヘルニア

- 椎間板の退行変性などで髄核が線維輪の破綻部位から脱出し，神経根・硬膜・馬尾を圧迫した病態
- 好発年齢は20～40歳代で，発生高位の頻度はL4/5，L5/S1，L3/4の順である
- 腰痛，下肢痛，下肢の痺れ・筋力低下，膀胱・直腸障害が生じる
- ヘルニアの機械的圧迫，炎症反応，神経根虚血などが関与している
- 保存療法の有効率は44～86％で，保存療法が無効な症例の20～50％が手術療法にいたる

i）腰部脊柱管狭窄症

- 骨性，椎間板性および靱帯性の要因で，腰部脊柱管，神経根管，椎間孔が狭窄され，馬尾，神経根が障害される
- 腰下肢痛，下肢の痺れ・異常知覚，下肢運動麻痺，膀胱・直腸障害などを呈する
- 神経性間欠跛行は特徴的な症状である

j）変形性腰椎症

- 腰椎，椎間板，椎間関節の加齢変性により腰下肢痛をきたす疾患
- 椎間板変性による椎間腔狭小化，椎体縁の骨硬化や骨棘形成が生じ，椎間関節症性の変化をきたし，変性すべり症となる
- さらに進行すると，脊柱管狭窄が起こる

k) 腰椎分離すべり症

- 分離症：椎間関節突起間部が長期間の過負荷によって疲労骨折を起こした病態
- 分離すべり症：椎体支持機能が破綻し，上位椎体が下位椎体に対し前方にすべった病態
- 分離症は腰痛を起こすが，無症状のこともある
- すべりが大きいと，椎間孔狭小化や脊柱管狭窄によって神経根や馬尾が圧迫される

l) 腰椎椎間関節症

- 椎間関節可動部の過可動と不安定性が椎間関節包に負荷をかけて関連痛を引き起こした腰痛
- 関節症性変化，関節包や滑膜の炎症，外傷後の関節内微小骨折などで生じる
- 腰痛の 15〜45％ に関与している
- 後屈制限，後屈時痛，罹患部位と一致した圧痛，大腿外側への放散痛，体動時痛がみられる

m) 椎間板性腰痛症

- 椎間板変性に伴う病的な椎間板内に神経線維が侵入した結果，線維輪への加重で痛覚線維が刺激された病態
- 椎間板性腰痛は交感神経を介して，L2 神経根を通じて脊髄に伝達される
- 坐骨神経痛などの神経根障害や馬尾症状は認められない

n) 仙腸関節症

- 仙腸関節の靱帯結合（可動部分）が外傷，妊娠，不自然な姿勢によって変形破壊が生じる病態
- 特徴は，痛みの部位が仙腸関節裂隙の外縁部にあることで，腰痛というよりは臀部痛を呈する
- 関節部に一致して圧痛が認められる
- 痛みは起立や歩行で悪化し，患側を下にした側臥位で強くなるが，仰臥位になると軽快する

o) 尾骨痛

- 多くは中・高年の女性で，排便時，歩行時や椅子に坐るなどの際に尾骨部に灼けるような痛み
- 圧痛以外には他覚的所見に乏しい
- 尾骨部への外傷や，女性では分娩などに起因することもあり，腫瘍の場

合もある

p）**骨粗鬆症**

- 骨量減少と骨組織の構造異常を特徴とし，骨の脆弱性が増大し，骨折の危険性が増加した病態
- 治療の原則は，骨粗鬆症の予防と骨折の危険性を低下させることである
- 骨粗鬆症患者の約 85％は腰痛を訴え，腰背部痛が外来受診のきっかけになっている

4 外傷性疾患

a）**外傷性頸部症候群**

- 頸椎に急激な外力が加わった際の頸椎過伸展と，その反動の過屈曲で生じる頸部の靱帯，筋，椎間板，椎間関節，頸髄，神経根の損傷
- 通常は数週間で自然治癒するが，数年にわたって経過する症例もある
- 頸背部を中心に痛み，肩凝り，痺れが生じる
- Barré-Liéou 症候群（頭痛，非回転性めまい，耳鳴り，視覚障害，悪心）がみられることもある
- 難治例では疾病利得や賠償問題などの社会的因子が関係する

b）**頸肩腕症候群**

- 頸・肩・上肢の他覚的所見に乏しい痛み，痺れ，凝り，倦怠感，異常感覚などの症状の総称
- 経過とともに頸椎症，神経根症性脊髄症などが明らかになることもある

c）**腕神経叢引き抜き損傷後疼痛**

- 受傷から数日後より激痛が生じる
- 脊髄からの引き抜きの 90％，神経節より末梢での断裂の 33％に激痛が生じる
- 引き抜きによって脊髄後角の細胞が異常興奮し，持続痛と発作痛が起こる
- 不完全引き抜きより完全引き抜きで痛みが増悪する

d）**複合性局所疼痛症候群（CRPS）**

- 組織損傷後に創傷が治癒したあとにも痛みが遷延する病態
- 皮膚・爪・毛のいずれかの萎縮，関節可動域制限，持続性の不釣合いな痛み，知覚過敏，発汗亢進または低下，浮腫などがみられたら，「判定指標」を参考にして判定する

- 従来の分類：
  - ①CRPS Ⅰ型（反射性交感神経性委縮症）：神経損傷が明らかでないもの
  - ②CRPS Ⅱ型（カウザルギー）：神経損傷が明らかなもの
- 女性（閉経後），橈骨遠位端骨折，足関節脱臼骨折，関節内骨折，受傷初期に訴える痛みの度合いが通常より強い場合に発症しやすい
- 労災事故，事故の被害者の場合は，補償問題が影響する可能性がある

e）幻肢痛

- 四肢全体あるいは四肢を部分的に失ったあとに，損失肢が痛むように感じる疾患
- 肢切断後の51％で発症し，女性に多く，上肢に発症しやすい
- 切断から1ヵ月後～1年後に発症することが多い
- 求心線維の断端が神経腫となって感受性が増加する
- 中枢脊髄後角での NMDA 受容体活性化と，脳の神経形成的な再構築が関与する

5 筋骨格疾患

a）筋筋膜性疼痛症候群（MPS）

- 筋硬結とトリガーポイント（trigger point：TP）を特徴とした筋由来の痛み
- 肩凝りや腰痛など，画像所見で器質的な病変が説明できない
- 自発痛以外に，痛みの部位に触れると異なる場所にも痛みが生じることがある
- 筋や筋膜に対する負荷によって，組織内で発痛物質が産生されることで痛みが惹起される
- 筋での痛覚過敏に神経成長因子（NGF）が関与する可能性が指摘されている
- 超音波画像で，筋膜の肥厚などの所見がみられる

b）肩関節周囲炎

- 中年以降に退行性変性を基盤として起こる肩関節の痛みと可動域制限
- 2～9ヵ月間持続する疼痛性筋性痙縮期，4～12ヵ月間持続する筋性拘縮期，6～9ヵ月間持続する回復期に分類される
- 自然寛解することもある

c）変形性膝関節症

- 軟骨滑膜の変性，摩耗と関節縁の骨新生性変化で進行性に増悪する関節症
- 膝関節の屈伸・荷重時の痛み，可動域制限，関節水腫を呈する

6 神経障害痛（末梢性，中枢性）

a）帯状疱疹

- 脊髄後根神経節などに潜伏していた水痘・帯状疱疹ウイルス（VZV）が免疫低下などで再活性化し，神経の支配領域に紅斑性丘疹を形成する疾患
- 皮疹は灼けるような，拍動性の刺すような痛み，アロディニアを生じる
- 皮疹出現の2〜7日前に痛み，知覚異常，瘙痒が出現する（約75％）
- 50歳以上で発症しやすい
- 6％で再発がみられる（免疫抑制患者に起こりやすい）
- 脳炎・脊髄炎，脳梗塞・脳出血，網膜炎・角膜炎，細菌感染，ラムゼイハント症候群などが起きうる

b）帯状疱疹後神経痛（PHN）

- 帯状疱疹の皮疹は数週間で改善するが，皮疹治癒後も痛みが残存するとPHNになる
- 帯状疱疹症例のうち，80歳以上で30％，60〜65歳で20％がPHNになる
- 皮膚から脊髄までの神経が障害されている
- 持続痛，発作性の電撃痛が中心で，アロディニアをしばしば合併する
- 15％は痛みが2年以上続き，6％が4年後にも続く

c）交通事故や転倒による末梢神経損傷

- 自動車追突事故患者の0.9％で末梢神経損傷が起こる

d）術中体位や手術操作による末梢神経損傷（☞Ⅵ章–3（p.231〜232）参照）

e）神経ブロックによる末梢神経損傷（☞Ⅵ章–3（p.231〜232）参照）

- 発生率：腕神経叢ブロック（1.4〜2.8％）＞大腿神経ブロック（0.3％）＞くも膜下・硬膜外ブロック（0.02〜0.03％）＞超音波ガイド下神経ブロック（0.0037％）
- 症状が1年以上持続する場合は0.07％以下で，一過性であることが多い

f）採血による末梢神経損傷

- 発生率は0.0032％で，6ヵ月以内にほぼ回復する

g）有痛性糖尿病性神経障害

- 血糖異常が神経細胞の炎症や微小血管障害を起こし，末梢神経の軸索変性や節性脱髄が生じる
- 痺れや異常感覚が多く，刺すような痛み，電撃痛，は中等度で，灼熱痛やアロディニアは少ない
- 糖尿病患者の10〜20％に発症し，年齢・糖尿病の罹病期間と相関する
- 多発神経障害が足趾や足底部から両側に生じる（長い感覚神経が障害を受

けやすい）

h）絞扼性神経障害

- 末梢神経が隣接組織によって機械的刺激を受け，絞扼点（entrapment point）で損傷や炎症を起こすために生じる痛み，感覚障害，支配筋の筋力低下や萎縮
- 慢性的な機械刺激によって，神経上膜・周膜の線維化と神経束内・外の血流障害が生じる

i）胸郭出口症候群

- 胸郭出口における神経・血管束の圧迫や牽引で腕神経叢の刺激過敏状態を呈した疾患
- 頸肋，第1肋骨異常，軟部組織異常，鞭打ち損傷後の組織の癒着などで生じる
- 20～30歳代の女性に多く，上肢の痛み，痺れ，だるさ，冷感，項頸部・肩甲帯の凝りと痛み，頭痛，めまい，全身倦怠感などがみられる

j）脳卒中後疼痛

- 視床や脳幹の障害後に起こり，脳卒中発症後から3～6ヵ月後に生じる
- 脳卒中後の10～65％に発症し，出血よりも虚血で起こりやすい
- 痛みは持続的な激痛で，自発的な間欠痛，痛覚過敏やアロディニアもみられる

k）脊髄障害性疼痛

- 脊髄障害の約70％に起こる
- 障害部位に限局した痛みは早期に生じ，鋭い電気が走るような痛み，アロディニアや痛覚過敏を訴える（神経根，脊髄後角における神経の異常興奮）
- 障害部位より尾側に起こる痛みは遅れて出現し，痺れ，えぐられるような痛みを訴える（上位中枢における調節機能の障害）
- 損傷の程度やレベルと痛みの発生率とには関連はない

7　四肢血行障害

- 四肢血行障害で動脈の閉塞病変を原因とするものに末梢動脈疾患（PAD）がある
- 閉塞性動脈硬化症（ASO），閉塞性血栓血管炎（TAO），Raynaud症候群などがある（表1）
- 本邦ではASOが多くなってきており，PADの90％近くを占めている

- ASO では間欠性跛行，安静時痛，潰瘍・壊疽による痛みが出現する
- ASO 患者の約 70〜80％に間欠性跛行は認められる
- TAO では間欠性跛行よりも安静時痛や潰瘍・壊疽による強い痛みが出現しやすい
- Raynaud 症候群では蒼白，チアノーゼ，痛みが出現する
- 進行すると四肢末梢の潰瘍・壊疽による痛みも併発する

表1　各末梢動脈疾患（PAD）の特徴

疾患	定義	好発年齢	発症部位
ASO	全身性の粥状硬化から大動脈・中動脈に狭窄・閉塞が起きて虚血症状を呈する疾患	50 歳以上の男性	下肢に多い
TAO	中小動脈の炎症と血栓形成から動脈が閉塞されて虚血症状が現れる疾患	50 歳未満の男性	下腿〜足に多い前腕〜手にもみられる
Raynaud 症候群	膠原病や振動病などの基礎疾患に伴う Raynaud 現象が集合した状態 四肢末梢の症動脈に多い 寒冷や感情興奮によって細動脈が攣縮し，指末端が蒼白になる	40 歳未満の女性に多い	手に多い

参考図書

1) 日本ペインクリニック学会ペインクリニック治療指針検討委員会．各疾患・痛みに対するペインクリニック指針，ペインクリニック治療指針，第5版，2016: p.120-238
2) 国際頭痛分類第3版 beta 版

索 引

濱口　眞輔 (はまぐち　しんすけ)

獨協医科大学麻酔科学講座 主任教授

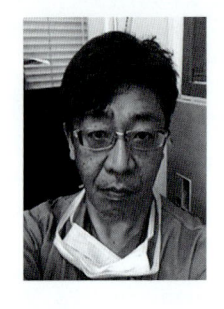

1964 年 11 月 25 日　東京都荒川区南千住 生まれ 53 歳

【経歴】
　1989 年：獨協医科大学卒後，第一麻酔科学
　　　　　講座 (現 麻酔科学講座) に入局
　1995 年：医学博士号取得
　2000 年：獨協医科大学麻酔科学講座 講師
　2003 年：獨協医科大学麻酔科学講座 准教授
　2012 年：獨協医科大学麻酔科学講座 主任教授

【主な所属学会】
　日本麻酔科学会指導医
　日本心臓血管麻酔学会認定医
　日本ペインクリニック学会専門医，北関東甲信越支部事務局長
　日本東洋医学会専門医，支部代議員，栃木県部会副会長
　日本老年麻酔学会認定医
　日本区域麻酔学会認定医 (暫定)
　WHO 国際疾病分類 (ICD-11) 伝統医学部門 reviewer
　日本レーザー治療学会理事

【趣味】
　軟式テニス
　読　書：荒木飛呂彦，藤田和日郎，三津田信三の作品を愛読
　　　　　集英社の週刊発行誌を 40 年以上愛読
　その他：周囲から，昭和時代のサブカルチャー (アニメ，特撮，時代劇) に造
　　　　　詣が深いと評判

この1冊でわかる！
麻酔科・ペインクリニック実践ハンドブック

2018 年 3 月 25 日　　　　発行

著　者　濱口眞輔
発行者　小立鉦彦
発行所　株式会社 南 江 堂
〒113-8410 東京都文京区本郷三丁目 42 番 6 号
☎（出版）03-3811-7236（営業）03-3811-7239
ホームページ http://www.nankodo.co.jp/
印刷・製本 日経印刷
装丁 BSL

Practical Handbook of Anesthesiology and Pain Clinic
© Nankodo Co., Ltd., 2018

Printed and Bound in Japan
ISBN978-4-524-25237-4